小儿常见皮肤病诊疗手册

主　审

李　斌

主　编

茅伟安

副主编

孙圆圆　张　健　王偲婧　茅婧怡

编著者

程　赛　潘霄汝　吴建华　李福伦
范　斌　曹蒂莲　王　莉　瞿　奕
姜文成　周　洁　何海涛　胡　聃
叶燕丽

金盾出版社

内容提要

　　本书详细介绍了小儿常见皮肤病的病因与发病机制,诊断要点(临床表现、辅助检查、组织病理、鉴别诊断)和治疗方法。内容以西医的诊疗要点为主,辅以部分疾病中医中药辨证施治及常用的方剂和外用药物的应用,体现了中西医结合的优势;并在书后附有部分皮肤病的彩色图片和病理图片。全书内容丰富、通俗易懂、体例科学、简明实用,适合皮肤科中、低年资医师和基层医务人员阅读参考。

图书在版编目(CIP)数据

　　小儿常见皮肤病诊疗手册/茅伟安主编．—北京:金盾出版社,2015.10
　　ISBN 978-7-5186-0420-3

　　Ⅰ.①小… Ⅱ.①茅… Ⅲ.①小儿疾病—皮肤病—诊疗—手册 Ⅳ.①R751-62

　　中国版本图书馆 CIP 数据核字(2015)第 161943 号

金盾出版社出版、总发行
北京太平路 5 号(地铁万寿路站往南)
邮政编码:100036　电话:68214039　83219215
传真:68276683　网址:www.jdcbs.cn
北京四环科技印刷厂印刷、装订
各地新华书店经销
开本:850×1168 1/32　印张:10.25　彩页:12　字数:257 千字
2015 年 10 月第 1 版第 1 次印刷
印数:1~4 000 册　定价:33.00 元

序

　　正如南宋杨万里的诗句所描写的："篱落疏疏一径深，树头花落未成阴。儿童急走追黄蝶，飞入菜花无处寻"。少年儿童处于活泼好动、迅速生长的发育阶段，并具有"稚阴稚阳"的生理特点，因此儿童皮肤疾病在临床表现及诊断治疗上都有一定的特殊性。儿童皮肤病学作为一门独立的亚专业学科在不断发展并逐渐受到业内关注。由茅伟安教授主编和李斌教授主审的《小儿常见皮肤病诊疗手册》一书在此情况下应时而出，内容包括总论介绍儿童皮肤的解剖生理特点及诊疗方法，便于入门者更快熟悉了解专业知识；分论按成年人皮肤病学常规的病因病症结合的分类方法，适合临床医务工作者的诊疗思路，并便于查阅参考。尤其在临床治疗上，广撷前人及同道经验心得，介绍现代医学治疗与中医辨证论治，充分发挥了中西医结合治疗的优势。

该书本着促进儿童皮肤病学科的发展，提高皮肤科医师诊疗水平，总结儿童皮肤疾病防治的目的，通过精心的编写与整理，颇具特色，是一本理论与实践相结合的好著作，可以作为临床医师案头参考，也可供医学爱好者学习。相信该书的出版，将对学科发展有所裨益。科学的发展是漫长积累和反复验证的过程，临床医学更是如此，儿童皮肤病的中西医结合治疗还有很多广阔和未知的领域，有待医务工作者不断地去探索和发现新知。

中国中西医结合学会皮肤性病专业委员会名誉主任委员

秦万章

前　言

　　小儿常见皮肤病是皮肤病学的一门分支学科。目前,国内外有关小儿皮肤病的专著较少,随着社会的进步,皮肤病学尤其是小儿皮肤病学亦得到长足的发展,为适应日新月异的基础理论和临床研究的进步,满足皮肤科及相关医务人员对小儿皮肤病认知的需要,我们组织编写了《小儿常见皮肤病诊疗手册》,作者主要来自上海市第七人民医院、岳阳医院等单位的教授、主治医师、医师等。

　　《小儿常见皮肤病诊疗手册》共二十一章,其内容基本涵盖了我国当前小儿常见的皮肤病。本书对病毒性皮肤病、球菌性皮肤病、真菌性皮肤病、寄生虫昆虫所致皮肤病、变态反应性皮肤病、物理性皮肤病、皮肤附属器疾病的临床表现、组织病理、鉴别诊断、治疗及预防进行了系统的阐述。很多小儿皮肤病不仅影响患儿身心健康,严重的甚至危及生命;有的皮肤病还与儿科各种疾病有关,因此对于小儿皮肤病不能掉以轻心。

本书主要读者为皮肤科和儿科医生,熟悉小儿皮肤病的诊疗特点对于临床工作具有实际意义。本书编写过程中参考了国内外的大量论著、文献,岳阳医院提供了部分病理照片,在此对相关专家表示诚挚的谢意。

本书中的错漏难免,恳望读者批评与斧正。同时,也郑重建议读者在临床诊疗过程中,应对某些治疗方案和药物剂量、适应证、禁忌证等仔细核实,个体化施治,以避免在工作中有任何疏漏的产生。

茅伟安

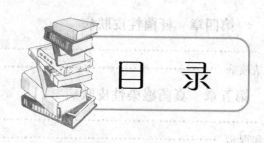

目 录

第一章 概 述

第二章 病毒性皮肤病

第三章 球菌性皮肤病

第四章　杆菌性皮肤病

第五章　真菌感染性皮肤病

第六章　动物性皮肤病

第七章　物理性皮肤病

第一章　概　述

第一节　小儿皮肤的解剖特点和生理特点

小儿处于不断生长中,个体及各脏器发育尚不成熟,因而其皮肤结构与成年人有显著不同。相较于成年人,小儿皮肤菲薄,表皮棘层仅有 2~3 列细胞,多数为空泡,且缺乏透明层,角质层由数层相互粘着不紧的鳞片组成;真皮结缔组织欠缺成熟,真皮乳头层展平,因此皮肤柔软、平滑、细嫩、纹理不清。由于真皮层内胶原纤维和弹力纤维易断,且毛细血管脆弱,保护机制尚不健全,微小的机械性、理化性刺激均可引起小儿皮肤的损伤。

新生儿汗腺发达,但因发汗中枢尚未成熟,故活动汗腺数目较少,且汗腺导管开口常被鳞屑阻塞,因此汗液分泌较少。直至出生 6 个月后才具备正常发汗功能,2 周岁后活动汗腺增多,发汗中枢亦处于兴奋状态。新生儿期,小儿皮脂腺数量较多,且分泌旺盛;幼儿期腺体缩小,分泌减少;直至青春期,皮脂腺功能再次在性腺影响下旺盛分泌。表皮脂质膜及汗液分泌直接影响皮肤 pH 值,新生儿皮表 pH 值多为 7.4,皮脂分泌旺盛则 pH 值偏酸,汗液多则偏碱。

小儿,尤其新生儿,皮下脂肪富含大量硬脂和软脂,皮下脂肪密度大,在寒冷条件下易产生硬变,即新生儿硬肿病。

小儿表皮面积按体重算较成年人大,故散热面积大,耗热能多,对周围环境敏感;同时,吸收面积也大,外用药物时应注意剂量,以免中毒及不良反应。

随着小儿的生长发育,皮肤及各组织器官的生理功能逐渐完善,故而,小儿皮肤病的发病率也将随年龄增长而降低。

第二节　小儿皮肤病的诊断特点

1. 病史

(1)主诉:病变部位,持续时间,症状。

(2)现病史:皮损初起时的状况,自觉症状,病情发展,治疗经过等。若疑似变态反应者,应详细询问发病前接触之物,饮食史,用药史;若疑似传染病者,应询问发病前接触史及当地流行情况。

(3)既往史:应询问出生史和婴儿期情况,幼儿发育情况,有无慢性疾病及过敏性史,近期曾患何病,预防接种史。

(4)家族史:父母健康状况,母亲生育史,家族成员有无传染病患者,有无过敏性疾病患者和家族遗传性疾病史,生活环境等。

(5)个人史:日常饮食,营养情况,睡眠情况,所用被服,大小便情况,生活习惯等。

2. 体格检查

(1)检查环境:室内光线充足,最好是自然光,但避免阳光直射;温度适宜。

(2)检查皮损:必要时可用清水、肥皂水、乙醚等清洗皮损区域,以便观察皮损形态,但切忌刺激之物加重病情;可用手触摸皮损,以探测皮损硬度、深度及范围等。对于疑有传染性者,应戴上手套。

(3)检查全身:除患者指出的皮损外,有时需去除衣物,详细检查全身皮肤及黏膜。

①皮损。一种或多种。

②部位。好发部位、排列、分布等。

③数目。一个至数十个。

④大小。用度量单位表示,或用实物比拟,如针尖、绿豆等。

⑤形状。圆形、椭圆形、环形、弧形等。

⑥颜色。肤色、淡红色、玫瑰色等。

⑦边界。清晰或模糊。

⑧高度。凸起、凹下或相平于表皮。

⑨硬度。软、硬。

⑩感觉异常及范围。疼痛、瘙痒、烧灼感、麻木等。

⑪局部淋巴结。无肿大、肿大(个数、大小)。

⑫皮肤黏膜移行处。口腔、眼睑、鼻腔、尿道、阴道、肛门等处。

3. 实验室检查　根据病史及临床检查一般已可做出临床诊断,但有时也需要做实验室检查,常用的有血常规、肝功能、肾功能、麻风菌素试验、血清免疫学检查等。

(1)皮肤过敏性试验

①划痕试验。皮肤科常用的物理检查方法,用于检查过敏性皮肤病,如荨麻疹、药疹、异位性皮炎等。具体操作:用钝器划前臂屈侧皮肤,1～2分钟后在钝器划过处出现风团,则为皮肤划痕征阳性。如怀疑皮肤对某种变应原过敏,也可做特异性皮肤划痕试验:选上臂外侧或背部皮肤,消毒皮肤后,用针尖在皮肤上划一0.5～1cm长的条痕,以不出血为度,将试验物滴于其上,轻擦之。同时,用多种变应原做试验时,划痕间应有4～5cm的距离。试验时必须有对照,通常在试验后20分钟观察结果,并将试验物擦去、洗净。

②斑贴试验。检测Ⅳ型超敏反应的主要方法,用于接触性皮炎、职业性皮炎、化妆品皮炎等。急性期后2周、试验前1周停服糖皮质激素,试验前2天停用抗组胺药物。于前臂屈侧或背部,用4层$1cm^2$小纱布或市售斑贴铝制小室,涂上要试验的物质,贴敷后24～48小时除去,观察皮肤反应。

③针刺试验。用无菌注射针头或消毒后的针尖刺入皮内,或者注入少量生理盐水于皮内或皮下,若于24小时左右出现丘疹或小脓疱,且在48小时左右最为明显,以后逐渐消退,此为针刺反应阳性。

(2)皮肤活检

①适应证。临床不能确诊而病理检查可辅助诊断者;仅单个损害且范围较小,可完全切除病损,病理检查可确诊者。

②注意。术前与患者及家属充分沟通;手术操作尽量避开重要血管和神经;尽量避免在面部显眼部位采取标本,以免术后瘢痕影响容貌;嘱患者术后保持伤口清洁,避免沾水,以免感染;取材部位适当,一般皮疹应选择具代表性的较成熟阶段、未经治疗的皮疹,而水疱、脓疱性皮疹则以早期损害为宜,尽可能取完整疱疹活检,损害较大,应采取活动性边缘部位;所取标本应包括皮下组织。

第三节　小儿皮肤病的
预防与用药特点

1. 小儿皮肤病预防特点　小儿皮肤病有许多与成年人不同的特点,不同年龄段的小儿之间又有差别,如新生儿刚脱离母体,适应能力差,对其皮肤的护理就显得尤为重要。小儿最大的生理特点是处于迅速生长发育时期,新陈代谢旺盛,但各器官的发育还不完善,功能也不成熟,所以要仔细观察小儿某些皮肤病的特殊表现。另外,小儿的免疫功能和防御机制要比成年人差得多,易引起过敏和感染,因此及时诊断皮肤病和合理选择用药就更重要。

(1)预防小儿皮肤病的主要措施为保持皮肤清洁卫生,尤其是皱褶部位要保持干燥。

(2)对于感染性皮肤病应采取早诊断、早治疗。做好消毒、隔离工作,以防止接触传染。

（3）患皮肤病时，忌搔抓、烫洗、外用刺激性药物，以免病情加重。

（4）积极查找和去除病因。过敏性疾病的患儿，要避免再次接触致敏源或致敏食物，忌用可疑过敏药物。

2. 小儿皮肤病的用药治疗特点 药物进入人体后经过吸收分布到全身，将药物进行代谢并排出到体外的过程，称为药物的体内过程。儿科用药与成年人用药有很大的不同，这是因为小儿的生理解剖特点使药物在体内的转运过程与成年人不同，必须了解小儿生理解剖特点，结合身长和体重才能掌握好小儿的用药量。

（1）小儿的生理解剖特点与药物的体内过程：出生至青春发育期是人体生长发育最迅速的阶段，婴幼儿期更为明显，出生后第一年体重为出生时的 3 倍，身长较出生时增长约 50%，身体各组织、器官的结构及功能从不成熟逐渐发育至成熟。不同年龄阶段的小儿对药物的吸收、分布、代谢、排泄均有不同的特点。

①药物的吸收。药物的吸收是指药物由用药部位进入血液循环的过程。最常用的给药途径为口服法。新生儿胃容量较小，蠕动慢且排空时间长，所以一些药物的吸收较成年人有所增加；另一些药物的吸收较成年人少，故口服药物吸收的量难以预计。其他给药途径还包括静脉用药、肌内注射等。新生儿血液多集中于躯干和内脏，外周较少，静脉注射药物能更快地分布到全身循环中，而肌内注射或皮下注射则不能迅速吸收。血液循环差的危重患儿当血液循环突然改变时，进入循环的药量骤然增加，药物血浓度突然增高，往往易引起药物中毒。因此，危重新生儿及婴幼儿应尽量选用静脉给药。

②药物的分布。药物进入血液循环后，一部分要与血浆蛋白结合，另一部分则呈游离状态。新生儿血浆蛋白浓度低，结合药物的能力弱，血中游离药物较成年人多，故在血药总浓度相同时，相对于成年人，药物对小儿的作用更强。小儿血脑屏障发育尚未成

熟,许多药物易于通过,故中枢神经易受溴化物等某些药物的影响。

③药物的代谢与排泄。药物进入人体后主要在肝脏代谢,由肝脏的酶系经过催化、氧化、还原、水解、结合等过程,将药物代谢后排出体外。新生儿酶系统发育不成熟,肝脏药物代谢能力差、血浆消除慢,因此新生儿应慎用或减量使用在肝脏代谢的药物。肾脏是药物排泄的主要器官,新生儿、婴儿的肾脏发育不成熟,一些以肾脏为排泄渠道的药物(如氨基糖苷类、磺胺类等)易由于排泄延缓而滞留在体内,使得药物浓度过高而引起蓄积中毒。

(2)小儿用药剂量的计算:目前最常用的计算小儿用药量的方法为体重计算法。在使用某一药物时,应根据药物说明书或药物手册注明的每次或每千克体重剂量,再根据其服用方法的说明分成每日1～3次给药。小儿体重推算公式如下。

≤6个月体重(kg)=出生时体重(kg)+月龄×0.7(kg)

7～12个月体重(kg)=出生时体重(kg)+6×0.7(kg)+(月龄-6)×0.4(kg)

2～12岁体重(kg)=出生时体重(kg)×2+8

如按照体重计算所得到剂量超过成年人用量,则以成年人用量为限。

小儿中医用药剂量随年龄大小、个体差异、病情轻重、方剂组合、药味多少的不同,以及根据医师经验而各异。具体采用下列比例用药:新生儿用成年人量的1/6,乳婴儿接近成年人量的1/3,幼儿相当于成年人量的1/2,学龄儿童用成年人量的2/3或接近成年人量。

(3)小儿外用药物的治疗特点:外用药物是皮肤病治疗的主要手段,皮损局部用药时药物浓度高、系统吸收少、具有疗效高和不良反应少的特点。在小儿皮肤病的防治中,外用药占很重要的地位。

应根据皮肤病的病因和发病机制等进行选择,正确选用外用药物的种类。例如,细菌性皮肤病宜选抗生素药物,真菌性皮肤病可选抗真菌药物,变态反应性疾病宜选择糖皮质激素或抗组胺药,瘙痒者可选择止痒药。有些小儿皮肤病不用全身用药,仅单用外用药即可治愈,如单纯糠疹、小面积白癣、体癣和婴儿头部念珠菌病。

儿科的外用药与成年人的外用药应用上有许多不同之处。由于新生儿、婴幼儿皮肤菲薄,面积相对较大,血管丰富,抵抗力差,容易损伤,在选择外用药时应了解每种剂型的制备特点,以及添加的赋形剂、溶剂、助溶剂、透皮吸收促进剂等,因外用药皮肤黏膜吸收比成年人多,以免发生不良反应。凝胶剂久用可引起皮肤干燥,混悬剂不宜用于毛发部位。硼酸溶液大面积外用可致硼酸中毒,严重者会导致死亡,对发炎组织会引起烧灼感、蜇刺感及瘙痒等,所以婴幼儿禁用。不能长期外用,如一些可用于儿童的糖皮质激素制剂,虽然全身不良反应发生率极低,但含卤素激素久用易引起局部皮肤萎缩、毛细血管扩张、感染等,故应尽可能小剂量短期使用,以免影响儿童的生长和发育。据患儿病情的需要和部位的耐受性来选择外用药浓度,如儿童的面部应以氢考霜、尤卓尔、艾洛松为宜。小儿的皮肤比成年人薄嫩,外用药浓度若较大或接近成年人浓度易引起局部刺激反应,并且作用的强度不是绝对的,同一种药物可因其浓度及用药频率不同而各异。例如,3％水杨酸具有消毒和杀菌作用,而10％水杨酸有软化和溶解角质作用;治疗疖疮时应用硫黄软膏,儿童用5％浓度,成年人用10％硫黄软膏;又如,一般的皮肤溃疡,可使药物的渗透性超过正常皮肤,从而引起烧灼感、疼痛、过敏、中毒等不良反应,因而小儿皮肤一般不宜用刺激性较强的外用药。但掌部、足底部因角质层和透明层较厚,缺乏毛皮质结构,透皮吸收能力较差,外用药时宜加大剂量;指(趾)甲外用药物更难渗透,应先软化甲,或拔甲,或用小锉刀锉甲板后再用药,方可起作用;对一些人体有害的药物,如毒性较强的药物及容易致敏或过敏指数高的药物,不宜外用或忌用于儿童。一般不宜用于或忌用于儿童,如中药朱砂、雄黄、磁石、蟾酥,西药磺胺类药原则上不能配制成外用药。

根据发病的原因及病理改变的程度,正确选择药物及剂型。急性期炎症表现有红肿、丘疹、水疱明显而无外溢者,用粉剂或洗剂为宜,如炉甘石洗剂、止痒粉。因这类剂型有安抚、收敛、止痒作用,可改善皮肤血液循环,消除患处的肿胀与炎症,使患者感觉较舒适。红肿、有大量渗出者,可选用适当的水溶液湿敷(3％硼酸溶液),促其炎症消退;不能用糊剂及软膏剂,因能阻滞水分蒸发,增加局部的温度,可使皮疹加剧。亚急性期炎症减轻、有少量渗出红肿、有大量糜烂渗出,伴有分散的丘疹或出现鳞片和痂皮者,一般用糊剂、油剂(如 20％黑豆油糊);慢性期表现为皮损肥厚、粗糙、鳞屑、苔藓样变或角化过度,此期应选用软膏、硬膏(如 10％硼酸软膏)。苔藓样变也可用酊剂,能保护滋润皮肤,软化附着物,使其渗透到病损深部而起作用;皮肤瘙痒无皮疹时,根据皮肤瘙痒的程度分别选用酊剂、乳剂(如氯苯那敏霜)。同一部位连续用药不宜超过 2 个月。

第二章　病毒性皮肤病

第一节　单纯疱疹

本病系由人类单纯疱疹病毒（HSV，主要是 HSV-1 型）所致，以成群疱疹为特征。其传染方式主要通过直接接触而传染。病毒经皮肤、黏膜破损处侵入后潜伏在感觉神经细胞中，当某些诱因（如发热、受凉、日晒、情绪激动、胃肠功能紊乱、药物过敏、过度疲劳、机械性刺激等）促成本病发生，可经血行或神经通路播散。单纯疱疹病损有自限性，患者的全身症状大多较为轻微，一般预后良好；但发生于特殊部位的疱疹损害则有可能导致严重后果，值得警惕。此外，新生儿及各种原因造成的免疫力低下者感染单纯疱疹病毒后，则可能播散累及重要脏器，预后严重。临床上可分为原发型和复发型单纯疱疹。

【诊断要点】

1. 临床表现

（1）原发感染

①疱疹性龈口炎。本型较为常见，多见于 1～5 岁儿童，于口唇、颊黏膜、上腭等处发生水疱和糜烂，局部有红斑及肿胀。患者可伴有发热，倦怠等全身症状。

②新生儿单纯疱疹。由 HSV-2 型所致，多经产道感染。常在出生后 5～7 日发病，表现为喂养困难、高热、肝大、黄疸，皮肤和眼结膜可发生疱疹。病情严重，易致死亡。

③疱疹型湿疹。又名 kaposi 水痘样疹，为在湿疹异位性皮炎

或其他皮肤病的基础上感染单纯疱疹病毒所致,在皮损处及周围皮肤突然发生多数脐窝状水疱、脓疱,伴有不同程度的全身症状。

(2)复发感染:复发性感染称为唇疱疹或复发性生殖器疱疹,大多数人每年复发 2 次。

①常在诱发因素,如急性传染病、发热、创伤等影响下复发。

②损害为密集成群的小水疱,一般为粟米大小,周围有轻微红晕。

③局部有灼热和痒感,常无全身症状。

④主要发生在皮肤黏膜交界处,常反复发生,每次倾向于同一部位。

⑤每次发作历时 1～2 周可消退,一般不留瘢痕。

2. 组织病理 可见以下特征性改变:损害位于表皮中上部,表皮细胞有气球样变性,棘细胞松解,多核病毒巨细胞。在巨细胞,以及被其他被感染的表皮细胞内可见核内包涵体。

3. 辅助检查 皮肤处刮片做细胞学检查,如见到多核巨细胞和核内嗜酸性包涵体,或用 PCR 检测疱液中 HSV-DNA 有助于本病的诊断;病毒培养鉴定是确诊 HSV 感染的金标准。

4. 鉴别诊断

(1)带状疱疹:皮损为群集且沿着神经走向单侧分布的水疱,伴有神经痛。

(2)水痘:好发于儿童,初期有发热,皮损为分批出现的斑疹、丘疹、水疱、结痂,且向心性分布,黏膜易于受累。

(3)脓疱疮:常夏秋季发病,儿童多见,为好发于颜面、四肢等暴露部位的水疱或脓疱,可见蜜黄色厚痂或半月蓄脓现象。

凡体表部位具有典型疱疹损害者诊断不难。常见的单纯疱疹多为复发型,依其临床皮损特点,发作部位即可诊断。对某些少见的原发感染者,或损害仅存在于腔道深处(如生殖道、呼吸道等),或仅有内脏疱疹损害而体表无损害者,则有可能误诊。本病有时需与面部带状疱疹、脓疱疮及固定性药疹相鉴别。

【治 疗】

1. 西医治疗

（1）原则：缩短病程，减少复发，防止感染和并发症。

（2）局部治疗

①局部药物治疗以收敛、干燥、防止继发感染为主。局限性浅表疱疹病损可以采用 3％阿昔洛韦软膏，或 0.5％碘苷（疱疹净）涂搽患部；继发感染时用 0.5％新霉素溶液湿敷，可减轻疼痛，缩短病程；病损面积较大者也可外用 3％硼酸溶液湿敷局部。

②疱疹性角膜结膜炎，局部用 0.1％阿昔洛韦眼液滴眼，涂以 3％阿糖腺苷软膏，每 3～4 小时 1 次；或 0.1％磺苷溶液滴眼，每次 1～2 滴，白天 1～2 小时 1 次，夜间 2～3 小时 1 次。7～10 日为 1 个疗程，但不能预防复发。

（3）全身治疗：对局部用药难于控制或病情较重者特别是单纯疱疹病毒性脑炎，应采用抗病毒药物进行全身性用药。但即使早期治疗初发感染，也不能完全阻止隐伏期感染或预防复发。

①抗病毒治疗。原发型单纯疱疹通常剂量为 12 岁以上儿童，阿昔洛韦 5mg/kg，静脉滴注，每 8 小时 1 次；12 岁以下儿童，阿昔洛韦 5mg/kg，静脉滴注，每日 4 次，尤其在发病初期治疗，非常有效。复发性单纯疱疹，口服阿昔洛韦成年人每次 200mg，每日 5 次，共 7 日，对于复发频繁者，成年人阿昔洛韦 400mg，每日 2 次；2 岁以上使用成年人剂量的 1/2，2 岁以下使用成年人剂量的 1/4。阿昔洛韦每次口服 40mg，每日 4 次，疗程 5 日，有明显预防效应。

②对症疗法。重症患者特别是单纯疱疹病毒性脑炎患者，应予以静脉用抗病毒药物，如静脉滴注阿昔洛韦，每日 30mg/kg，每 8 小时 1 次，共 14～21 日。用药期间应多饮水，或在必要时予以静脉补液，以避免阿昔洛韦在肾小管内析出结晶，导致肾损害。

③抗病毒免疫治疗。转移因子对新生儿播散性疱疹疗效好；

对单纯疱疹反复发作的患者可使用。左旋咪唑每次 3mg/kg,在 2 周内连服 3 日为 1 个疗程;也可使用胸腺素等。

2. 中医治疗

(1)辨证施治

①风热证

主症:常见于感冒、发热后,多见于口唇、鼻周集簇小疱,疼痛,苔薄黄,舌红,脉浮数。

治则:疏风清热解毒。

方药:解毒清热汤加减。荆芥 9g,防风 9g,蒲公英 9g,野菊花 9g,大青叶 9g,板蓝根 9g,紫花地丁 6g,赤芍 9g,薏苡仁 15g,生甘草 3g。

用法:每日 1 剂,水煎分 2 次服,7 剂为 1 个疗程。

②肝胆湿热证

主症:常见于性接触传染,或不洁接触史,阴部、臀部水疱,摩擦后糜烂或皲裂,局部疼痛,苔黄,脉滑数。

治则:清热利湿。

方药:龙胆泻肝汤加减。龙胆草 3g,黄芩 9g,生地黄 9g,牡丹皮 9g,当归 9g,板蓝根 9g,栀子 9g,茯苓 15g,陈皮 6g,炙甘草 6g。

用法:每日 1 剂,水煎分 2 次服,7 剂为 1 个疗程。

③阴虚内热证

主症:间歇发作,反复不愈,口唇干燥,午后微热,舌红,苔薄,脉细数。

治则:养阴清热,解毒利湿。

方药:增液汤加减。玄参 12g,麦冬 12g,生地黄 12g,板蓝根 9g,马齿苋 9g,紫草 6g,石斛 9g,薏苡仁 15g。

用法:每日 1 剂,水煎分 2 次服,7 剂为 1 个疗程。

(2)外治

①初起者局部酒精消毒,用三棱针浅刺放出疱液。

②局部外用药以清热、解毒、燥湿、收敛为主,可用紫金锭磨水外搽;或青吹口散或油膏、黄连膏外涂,每日 2～3 次。

【预　防】

(1)新生儿及免疫功能低下者、烫伤和湿疹患者,应尽可能避免接触 HSV 感染者。

(2)对患有生殖器疱疹的产妇,宜行剖宫产,以避免胎儿分娩时感染。

(3)严禁口对口哺喂婴儿。

(4)可选用 HSV 疫苗进行预防接种。

第二节　水　痘

水痘为水痘-带状疱疹病毒初发感染引起的一种急性出疹性传染病,临床以发热,皮肤黏膜分批出现、同时存在瘙痒性斑丘疹、疱疹及结痂为特征。水痘-带状疱疹病毒,即人类疱疹病毒 3 型,核心为双链 DNA。该病毒仅有一个血清型,在外界环境生活力较弱,不耐高温,不耐酸,在痂皮中不能存活。人类是该病毒的唯一宿主,传染力强,接触或飞沫均可传染。本病一年四季均可发生,但以冬春季发病最多。任何年龄皆可发病,以 6～9 岁小儿为多见。该病为自限性疾病,病后可获得终身免疫,也可在多年后感染复发而出现带状疱疹。

【诊断要点】

1. 临床表现　潜伏期为 12～21 日,平均 14 日。起病较急,可有发热、头痛、全身倦怠等前驱症状。在发病 24 小时内出现皮疹,迅即变为米粒至豌豆大的圆形紧张水疱,周围明显红晕,有水疱的中央呈脐窝状。皮疹先发于头皮、躯干受压部分,呈向心性分布。黏膜亦常受侵,见于口腔、咽部、眼结膜、外阴、肛门等处。经 2～3 日水疱干涸结痂,痂脱而愈,不留瘢痕;但若因挠抓继发感染时可留下轻度凹痕。若患儿抵抗力低下时,皮损可进行性全身性播散,形成播散性水痘。水痘的临床异型表现有:大疱性水痘、出血性水痘、新生儿水痘等。

2. 组织病理 表皮细胞气球状变性和网状变性,棘细胞松解,并由于细胞内水肿导致细胞破裂,形成表皮内单房性或多房性水疱。气球状变性的表皮细胞膨胀显著,内含均质性嗜伊红细胞,胞核大而圆,单核或多核,核内可见嗜伊红包涵体。

3. 辅助检查

(1)血常规检查:白细胞总数正常或轻度增高。

(2)病原学检查:单抗-免疫荧光法,较为敏感,有助于病毒学诊断。用抗膜抗原荧光试验、免疫黏附血凝试验或酶联免疫吸附试验检测抗体,在出疹 1～4 日即可出现,2～3 周滴度增加 4 倍以上即可确诊。取新鲜水疱基底物,用瑞氏染色找到多核巨细胞和核内包涵体,可供快速诊断。

4. 鉴别诊断

(1)丘疹样荨麻疹:婴幼儿多见,常有过敏史,无发热、咳嗽等上呼吸道感染症状。皮疹多见于四肢,可分批出现,皮疹色红,顶端有小疱疹,疱壁较水痘硬,不易破损,明显瘙痒,周围红晕不显,不结痂。

(2)脓疱疮:多发于夏季,以头面、四肢暴露部位多发,初起为疱疹,很多成为脓疱,疱浆混浊,可培养出细菌。

【治　疗】

1. 西医治疗 主要是对症治疗、抗病毒治疗和予以适当护理、预防继发感染。患者需隔离至全部皮损干燥结痂为止,卧床休息,注意水和营养物质的补充。

(1)局部药物治疗:以止痒和预防感染为主。应避免手抓疱疹,防止继发感染;局部痒感不适时可用炉甘石洗剂外涂,水疱破裂可涂 1‰甲紫溶液,有继发感染局部应用新霉素软膏、莫匹罗星等抗感染制剂。

（2）抗病毒治疗：应尽早给予阿昔洛韦，每日 20mg/kg，总剂量不超过 800mg，可阻止皮疹的发展，减少并发症的发生；或更昔洛韦每日 5～10mg，分 2 次静脉滴注，5 日为 1 个疗程，重症者可延长至 10～14 日。阿糖腺苷、干扰素亦有效。

（3）对症处理：高热时，可用退热药（如对乙酰氨基酚），但应尽量避免用水杨酸制剂。皮肤瘙痒显著时，可口服抗组胺类药物。水痘性角膜炎，可用 0.1％阿昔洛韦眼药水或 0.1％碘苷（疱疹净）眼药水滴眼。继发感染者，可口服或静脉予以抗生素。

2. 中医治疗

（1）辨证施治

①邪伤肺卫证

主症：无热或轻微发热，鼻塞流涕，喷嚏，咳嗽，1～2 日出现皮疹，疱疹稀疏，躯干部较多，疹色红润，伴有痒感，疱浆清亮，根盘红晕不显，苔薄白，脉浮数。

治则：疏风清热解毒。

方药：银翘散加减。连翘 9g，金银花 9g，桔梗 3g，薄荷 3g，淡竹叶 12g，生甘草 3g，荆芥穗 12g，淡豆豉 6g，牛蒡子 9g。

②毒炽气营证

主症：壮热烦渴，面赤唇红，口舌生疮，疱疹密布，疹色紫暗，疱浆混浊，根盘红晕，大便干结，小便短赤，舌黄糙，脉数有力。

治则：清气凉营，解毒化湿。

方药：清胃解毒汤加减。当归 9g，黄连 3g，生地黄 9g，天花粉 9g，连翘 9g，升麻 6g，牡丹皮 9g，赤芍 9g。

加减：若邪毒炽盛，内陷厥阴，出现神昏抽搐者，加钩藤、羚羊角粉，镇惊息风；或予清瘟败毒饮加减，配以紫雪丹清热息风开窍。若邪毒闭肺，出现高热咳嗽、气喘鼻翕、口唇青紫者，予麻杏石甘汤加减，清热解毒、开肺化痰。

（2）外治

①适量青黛,布包,扑撒疱疹局部,每日 1～2 次。适用于水痘瘙痒,疱疹破溃。

②黄连膏局部涂搽,每日 1～2 次。适用于疱疹成疮,或疹干而痛。

③青黛 30g,煅石膏 50g,滑石 50g,黄柏 15g,冰片 10g,黄连 10g。共研为末,拌油,调搽患处,每日 1 次。适用于水痘疱浆混浊或疱疹破溃。

【预　防】

（1）控制传染源,隔离患儿至全部疱疹结痂为止。

（2）本病流行期间,少带儿童去公共场所。对已被患儿污染的被服、用品、居室,应采用通风、暴晒、煮沸、紫外线灯照射等措施消毒。

（3）对有接触史的易感小儿,应检疫 3 周,并立即给予水痘减毒活疫苗。

（4）对长期、大量使用免疫抑制药或糖皮质激素、免疫功能缺损、恶性肿瘤患儿,在接触水痘 72 小时内可肌内注射水痘-带状疱疹免疫球蛋白。

（5）易感孕妇在妊娠早期应尽量避免接触水痘患者;已接触者,应给予水痘-带状疱疹免疫球蛋白被动免疫;如患水痘,应终止妊娠。

第三节　带状疱疹

带状疱疹系由水痘-带状疱疹病毒感染引起的病毒性皮肤病,临床表现为沿一侧周围神经或三叉神经分支分布的簇集性水疱。多伴有神经痛和局部淋巴结肿痛。带状疱疹和水痘系同一病毒（水痘-带状疱疹）引起的不同临床表现。患者首次感染为水痘或隐性感染,常见于儿童。病毒潜伏,当机体抵抗力下降或细胞免疫功能减弱,病毒可被再次激活(即感染复发),多见于成年人。

【诊断要点】

1. 临床表现

(1)发疹前往往有发热、倦怠及食欲缺乏等前驱症状及劳累史。

(2)皮疹发于身体一侧沿周围神经呈带状分布,以胸段肋间神经和三叉神经分布区多见。一般不超过身体中线,局部淋巴结肿大、疼痛。

(3)先感局部皮肤灼热、感觉过敏或神经痛,继而出现红斑,在红斑基础上出现簇集性粟粒大小丘疹,迅速变为水疱,疱壁紧张发亮,各群皮疹之间皮肤正常,数日后水疱干燥结痂,愈合有暂时性色素沉着。

(4)神经痛为本病特征之一,可在发疹前或伴随皮疹出现。小儿带状疱疹的神经痛等自觉症状轻微,甚至无症状。部分患者在皮疹消退后,神经痛可持续数月或更久,称为疱疹后神经痛,多见于老年人或身体虚弱的患者。

(5)特殊临床类型带状疱疹包括仅有神经痛而不出现皮疹的顿挫型;眼带状疱疹及耳部带状疱疹(面瘫、耳痛、外耳道疱疹三联征,称为 Ramsay-Hunt 综合征);带状疱疹性脑膜炎、运动性麻痹及内脏带状疱疹等,会出现相应的临床症状。

(6)儿童带状疱疹发病多见于春秋季节;患病率随着年龄增长而递增;大部分患儿无前驱症状,少数有低热、食欲缺乏等;全部患儿均有典型的成簇的水疱损害,且沿神经分布,排列成带状,少见顿挫型、大疱型、坏疽型、泛发型带状疱疹;大部分患儿无神经痛,或疼痛轻微;发病部位以肋间神经分布区最多;感染为儿童带状疱疹的主要诱因;病程较短,预后良好,很少发生后遗神经痛。

2. 组织病理 与单纯疱疹病理相似,但炎症反应较重。

3. 鉴别诊断 本病早期需与单纯疱疹、接触性皮炎等鉴别;

不典型损害,特别是早期有严重的神经疼痛时,且发生在胸腹部,应与急腹症(特别是阑尾炎)、胸膜炎等相鉴别。

(1)单纯疱疹:好发于皮肤黏膜交界处,不沿神经分布,自觉轻度瘙痒,有复发倾向,多见于高热、胃肠功能紊乱等患者。

(2)接触性皮炎:有接触史,皮疹疹形一致,边界清楚,与接触方式密切相关,与神经分布无关,自觉烧灼、瘙痒,无神经痛。

(3)急性阑尾炎:为右下腹压痛及反跳痛,有腹肌强直、发热、白细胞计数增高等。

(4)胸膜炎:胸痛系呼吸时疼痛,而不是皮肤痛,也无触痛。全身症状、肺部听诊与 X 线检查可资鉴别。

【治 疗】

1. 西医治疗

(1)局部治疗:局部疱疹未破,可外用炉甘石洗剂或喷阿昔洛韦乳膏;若疱疹已破溃,则需外用 3‰硼酸溶液或 0.5％新霉素溶液湿敷。

(2)全身治疗

①抗病毒药物。可选用阿昔洛韦、泛昔洛韦、伐昔洛韦、阿糖胞苷、利巴韦林等。

②镇痛药物。可予以各种解热镇痛药,如吲哚美辛、索米痛及阿司匹林等。宜同时口服西咪替丁片,有护胃、调节免疫、抗病毒作用。

③糖皮质激素。常用于起病早期、病情严重、足量抗病毒制剂的前提下,及时口服泼尼松片可有效抑制神经根炎症过程,减少后遗神经痛的发生。

④抗生素。如有继发感染,应选用抗生素。

2. 中医治疗

(1)辨证施治

①湿热困阻证

主症:水疱初起,灼热疼痛。四肢困倦,胃纳差,小便黄,大便稀烂不畅,舌红苔黄腻,脉数或滑数。

治则:清肝利湿解毒。

方药:龙胆泻肝汤加减。龙胆草 13g,柴胡 9g,地黄 12g,赤芍 9g,大青叶 15g,郁金 9g,土茯苓 15g,茵陈 9g,泽泻 9g,炙甘草 3g。

加减:疼痛明显者,可加延胡索 12g,田七粉(冲服)3g。

用法:每日 1 剂,水煎分 2 次服,7 剂为 1 个疗程。

②湿毒火盛证

主症:水疱多而胀大,基底鲜红,灼热疼痛明显,或水疱混浊破溃,或伴有脓疱脓痂,或伴有发热、头痛、全身不适,口干口苦,尿黄赤,大便干结,舌红苔黄干,脉滑数。

治则:清肝泻火,解毒止痛。

方药:清肝泻火解毒汤。龙胆草 3g,柴胡 9g,地黄 15g,赤芍 9g,大青叶 15g,郁金 9g,栀子 9g,贯众炭 15g,蒲公英 15g,鱼腥草 15g,紫草 9g,炙甘草 3g。

加减:疼痛明显者,加延胡索 12g,田七粉(冲服)2g。

③气滞血瘀证

主症:发病后期,水疱已干敛结痂,但疼痛不减或减而不止,口干心烦,舌质暗红有瘀点,苔薄白或微黄,脉弦细。

治则:养阴活血,通络止痛。

方药:疏肝化瘀止痛汤。地黄 12g,柴胡 9g,郁金 9g,制香附 9g,延胡索 9g,炒白芍 20g,桃仁 6g,牡丹皮 10g,红花 3g,麦冬 15g,南沙参 9g,炙甘草 3g。

用法:每日 1 剂,水煎分 2 次服,7 剂为 1 个疗程。

(2)外治

①疱疹灵膏

组方:雄黄粉 20g,黄柏粉 30g,生大黄粉 50g,青黛粉 20g,煅石膏粉 20g,樟脑 5g,枯矾粉 20g,冰片 5g,蜈蚣(瓦焙)6g,橄榄油适量。

功效主治:凉血解毒,清热止痛。主治带状疱疹。

制法用法:以上诸药混匀,以适量橄榄油调成乳状,即成疱疹灵膏。用时取药膏适量涂敷患处,以不露疱疹病损处为度,每日3次,一般连用5～7日。

②紫草油

组方:紫草、鱼肝油各适量。

功效主治:凉血活血。主治带状疱疹。

制法用法:以紫草适量,加入鱼肝油中浸透,夏季3日,冬季7日,备用。使用时以紫草油外敷患处,每日换药1次。

处方来源:王丽欣,佟志刚.紫草油治疗带状疱疹30例临床观察,吉林中医药,2007,27(12)133.

【预防】

(1)保持局部皮肤清洁干燥,注意休息。

(2)修剪指甲,以防抓破疱疹。

(3)严密隔离。

第四节 疣

因感染人乳头瘤病毒(HPV)引起皮肤、黏膜赘生物。人乳头瘤病毒是一种 DNA 病毒,人是唯一宿主。病毒通过直接或间接接触传染,皮肤破损是本病的重要因素,发病可能与细胞免疫异常有关。通常将疣分为寻常疣、扁平疣、跖疣、尖锐湿疣、口腔疣、咽喉疣和疣状表皮发育不良。本节将主要介绍寻常疣、扁平疣和跖疣。

【诊断要点】

1. 临床表现 疣的潜伏期为1～20个月,平均4个月。

(1)寻常疣:又称"疣目、瘊子",多由 HPV-2 引起。皮损初起呈针尖大小半透明扁平丘疹,表面光滑发亮,经数周逐渐长大呈豌豆或更大的圆形或多角形突起,表面粗糙不平,角化明显,呈灰色、淡黄色或灰褐色。皮损数目不定,可先有"母疣",长时间后周围出现许多新疣。寻常疣可发生于体表任何部位，但以手指及手背多见，发生在甲缘的疣若向甲下蔓延，可使甲掀起、破坏甲生长、导致裂口、疼痛、继发感染。寻常疣一般无自觉症状，约2/3的寻常疣可在2年内自行消退，消退前可出现突然瘙痒、疣基底部红肿、皮损突然变大等区域不稳定状态。寻常疣还有丝状疣和指状疣两种特殊类型。**丝状疣**好发于眼睑、颏部、颈部，为单个细丝状突起，质软，呈肤色或灰褐色，可伴发结膜炎或角膜炎；指状疣好发于头皮及趾间，疣体表面有参差不齐的突起。

(2)扁平疣：多由 HPV-3 引起，好发于青少年。皮损好发于颜面、手背，常突然出现，呈米粒至黄豆大小圆形或椭圆形扁平隆起的丘疹，呈肤色或淡褐色，表面光滑，质硬，数目较多且密集。一般无自觉症状，偶有痒感，可因搔抓而出现条状排列的损害。扁平疣可在数周后突然消失，亦可经久不愈，愈后不留瘢痕(彩图2-1)。

(3)跖疣：好发于足底，尤其是跖骨中部，多由 HPV-1 引起，摩擦、外伤、足部多汗可促使发病。儿童自学龄期开始发病率上升。皮损初起为细小发亮的丘疹，逐渐增大至黄豆大小，呈黄褐色或灰黄色胼胝样斑块或扁平丘疹，表面粗糙，周围绕以稍高增厚的角质环，边界清晰。剔除表面角质，其下有疏松的角质软芯，四周散布毛细血管出血而形成的小黑点。患儿常有痛感，部分跖疣自行消退。若跖疣有多个软芯，称为镶嵌疣，一般无明显疼痛，但顽固难治，病程较长。

2. 组织病理 以上三类疣均有颗粒层、棘层上部细胞空泡化和电镜下核内病毒颗粒，扁平疣棘层肥厚，乳头瘤样增生样角化过度。增厚的角质层内间有角化不全，常在乳头体上方，呈叠瓦状排列。空泡化细胞内有少量透明角质颗粒。跖疣较寻常疣角化过度更加明显，并且角化不全广泛，棘层上部空泡细胞明显，构成网状结构，真皮内常有炎性细胞浸润。扁平疣的空泡化细胞壁较寻常疣规则且突出，体积可比正常细胞大2倍，可有不同程度的核固缩,常呈较为特殊的篮球网状,基底层内含大量黑素(彩图2-2)。

3. 鉴别诊断

(1)鸡眼:鸡眼的皮损为圆锥形角质栓,外围有透明黄色环,压痛明显。

(2)胼胝:胼胝的皮损呈蜡黄色角质斑片,中央略厚,皮纹清晰,边缘不清,可有轻微疼痛或压痛。

【治　疗】

1. 西医治疗

(1)局部治疗

①液氮冷冻适用于少数孤立的寻常疣和趾疣。将浸透液氮的棉签直接压迫疣体中央,持续10～30秒钟。此外,还可采用电烧灼或二氧化碳激光等方法。

②疣数目多者,可用3%酞丁安霜或3%酞丁安二甲基亚砜涂剂;0.1%维A酸酒精溶液外用,每日2次;干扰素局部注射,每周1次。

③对甲周疣和趾疣可用水杨酸膏贴;0.025%维A酸霜剂可用于扁平疣的治疗,每日1～2次,疗程4～6周,对寻常疣、甲周疣和趾疣无效;由于多数疣患者在感染后1～2年能自行消退,且容易复发,因此对能造成永久性瘢痕的局部治疗方法应特别慎重。

(2)全身疗法

①聚肌胞注射液1～2ml,肌内注射,每周2次。

②左旋咪唑每次2.5mg/kg,每周连服2日,可连用数月。

③有专家建议,西咪替丁30mg/kg,口服,每日2次,需与其他措施联合应用。

④自体疣埋植疗法可以治疗扁平疣等,治愈率达50%～90%。

(3)手术治疗:适用于疣体较大,其他方法治疗无效的患者。

2. 中医治疗

(1)热毒蕴结证的内治

主症:疹淡红,数目较多,伴口干不欲饮,身热,大便不畅,尿黄,舌质红,苔白或腻,脉滑数。

治则:中和气血,活血解毒,软坚散结。

方药:消疣汤。生丹参 15g,赤芍 15g,板蓝根 15g,大青叶 15g,败酱草 30g,紫草 15g,马齿苋 15g,薏苡仁 15g,夏枯草 15g。

用法:每日 1 剂,水煎分 2 次服,7 剂为 1 个疗程。

(2)外治

①鸦胆子外用。鸦胆子去皮,捣烂,贴患处,每日换药 1 次,一般 2～3 次即可治愈;或用鸦胆子油(鸦胆子仁 1 份,花生油浸泡 15 日)点涂患处。

②洗搽方

组方:板蓝根、木贼、香附、鸡内金各 30g,莪术 15g。

制法用法:水煎,将滤液局部洗搽,每次约 30 分钟,以皮损局部微红为度。

功效主治:清热解毒,软坚散结。主治扁平疣。

③艾炷灸

取穴:疣体。

操作:取干艾叶制成疣体大小的艾炷,常规消毒皮肤后,将艾炷放在疣的上端,点燃艾炷。待燃尽后,用消毒镊子将疣体剥掉,暴露创面,涂消炎软膏包扎。灸时 1 次不超过 3 个,间隔 5～7 日。

主治:寻常疣。

【预　防】

(1)若皮肤破损,及时进行包扎,避免接触疣患者及受污染物。

(2)若已发病,避免搔抓引起自体接种。

第五节　传染性软疣

由传染性软疣病毒(MCV)感染引起,有 MCV-1、MCV-2、MCV-3、MCV-4 四种亚型,MCV-1 感染最为常见。本病通过直接接触传播或自体接种,临床上发现在一些特应性皮炎患者中发病率更高。湿疹、局部应用糖皮质激素或使用免疫抑制药是本病的诱发因素。大多数情况下,传染性软疣可自行消退,如无湿疹反应及继发感染,愈后不留瘢痕(彩图 2-3)。

【诊断要点】

1. 临床表现 潜伏期 14 日至 6 个月,一般不伴全身症状。皮损初起为半球形、光亮、珍珠白色丘疹,经过 6～12 个月发展为绿豆至黄豆大小,表面呈蜡样光泽,中央凹陷如脐。挑破顶端后,可挤出乳白色奶酪样物质,称为软疣小体。皮损数目不定,可散在或成簇,常因搔抓呈条状分布,一般不融合。约 10% 的患者,尤其是特敏性体质患者,疣体周围可继发湿疹样损害及离心性环状红斑;疣体生于眼睑附近者,可继发慢性结膜炎及浅表性点状角膜炎。去除疣体后,继发损害逐渐消退。若无继发感染或湿疹样改变,一般传染性软疣经过 6～9 个月可自行消退,不留瘢痕。

2. 组织病理 棘层呈梨状小叶增生,真皮乳头受压构成小叶间隔。棘细胞胞浆内含大量嗜酸性包涵体,之后形成嗜碱性包涵体,此为疣状小体。棘层中部以上,软疣小体将细胞核压至细胞边缘而呈新月形。当损害发展完全时,每个小叶变空,形成中央火山口样改变(彩图 2-4)。

3. 鉴别诊断 传染性软疣需与丘疹性荨麻疹相鉴别。丘疹性荨麻疹初起为水肿性红色斑丘疹,呈纺锤状,然后渐为坚硬小疱,顶端突起无凹陷,无小体排出,自觉剧痒。

【治 疗】

1. 治疗原则 以局部治疗为主。

2. 治疗方法

(1)在无菌条件下,挑破传染性软疣的顶端,可见到奶酪样的软疣小体,然后用有齿镊挤出;或直接用小镊子夹住疣体将其剔除,涂 2% 碘酊,压迫止血即可。数目多者分次分批剔除。

(2)如果疣体较小,且泛发者,外涂 3％酞丁安霜于疣体表面,每日 2～3 次,连用 3 周,具有抗病毒的作用。如疗程结束后软疣仍不能消除,要刮除或拔除;或 10％氢氧化钾水溶液涂于皮损中央脐凹处,每日 2 次,至出现炎症征象或浅表溃疡时停用;婴幼儿患者建议外用 5％咪喹莫特霜,每日 1～2 次,到皮肤变红为止,每周 3～7 次,治疗 4～16 周。

(3)液氮冷冻对祛除疣有效。

(4)合并感染时,外用莫匹罗星软膏,每日 2 次。

【预　防】

(1)不去消毒不严格的公共浴场、泳池等。

(2)勤剪指甲,避免抓破皮肤。

(3)注意个人卫生,避免与他人公用生活用品。

第六节　手足口病

手足口病由肠道病毒引起。肠道病毒有 20 多种亚型,以柯萨奇病毒 A16 型(Cox A16)和肠道病毒 71 型(EV71)最为常见。本病以夏秋季节多见,发病年龄以 5 岁以下小儿居多。本病传染性强,易引起流行,感染后对同型病毒产生较持久的免疫力。病情轻,病程短,一般预后较好。少数重症患儿可合并心肌炎、脑炎等,可危及生命。亦有报道,本病可导致肢体瘫痪。

【诊断要点】

1. 临床表现　本病潜伏期一般为 2～7 日。起病突然,发病前 1～2 日或发病同时出现发热(体温多在 38℃左右),可伴头痛、流涕、咳嗽、口痛、恶心、呕吐、厌食等症状。随后,口腔黏膜出现散在疱疹或溃疡,位于舌、颊黏膜及硬腭等处为多,也可累及软腭、牙龈、扁桃体和咽部。手、足、臀部、臂部、腿部、手指、足趾背及侧面出现红色斑丘疹,后转为疱疹,周围绕以红晕,疱内液体较少,质地较硬,多不破溃。皮疹数个至数十个不等。疹退后不留瘢痕,无色素沉着。部分病例仅表现为皮疹或疱疹性咽峡炎。多在1周内痊愈,预后良好。

2. 组织病理 早期为多房性表皮内水疱,疱腔内有很多嗜酸性粒细胞。未见包涵体或多核巨细胞。疱疹边缘的表皮细胞呈网状变性,陈旧性疱疹为表皮下水疱。真皮浅层有淋巴、单核、中性粒细胞浸润,为非特异性炎症表现。

3. 辅助检查

(1)血常规:白细胞计数正常,淋巴细胞及单核细胞相对增高。

(2)粪便、血清、咽拭子、疱液中可分离出相应病毒。

4. 鉴别诊断

(1)水痘:由水痘-带状疱疹病毒所致。多在冬春季节发病,多见于6～9岁小儿,有水痘接触史。以发热、皮肤、黏膜分批出现斑丘疹、疱疹、结痂为特征。疱疹较手足口病稍大,向心性分布,以躯干部、头面部多发,疱壁薄,易溃破,易结痂,同一时期、同一部位斑丘疹、疱疹、结痂可并见。

(2)疱疹性咽峡炎:由柯萨奇病毒A组引起,亦好发于夏秋季节,5岁以下儿童多见。起病较急,突发高热、咽痛、流涕、头痛,疱疹主要见于咽部及软腭,其他部位较少累及,疱疹周围赤红,1～2日疱疹溃破,形成溃疡,疼痛明显,伴呕吐、厌食、流涎等。

【治 疗】

1. 西医治疗 主要是对症处理。

(1)局部治疗:当口腔因有糜烂、溃疡疼痛而进食困难时,可以给予易消化的流食,饭后漱口,并外涂金霉素鱼肝油,保持局部清洁,避免细菌继发感染。其他部位皮损可外用炉甘石洗剂止痒。

(2)全身治疗:应用抗病毒的药物,如利巴韦林(10～15mg/kg,静脉滴注),或口服吗啉胍等。若伴有发热时,物理降温,口服小儿退热片或中成药板蓝根、双黄连等。

（3）并发症治疗：手足口病可能伴有心肌炎、脑炎、脑膜炎等并发症，应及时进行对症治疗。

2. 中医治疗

（1）辨证施治

①邪犯肺脾证

主症：无发热或发热轻微，咳嗽流涕，咽红疼痛，或纳差恶心，呕吐泄泻，1～2日后或同时出现口腔内疱疹，破溃后形成小溃疡，疼痛流涎，不欲进食，随病情进展，手掌、足跖部出现米粒至黄豆大小斑丘疹，并迅速转为疱疹，分布稀疏，疹色红润，根盘红晕不显，疱液清亮，舌质红，苔薄黄腻，脉浮数。

治则：宣肺解表，清热化湿。

方药：甘露消毒丹加减。滑石 6g，淡黄芩 9g，绵茵陈 9g，石菖蒲 6g，川贝母 6g，藿香 4g，连翘 6g，白豆蔻仁 3g，薄荷（后下）3g，射干 3g。

用法：每日 1 剂，水煎分 2 次服，7 剂为 1 个疗程。

②湿热蒸盛证

主症：持续身热，热势较高，烦躁口渴，口臭流涎，甚或拒食，大便干结，小便黄赤，口腔、手足、四肢及臀部疱疹，分布稠密，或成簇出疹，疹色紫暗，根盘红晕，疱浆混浊，灼热疼痛，舌红绛，苔黄糙或黄厚腻，脉滑数。

治则：清热解毒，凉血利湿。

方药：清瘟败毒饮加减。生石膏（先煎）15g，生地黄 9g，乌犀角（水牛角代，磨服）3g，川黄连 3g，知母 6g，玄参 12g，栀子 9g，桔梗 3g，黄芩 9g，赤芍 9g，连翘 9g，牡丹皮 9g，鲜淡竹叶 6g，甘草 6g。

用法：每日 1 剂，水煎分 2 次服，7 剂为 1 个疗程。

（2）外治

①西瓜霜或冰硼散涂搽口腔内患处，每日 3 次。

②如意金黄散或青黛散调油外敷手足疱疹处，每日 3 次。

③金银花 15g,板蓝根 15g,蒲公英 15g,车前草 15g,浮萍 15g,黄柏 10g,水煎,外洗手足疱疹处,每日 1 剂。

【预　防】

(1)本病流行期间,少带小儿去公共场所。

(2)发现疑似患者,及时隔离。密切接触者应隔离 7～10 日,并予板蓝根颗粒冲服。

(3)体弱者接触患儿后,可肌内注射丙种球蛋白被动免疫。

(4)养成个人良好卫生习惯。已被污染的日用品、被服等及时消毒。

第七节　婴儿玫瑰疹

婴儿玫瑰疹又称幼儿急疹,由人类疱疹病毒 6 型或 7 型引起。在婴幼儿急性发热性疾病中,有 24% 为该病。本病一年四季均可发作,以冬春季多见。多发于 6 个月到 2 岁儿童,由于此阶段儿童活动范围较小,一般不易造成流行。患儿多能顺利康复,痊愈后获得持久免疫力。

【诊断要点】

1. 临床表现　潜伏期为一般为 10～15 日,无前驱症状。出疹前期发热,体温高达 39℃～40.5℃,发热期间患儿全身症状相对较轻,13% 的患儿可有高热惊厥。发热持续 3～5 日后体温下降,出疹,首先出现于躯干及四肢近端,面部及肘膝关节以下稀少,基本损害为针尖至米粒大小、淡红色丘疹或斑疹,24 小时内皮疹出齐,1～2 日消退,不留色素沉着,无脱屑。

2. 辅助检查　发病第 1～2 日,白细胞计数升高,随即随皮疹发展而降低,淋巴细胞升高,可见到不典型淋巴细胞。

3. 鉴别诊断　婴儿玫瑰疹需与猩红热相鉴别。后者一般咽痛明显,皮疹泛发全身,疹色鲜红或猩红,有典型的杨梅舌,发疹后有糠样脱屑,手、足有手套样或袜子样脱屑。

【治 疗】

1. 西医治疗 对于轻型患者可卧床休息,补充适量水分、营养。高热时可给予物理降温、退热药及对症治疗。对免疫受损的婴幼儿,则须抗病毒治疗,可试用阿昔洛韦、更昔洛韦。有惊厥者,应及时住院,给予地西泮等镇静药。

2. 中医治疗

(1)辨证施治

①邪郁肌表证

主症:高热骤起,持续 3～4 日,神情正常或稍有烦躁,纳减,可有囟填,或见抽搐,咽红,舌偏红,苔薄黄,指纹浮紫。

治则:清热解表。

方药:银翘散加减。金银花 12g,连翘 12g,淡竹叶 10g,芦根 10g,石膏 15g,大青叶 12g,鱼腥草 12g,青天葵 5g,钩藤 10g,甘草 3g。

用法:每日 1 剂,水煎分 2 次服,7 剂为 1 个疗程。

②毒透肌肤证

主症:身热已退,肌肤出现玫瑰色小丘疹,皮疹始见于躯干部,很快遍及全身,经 1～2 日皮疹消退,无痒感,或有口干,纳差,舌红,苔薄少津,指纹淡紫。

治则:清热生津。

方药:水牛角紫草汤。水牛角(先煎)15g,紫草 12g,生地黄 12g,麦冬 10g,鱼腥草 12g,牡丹皮 8g,玄参 10g,淡竹叶 6g,石斛 8g,甘草 3g。

用法:每日 1 剂,水煎分 2 次服,7 剂为 1 个疗程。

(2)中成药:中药煎剂苦涩难咽,患儿多不易接受,中成药相对方便易行。

①板蓝根冲剂。适用于风热在表,热蕴肺卫者。

②健儿清解液。金银花、连翘、菊花、杏仁、山楂、陈皮。适用

于病初起,风热在表者。

【预　防】

(1)避免接触患儿,尽量少去公共场所。

(2)均衡营养,加强锻炼,提高免疫力。

第八节　传染性红斑

可能由细小病毒 B19 引起,可通过胎盘传播,也可能通过呼吸道传播。多发于春秋季节(彩图 2-5)。

【诊断要点】

1. 临床表现　本病潜伏期一般为 6～14 日。突然发疹,面部首发对称的、边界清晰的蝶形红斑,轻度水肿,局部肤温升高,吹风或运动后更明显。可有轻度发热或全身症状。2～3 日皮疹蔓延至其他部位,主要分布在四肢近端及躯干部,皮损边界模糊,疹色淡红。1～2 周面部皮损从中心消退,形成红色环形损害。疹退后不留色素沉着及鳞屑。

2. 组织病理　表皮细胞内水肿,真皮浅层血管内皮细胞肿胀,血管及附件周围单核细胞浸润。

3. 辅助检查

(1)血常规:嗜酸性粒细胞明显增高,淋巴细胞轻度增高。

(2)血清及咽喉分泌物中分离出特异性病毒 DNA。

4. 鉴别诊断

(1)风疹:风疹卡他性症状较明显,有发热、麻疹样皮疹,耳后、枕后淋巴结肿大。

(2)麻疹:麻疹高热、卡他性症状明显,皮疹为斑丘疹,皮疹之间有正常皮肤。早期颊黏膜可见 Koplik 斑。

【治　疗】　对症处理,无须特殊治疗。发病时传染期已过,故不必隔离。局部可给予炉甘石洗剂以收敛止痒。高热时,可用退热药(如对乙酰氨基酚),尽量避免用阿司匹林等水杨酸制剂。病情较重者,需予以对症处理,可应用丙种球蛋白,肌内注射,每次0.1～0.3ml/kg。

【预 防】

(1)注意个人卫生,保持皮肤清洁。

(2)均衡营养,加强锻炼,提高机体抵抗力。

第九节 传染性单核细胞增多症

传染性单核细胞增多症是由 EB 病毒感染引起的一种急性传染病,儿童发病较多。临床表现多样化,以发热、咽痛、淋巴结肿大和肝脾大、周围血中单核细胞和异型淋巴细胞多、嗜异性凝集试验及血清特异 EB 病毒抗体为特征。病程常呈自限性,预后大多较好。本病发病机制可能与免疫病理关系密切。EB 病毒感染机体后,首先在咽部淋巴组织中繁殖,继而入血液产生病毒血症,累及淋巴系统的各个组织和脏器。因 B 细胞表面有 EB 病毒受体,故 EB 病毒主要感染 B 细胞,导致 B 细胞表面抗原性改变,继而引起 T 细胞防御反应,形成细胞毒性效应细胞而直接破坏被感染的 B 细胞,病人血中大量异形淋巴细胞就是这种具有杀伤能力的细胞毒性 T 淋巴细胞。本病发病机制以 B、T 细胞交互作用为主。另外,还包括免疫复合物的沉积及病毒对细胞的直接损伤等因素。

【诊断要点】

1. 临床表现

(1)起病急缓不一,潜伏期 5～15 日,一般为 9～11 日。约40%患者有前驱症状,表现为全身不适、头痛、发热、呕吐、腹泻等。

(2)多数患者发热,体温 38.5℃～40℃,热型不定。虽有高热,但中毒症状并不显著。

(3)淋巴结肿大为本病的特征性表现,有 70%以上患者淋巴结肿大,浅表淋巴结以颈部最为明显,中等硬度,无明显压痛,不与皮肤粘连。

(4)50％以上患者有咽痛及咽充血等咽峡炎症状。膜性扁桃体炎,咽腭部出现瘀点,全身淋巴结肿大,肝脾大,约10％的患者出现皮疹,呈多形性,有斑丘疹、猩红热样皮疹、结节性红斑、荨麻疹等。常在起病后1～2周出现,3～7日消退,不留痕迹,未见脱屑。比较典型者为黏膜疹,表现为多发性针尖样瘀点,见于软、硬腭的交界处。

(5)少数出现神经系统、肾炎、肺炎、心肌炎及紫癜等症状。

2. 组织病理　本病病理特征为全身淋巴网状组织良性增生,以淋巴结、扁桃体及肝脾为著。肝脏出现各种淋巴细胞、异型淋巴细胞、单核细胞浸润及局灶性坏死、星状细胞增生等;脾脏肿大,表现为脾红髓增生、细胞浸润、脾窦内充塞各种单核细胞,质软、易出血;全身淋巴结非化脓性肿大,单核细胞增生,骨髓中少量单核细胞浸润。

3. 辅助检查　末梢血中淋巴细胞增加,有10％或更多异型淋巴细胞;血噬异凝集试验阳性,第2～3周达高峰;血清学检查可测出 EB 病毒抗体。

4. 鉴别诊断

(1)巨细胞病毒病:该病肝、脾大是由于病毒对靶器官细胞的作用所致,传染性单核细胞增多症则与淋巴细胞增殖有关。巨细胞病毒病中咽痛和颈淋巴结肿大较少见,血清中无嗜异性凝集素及 EB 病毒抗体,确诊有赖于病毒分离及特异性抗体测定。

(2)急性淋巴细胞性白血病:骨髓细胞学检查有确诊价值。

(3)急性感染性淋巴细胞增多症:多见于幼儿,大多有上呼吸道症状,淋巴结肿大少见,无脾大;白细胞总数增多,主要为成熟淋巴细胞,异常血象可维持4～5周;嗜异性凝集试验阴性,血清中无EB 病毒抗体出现。

【治　疗】

1. 西医治疗　本病多为自限性,预后良好。主要为对症治疗,疾病大多能自愈。

(1)急性期特别是并发肝炎时应卧床休息。

(2)咽部、扁桃体炎继发细菌感染时可选用抗生素,但忌用氨苄西林或阿莫西林。

(3)病情严重有并发症的病例,可短期使用糖皮质激素。

(4)警惕脾破裂发生的可能,一旦发生,应迅速补充血容量、输血和进行脾切除。

(5)对有严重并发症的患者,如重症肝炎、心肌炎、溶血性贫血及中枢神经系统症状者,可用糖皮质激素,如地塞米松或氢化可的松。同时可静脉注射丙种球蛋白,儿童每日 200～400mg/kg,疗程 3～5 日。

(6)早期应用抗病毒药物,更昔洛韦每日 5～10mg/kg,疗程 3～7 日。亦可用干扰素,儿童每日 100 万单位,肌内注射,疗程 3～5 日。

2. 中医辨证治疗

(1)邪犯肺卫证

主症:疾病初起,发热恶风,微有汗出,头痛身楚,鼻塞、咳嗽,咽喉肿痛,颈项淋巴结肿大,舌边尖红,苔薄黄或薄白,脉浮数,指纹浮紫。

治则:疏风清热,宣肺利咽。

方药:银翘散加减。连翘 9g,金银花 9g,桔梗 3g,薄荷(后下)3g,淡竹叶 12g,生甘草 6g,荆芥穗 12g,淡豆豉 9g,牛蒡子 9g。

用法:每日 1 剂,水煎分 2 次服,7 剂为 1 个疗程。

(2)痰热蕴肺证

主症:多见于肺炎型。壮热,咳声重浊,痰黄黏稠,气急,咽痛,淋巴结、肝脾大,口唇青紫,舌红,苔黄腻,脉滑数,指纹紫滞。

治则:清热解毒,宣肺化痰。

方药:麻杏石甘汤合清金化痰汤加减。麻杏石甘汤(麻黄6g,杏仁9g,生石膏12g,甘草6g);清金化痰汤加减(黄芩12g,栀子12g,知母9g,桑白皮15g,瓜蒌仁15g,浙贝母9g,麦冬9g,橘红9g,茯苓9g,桔梗3g,甘草3g)。

用法:每日1剂,水煎分2次服,7剂为1个疗程。

(3)热毒炽盛证

主症:多见于咽峡炎型。壮热,面赤唇红,口渴,烦躁,喉核肿痛,口腔溃烂,便秘,皮疹鲜红、密集,颈项淋巴结肿大,舌红苔黄,脉数有力,指纹色紫。

治则:清热解毒,泻火利咽。

方药:普济消毒饮加减。黄芩15g,黄连3g,陈皮6g,甘草6g,玄参6g,柴胡6g,桔梗6g,连翘3g,板蓝根3g,马勃3g,牛蒡子3g,薄荷(后下)3g,僵蚕2g,升麻2g。

用法:每日1剂,水煎分2次服,7剂为1个疗程。

(4)痰热互结

主症:多见于腺肿型。发热,热型无规律,全身浅表淋巴结肿大,肝、脾大,胸满痞闷,纳呆,舌红,苔黄腻,脉滑数,指纹紫滞。

治则:清热化痰。

方药:黛蛤散和涤痰丸。黛蛤散[青黛30g,蛤壳(研磨,混匀,每次6g)300g];涤痰丸[牵牛子150g,大黄150g,黄芩(研磨,混匀,每次6g)150g]。

用法:每日1剂,水煎分2次服,7剂为1个疗程。

(5)肝胆郁热证

主症:多见于肝炎型。发热,身目俱黄,尿色黄,肝脾明显大,胸胁胀痛,纳呆,舌红,苔黄腻,脉弦数。

治则:清热解毒,疏肝利胆。

方药:茵陈蒿汤加减。茵陈12g,栀子15g,大黄3g。

用法:每日1剂,水煎分2次服,7剂为1个疗程。

(6)瘀毒阻络证

主症:见于脑型。发热,咽喉肿痛,淋巴结、肝脾大;起病急者,壮热不退,神昏谵语,颈项强直,抽搐、角弓反张,舌红,苔黄腻,脉洪数,指纹紫滞。

治则:清热化痰,通络开窍。

方药:犀地通络饮加减。犀角汁(冲)20 毫升,牡丹皮 6g,连翘 4.5g,淡竹沥(和匀)60 毫升,生地黄 12g,生赤芍 6g,桃仁 9 粒 3g,生姜汁(冲)2 滴,鲜茅根 12g,灯心草 1.5g,鲜石菖蒲汁(冲)10 毫升。

用法:每日 1 剂,水煎分 2 次服,7 剂为 1 个疗程。

(7)正虚邪恋证

主症:病程日久,热势减退或低热不退,神疲乏力,口干咽红,大便不调,甚或后遗口眼㖞斜,肢体瘫痪,失语痴呆,舌红绛,苔花剥,脉细弱。

治则:益气生津,祛瘀通络。

方药:无后遗症者,竹叶石膏汤合青蒿鳖甲汤加减;后遗肢体瘫痪等,补阳还五汤加减。竹叶石膏汤(淡竹叶 6g,石膏 9g,姜半夏 3g,麦冬 15g,人参 6g,粳米 10g,甘草 6g);青蒿鳖甲汤加减(青蒿 6g,鳖甲 9g,生地黄 12g,知母 6g,牡丹皮 9g);补阳还五汤(生黄芪 15g,当归 6g,赤芍 3g,地龙 3g,川芎 3g,桃仁 3g)。

用法:每日 1 剂,水煎分 2 次服,7 剂为 1 个疗程。

第三章 球菌性皮肤病

第一节 脓疱疮

脓疱疮(黄水疮)是一种常见的化脓球菌感染性皮肤病,有接触传染和自体传染的特性,常在托儿所、幼儿园或家庭中传播流行。病原菌主要为凝固酶阳性的金黄色葡萄球菌或乙型溶血性链球菌单独或混合感染。夏秋季节多发。脓疱疮一般病变部位较浅,可有暂时性色素沉着,一般不留瘢痕。轻者1~2周皮损干燥结痂痊愈,重者可伴高热、呕吐、腹泻或并发败血症、肺炎而危及生命(彩图 3-1)。

【诊断要点】

1. 临床表现

(1)金黄色葡萄球菌感染:初起为散在米粒至绿豆大小水疱或丘疱疹,后迅速扩大化脓。脓疱壁薄而松弛,绕以红晕,脓疱易破,显露糜烂面,其上覆以黄色或灰黄色厚痂。多发于面部、四肢等暴露部位,自觉瘙痒。有些皮损向四周扩张,中央渐愈,周围皮损融合成环状,称环状脓疱疮。

(2)链球菌(与金黄色葡萄球菌混合)感染:初起为红斑,迅速发生水疱、脓疱,周围红晕明显,脓疱破裂后结痂呈黄绿色脓痂,四周持续出现新皮损。常并发淋巴结炎。重者伴有发热,全身不适,局部灼痛,血白细胞增多。

2. 组织病理 为角质下大疱,疱内含有许多中性粒细胞、球菌、纤维蛋白。大疱下方棘细胞海绵形成,有中性粒细胞渗入其中。真皮上部血管扩张、充血,有中度中性粒细胞及淋巴细胞浸润

(彩图 3-2)。

3. 辅助检查

(1)实验室检查:外周血有白细胞和中性粒细胞增高;并发脑膜炎者,脑脊液检查有白细胞计数增高等相应改变;并发败血症者,血培养阳性。

(2)其他辅助检查:并发肺炎者,胸片检查可见散在斑片状阴影。

4. 鉴别诊断

(1)丘疹样荨麻疹:婴幼儿多见,常有过敏史,无发热、咳嗽等上呼吸道感染症状。皮疹多见于四肢,可分批出现,皮疹色红,顶端有小疱疹,疱壁较硬,不易破损,明显瘙痒,周围红晕不显,不结痂。

(2)水痘:水痘-带状疱疹病毒所致。多在冬春季节发病,多见于 6～9 岁小儿,有水痘接触史。以发热、皮肤、黏膜分批出现斑丘疹、疱疹、结痂为特征。疱疹向心性分布,以躯干部、头面部多发,疱壁薄,易溃破,易结痂,同一时期、同一部位斑丘疹、疱疹、结痂可并见。

【治　疗】

1. 西医治疗

(1)局部治疗:原则为清洁、消炎、杀菌、收敛,防止病灶进一步扩散。脓疱壁未破者,可外搽 10%硫黄炉甘石洗剂;对于水疱和脓疱要用消毒针穿破,吸出脓液,可用生理盐水、0.1%依沙吖啶溶液清洗患处,再外用莫匹罗星软膏或 0.5%新霉素软膏等。要尽量避免脓液接触到正常皮肤。

(2)全身疗法:对伴有发热、淋巴结炎、皮损广泛、全身症状严重者,做脓液培养及药敏试验,以选择最有效的抗生素。应首选耐青霉素酶类青霉素制剂,如双氯西林每日口服 15～50mg/kg,疗程为 10 日;对青霉素过敏者,可选用红霉素每日口服 40mg/kg,

共 10 日。若是新生儿脓疱病应按严重感染处理,同时注意保持水电解质平衡,必要时可输注丙种球蛋白。

2. 中医治疗

(1)辨证施治

①暑湿热蕴证

主症:脓疱多而密集,色黄,周围绕以红晕,破溃后糜烂面鲜红,或有发热,口渴,尿色黄等,舌红,苔黄腻,脉滑数或濡数。

治则:解暑清热利湿。

方药:清暑汤加减。连翘、天花粉、赤芍、金银花、甘草、滑石、车前子、泽泻。

用法:每日 1 剂,水煎分 2 次服,7 剂为 1 个疗程。

②脾虚湿滞证

主症:脓疱少而稀疏,色淡,周围红晕不显,破溃后糜烂面色淡红,伴有纳少,面色㿠白或萎黄,便溏,舌淡胖,苔白润或白腻,脉濡细。

治则:健脾渗湿。

方药:参苓白术散加减。白扁豆 9g,白术 15g,茯苓 15g,甘草 6g,桔梗 6g,莲子 6g,党参 15g,砂仁 5g,山药 9g,薏苡仁 9g。

用法:每日 1 剂,水煎分 2 次服,7 剂为 1 个疗程。

(2)外治

①脓液多者,选用马齿苋、蒲公英、野菊花等适量,煎水外洗或湿敷。

②脓液少者,可用三黄洗剂混合 5% 九一丹外涂,每日 3 次。

③糜烂处,可用青黛散调油外搽;痂皮多者,可用 5% 硫黄软膏外敷。

(3)中药经验方

①复方二黄散

组方:生石膏、大黄各 100g,黄柏 50g,五倍子、青黛、白矾各

30g,秦皮 20g。

功效主治:清热解毒,利湿止痒。主治脓疱疮。

制法用法:诸药分别研细末,混合均匀,贮瓶备用。用时先用生理盐水清洗皮损表面,然后视皮损面积大小,用消毒干棉签蘸药粉直接外敷皮肤破溃渗出部位。如果脓疱未破或伴有较厚脓痂者,可用适量的香油和药面调成糊状,涂敷皮损表面,无须包扎,暴露为好,每日 2 次,至病愈为止。

处方来源:吉林省集安市中医院兰莉医师经验方。

②脓疱疮洗方

组方:防风、荆芥各 18g,白芷 10g,苦参、雄黄、蒲公英各 30g。

功效主治:解毒、除湿、祛风。主治脓疱疮。

制法用法:煎汤洗疮,每日 1 次。

处方来源:民间验方。

第二节 金葡菌型烫伤样皮肤综合征

金葡菌型烫伤样皮肤综合征又名金葡菌型中毒性表皮坏死松解症、新生儿剥脱性皮炎。凝固酶阳性Ⅱ群噬菌体型金葡菌(3A型、3B 型、3C 型、55 型,尤其是 71 型)是本病的主要病原体,它产生表皮松解毒素,又称剥脱毒素,可引起皮肤损害。这是一种外毒素,不能产生抗体,经由肾脏排出。婴幼儿可能对该毒素排出缓慢,导致血清中该毒素含量增高。一般情况下,金葡菌型烫伤样皮肤综合征不是一种烈性传染病。本病的死亡率较低。根据细菌毒力及患儿抵抗力,临床上可分为全身型、顿挫型和局限型。

【诊断要点】

1. 临床表现

(1)全身型:多发生于 3 岁以内的婴幼儿,起病前腔口黏膜交界处或皮肤常有化脓性感染,起病突然,红斑初起于面部,尤其口周充血明显,然后迅速蔓延至全身,触痛明显。1～2日表皮浅层起皱或有松弛性大疱,稍受摩擦即可与底下表皮分离,尼氏征阳性。大疱常见于胸背部,伴有瘀点、瘀斑。腔口周围渗出结痂,口周放射状皲裂。皮损在数日内达到高峰,表皮大片剥脱,糜烂面边缘表皮松弛卷起,手足可称手套或袜子样剥脱。多伴有发热、呕吐、腹泻、食欲减退、烦躁等全身症状。糜烂面在5～7日干燥、脱屑,皮色转为暗红,一般7～14日痊愈。

(2)顿挫型:初起为全身猩红热样红斑伴有皮肤触痛,由面部发展到全身,但随即停止于此阶段,不发生表皮剥脱,部分患儿尼氏征阳性。红斑2～5日后脱屑,一般10日内痊愈。

(3)局限型:多见于学龄前儿童。皮损为大疱性脓疱疮,绕以红晕,脓疱集中于暴露部位及腔口周围,完整的脓疱中可培养出病原菌。

2. 组织病理 表皮细胞变性、坏死。棘细胞与颗粒细胞层有不同程度的松解、间隙、水疱形成。真皮层血管周围有少量炎性细胞浸润,以淋巴细胞为主(彩图3-3)。

3. 辅助检查 疱液及咽拭子培养常为阴性。原发灶处才能培养出致病菌。

4. 鉴别诊断 金葡菌型烫伤样皮肤综合征应与非金葡菌型中毒性表皮松解症进行鉴别。后者大多有药物过敏,发病年龄主要为成年人,细菌培养常阴性,表皮全层坏死。

【治 疗】

1. 局部治疗 应选择无刺激性并有收敛、消炎和杀菌作用的外用药,根据皮肤情况来处理,对糜烂处予以湿润烧伤膏外用;小水疱可待其自行吸收,对有较大水疱处,用无菌注射器抽吸,涂以0.1%氯己定湿敷。对皮肤有红斑或糜烂面已经干燥则大面积涂抹莫匹罗星软膏。由于疼痛剧烈及表皮剥脱,尽量减少敷料更换及搬动患儿的次数。

2. 全身治疗　早期、足量、经验性使用抗金黄色葡萄球菌抗生素及预防交叉感染是争取时间,缩短病程的关键。首选氯唑西林,儿童按每日 30～60mg/kg,分 4 次肌内注射。双氯西林可以口服。是否使用糖皮质激素意见尚不一致。新生儿可能需要按照烧伤原则处理。对重症患儿注意水电解质平衡,补充营养,加强支持疗法,如静脉滴注免疫球蛋白每日 400mg/kg,每日 2 次,持续1～3 日。

第三节　毛囊炎

由葡萄球菌引起的亚急性或慢性毛囊口化脓性炎症,主要致病菌为金黄色葡萄球菌,其次为白色葡萄球菌。可原发或继发于其他疾病。卫生条件差、暑热多汗、糖尿病、机体抵抗力低下均可诱发本病(彩图 3-4)。

【诊断要点】

1. 临床表现　一般不伴有全身症状。皮损好发于头面、颈部,初起为针尖至绿豆大小丘疹,色红,周围绕以红晕,中央有毛发贯穿,自觉痛或微微作痒,然后迅速化脓成脓疱,干涸或破溃后结成黄痂。5～7 日皮损消退,不留瘢痕。但部分炎症较严重的患者,皮损处毛发呈点状脱落,愈后留瘢痕。炎症进一步发展可侵犯毛囊深部及周围组织,而形成疖。

2. 组织病理　毛囊开口处有角层下脓疱,毛囊上部有炎性细胞浸润,以中性粒细胞为主(彩图 3-5)。

3. 鉴别诊断　毛囊炎需与疖进行鉴别。疖的病变部位较深,中央形成脓栓。毛囊炎可发展为疖。

【治疗】

1. 一般治疗　注意控制运动量,避免出汗过多,穿宽松透气衣服；避免搔抓；多饮水。

2. 西医治疗

(1)局部治疗：以消炎、杀菌为原则，酌情选用以下外用药物：5％硫黄炉甘石洗剂、鱼石脂软膏、3％碘酊，亦可外用莫匹罗星软膏。

(2)全身疗法：对顽固反复者，可选青霉素类、头孢类、大环内酯类抗生素。头孢氨苄每日口服 40～50mg/kg，疗程为 7～10日。对青霉素过敏者，可选用大环内酯类抗生素。

(3)物理疗法：疾病初期可用超短波、远红外线和紫外线理疗。

3. 中医治疗　可选用毛囊炎药膏。

组方：盐炒吴茱萸 5 份，海螵蛸 4 份，黄连 8 份，硼砂 8 份，枯矾 2 份，硫黄 1.5 份，冰片 0.5 份。

功效主治：清热解毒，燥湿排脓之效。

方解：方中吴茱萸行气燥湿止痛；黄连、枯矾清热解毒；硼砂、硫黄杀虫燥湿；冰片清热通络止痛；海螵蛸咸寒软坚散结。

制法用法：共研细末，香油调成药膏外敷。

【预　防】

(1)保持环境及个人卫生，注意皮肤清洁，少饮酒，忌食辛辣刺激食物。

(2)积极治疗相关皮肤病及糖尿病等原发疾病。

第四节　疖与疖病

疖由葡萄球菌引起，是毛囊深部和毛囊周围的炎症，反复发作或多发者称为疖病；也可为化脓性汗腺和汗腺周围感染，称为假疖。其主要病菌为金黄色葡萄球菌，其次为白色葡萄球菌。本病的发生于机体抵抗力下降关系密切，因此贫血、糖尿病、营养不良等易并发本病。天热多汗、不清洁、皮肤外伤、糜烂等均利于细菌侵入繁殖，故常继发于湿疹、皮炎、丘疹样荨麻疹、虱病及其他瘙痒性疾病。

【诊断要点】

1. 临床表现

(1)毛囊疖:初起为毛囊丘疹,逐渐增大成鲜红色或暗红色黄豆大结节,表面光亮紧张,触之坚硬,有疼痛和触痛。2～3日中心形成脓栓,顶端露出黄白点,扪之有波动感。破溃后脓栓脱去,脓血排出,疼痛减轻,留下火山口样小溃疡,1～3周愈合,留下瘢痕。重者伴发热、全身不适、局部淋巴结肿大。好发于摩擦部位,如面颊、背部、臀部及四肢,亦常侵犯上唇、鼻孔、外耳道等处。上唇与鼻孔间部的静脉与颅内静脉窦相通,称危险三角区,该处患疖切勿挤压,否则可引起颅内静脉炎或形成海绵窦血栓,甚至引起脑脓肿等严重并发症。

(2)汗腺疖:俗称"热疖头"。初起为汗孔部位的小脓包,后发展成淡红色黄豆大结节,局部红肿热痛较疖肿轻,几天后中心逐渐变软而有波动感,最后穿破排脓,但没有脓栓,伴局部淋巴结肿大,1周左右痊愈,愈后常留有瘢痕。本病与气候炎热、多汗有关,好发于儿童颜面部。

2. 组织病理　早期为毛囊周围炎症,有大量中性粒细胞浸润。以后可形成毛囊周围脓肿,毛发、毛囊壁及皮脂腺在病程中均遭到破坏(彩图 3-6)。

3. 鉴别诊断　疖需与痈相鉴别。痈是数个毛囊周围炎联合起来,局部浸润显著,红肿热痛更为明显,常有数个脓头穿孔,疼痛难忍,全身症状明显。

【治　疗】

1. 西医治疗

(1)局部疗法:主要是杀菌、消炎、促进早期化脓排脓。初期损害可外敷10%鱼石脂软膏、莫匹罗星膏或金黄膏,必要时可加热敷以促进收口。晚期当脓肿形成后,可切开排脓;但脓肿未形成时严禁挤压,尤其是面部疖肿,以免引起脓毒血症或海绵窦栓塞。切口周围皮肤用肥皂洗净后,敷以甲紫溶液或新霉素软膏。

(2)全身疗法:对皮损广泛,伴有发热或病情较重者,可予口服或静脉用磺胺类药物、青霉素或对致病菌敏感的抗生素。此外,可用多价葡萄球菌或自家菌苗皮下或肌内注射。机体抵抗力低下者,可肌内注射丙种球蛋白 1.5mg/kg,每周 1 次,连续数周可取得一定效果。

(3)物理疗法:初期用热敷、超短波、红外线、紫外线等均有效,可配合药物同时治疗。

2. 中医治疗

(1)辨证施治

①暑湿热蕴证

主症:多发于夏秋季,局部皮肤红、肿、热、痛,或有发热,口渴,尿黄等,舌红,苔黄腻,脉滑数或濡数。

治则:解暑清热利湿。

方药:清暑汤加减。连翘、天花粉、赤芍、金银花、甘草、滑石、车前子、泽泻。

用法:每日 1 剂,水煎分 2 次服,7 剂为 1 个疗程。

②热毒蕴结证

主症:好发于项部发际、背部、臀部,轻者疖肿 1~2 个,多可泛发全身,或疖肿成簇,或此愈彼起,伴发热,口渴,溲赤,舌红苔黄,脉数。

治则:清热解毒。

方药:五味消毒饮。金银花 15g,野菊花 6g,蒲公英 6g,紫花地丁 6g,紫背天葵子 6g。

用法:每日 1 剂,水煎分 2 次服,7 剂为 1 个疗程。

③阴虚内热,体虚邪恋证

主症:疖肿此愈彼起,疖肿较大,易转成有头疽,口渴引饮,午后潮热,五心烦热,舌瘦红,苔薄,脉细数。

治则:养阴清热祛邪。

方药:增液汤和防风通圣散加减。玄参 12g,麦冬 12g,生地黄 12g,防风、川芎、当归、白芍、大黄、薄荷叶、麻黄、连翘、芒硝各 6g,石膏、黄芩、桔梗各 3g,滑石 9g,生甘草 6g,荆芥穗、白术、栀子各 9g。

用法:每日 1 剂,水煎分 2 次服,7 剂为 1 个疗程。

④脾胃气虚,体虚邪恋证

主症:全身泛发,溃脓、收口时间较长,脓水稀薄,面色萎黄,神疲乏力,纳少,便溏,舌淡边有齿痕,苔薄腻,脉濡。

治则:健脾和胃,清热化湿。

方药:防风通圣散加减。防风 10g,荆芥 10g,连翘 15g,川芎 6g,当归 6g,白芍 15g,白术 6g,栀子 10g,甘草 6g,土茯苓 20g,黄芪 30g。

加减:脾虚者,去栀子,加山药 15g,砂仁(后下)6g。

用法:每日 1 剂,水煎分 2 次服,7 剂为 1 个疗程。

(2)外治

①初起者,三黄洗剂外搽;或金黄散、玉露散调以金银花露外敷。

②成脓者,有脓头时,取出脓头引流;疖肿形成者,宜及早切开引流。

③破溃后,用九一丹掺金黄膏盖贴;创口较深者,用药线蘸九一丹引流,脓尽改用生肌散等收口。

第五节　丹　毒

丹毒由乙型溶血性链球菌引起的急性皮肤炎症,为皮内淋巴管网感染通过皮肤或黏膜细微破损处侵入。小腿丹毒常因足癣、小腿溃疡、外伤引起,颜面丹毒常因挖鼻或鼻、咽、耳部病灶引起。营养不良、低丙种球蛋白血症可诱发本病。

【诊断要点】

1. 临床表现　起病急,先有前驱症状,全身不适,寒战高热,头痛,恶心呕吐,婴儿可发生惊厥。继而局部出现大片水肿性红斑,边缘清楚,略高于皮肤,表面光亮紧张,严重者表面可出现大疱,局部灼热、疼痛。常并发淋巴管炎或淋巴结炎。好发于颜面及小腿,婴儿好发于腹部。常单侧发生,发于面部者常可波及对侧。一般1周左右渐退,皮损渐变为褐色,有细小脱屑。严重者可并发败血症、脑膜炎、急性肾炎。

2. 组织病理　真皮水肿明显,血管及淋巴管扩张,并有弥漫性以中性粒细胞为主的炎性细胞浸润,尤以扩张的血管和淋巴管周围显著。

3. 鉴别诊断

(1)接触性皮炎:有致敏物接触史,全身症状少,局部痒。

(2)蜂窝织炎:皮损中央红肿显著,边界不清,病变部位较深,易发展成脓肿。

【治　疗】

1. 西医治疗　早期、足量有效的抗生素治疗。

(1)一般治疗:注意休息,避免过度劳累;积极治疗局部病灶,如足癣、鼻炎等,下肢丹毒应抬高患肢。

(2)局部治疗:3%硼酸溶液浸透4～6层纱布,敷于红肿皮肤之上,5～10分钟更换1次,连续使用30分钟,每日2次,有收敛、清热、消炎作用;或0.5%呋喃西林溶液湿敷。皮损表面可外用莫匹罗星膏等。加压治疗可减轻淋巴水肿,有助于预防复发。

(3)全身治疗:首选青霉素,一般每日5万～20万U/kg,静脉滴注,每日1次,疗程10～14日,防止复发。对青霉素过敏者,可选用大环内酯类抗生素,如罗红霉素每日2.5～5mg/kg,分2次口服。红霉素每日30～50mg/kg,口服;或以10ml注射用水溶解后加入5%葡萄糖注射液稀释后,缓慢静脉滴注。

（4）物理疗法：紫外线照射、音频电疗、超短波、红外线、氦氖激光等。

2. 中医治疗

（1）辨证施治

①风热毒蕴证

主症：发于头面部，皮肤焮红灼热，疼痛肿胀，甚则发生水疱，眼睑肿胀难睁，伴恶寒发热，头痛，舌红，苔薄黄，脉浮数。

治则：疏风清热解毒。

方药：普济消毒饮加减。黄芩15g，黄连3g，陈皮6g，甘草6g，玄参6g，柴胡6g，桔梗6g，连翘3g，板蓝根3g，马勃3g，牛蒡子3g，薄荷(后下)3g，僵蚕2g，升麻3g。

用法：每日1剂，水煎分2次服，7剂为1个疗程。

②肝经湿热证

主症：发于胸腹腰胯部，皮肤红肿成片，疼痛，按之灼手，伴咽干口苦，舌红，苔黄腻，脉弦滑数。

治则：清肝泻火利湿。

方药：龙胆泻肝汤加减。龙胆草3g，黄芩9g，栀子9g，泽泻12g，车前子9g，当归3g，生地黄9g，柴胡6g，生甘草6g。

用法：每日1剂，水煎分2次服，7剂为1个疗程。

③湿热下注证

主症：发于下肢，局部红、肿、热、痛，或见水疱，紫斑，甚或化脓，皮肤坏死，伴轻度发热，纳差，舌红，苔黄腻，脉滑数。

治则：清热利湿。

方药：五神汤合萆薢渗湿汤加减。五神汤(茯苓12g，车前子6g，金银花9g，牛膝9g，紫花地丁12g)；萆薢渗湿汤加减(萆薢15g，薏苡仁30g，土茯苓12g，滑石9g，鱼腥草12g，牡丹皮12g，泽泻9g，通草12g，防风12g，黄柏6g，蝉蜕3g)。

用法：每日1剂，水煎分2次服，7剂为1个疗程。

④胎火蕴毒证

主症:发生于新生儿,多见于臀部,常呈游走性,局部红肿,肤温较高,或伴壮热、烦躁,甚则神昏,恶心呕吐,舌红绛,苔薄,脉数。

治则:凉血清热解毒。

方药:犀角地黄汤合黄连解毒汤加减。犀角地黄汤[犀角(水牛角代)30g,生地黄12g,白芍12g,牡丹皮9g];黄连解毒汤加减(黄连9g,黄芩6g,黄柏6g,栀子9g)。

用法:每日1剂,水煎分2次服,7剂为1个疗程。

• (2)外治

①玉露散或金黄散调以金银花露外敷。

②成脓者,做小切口引流;外掺九一丹,敷金黄膏。

③下肢复发性丹毒,可用砭镰法:患处消毒后,用七星针或三棱针叩刺出血,配合拔罐,令恶血自出,待血止后,外敷金黄散。

(3)验方:玉容膏。

组方:芙蓉叶25g,凡士林100g。

功效主治:清热凉血。主治脓疱病、疮疖、丹毒等。

制法用法:芙蓉叶研粉。凡士林加热熔化,调匀,外敷患处,每日2~3次。

处方来源:郭志杰. 一味妙方. 北京:北京科学技术出版社,2007.

【预　防】

(1)避免接触丹毒患者,若已患有丹毒则应积极治疗。

(2)尽量避免小儿抠鼻腔等部位。

(3)注意个人卫生。

第六节　蜂窝织炎

蜂窝织炎为皮下组织、筋膜、肌肉间的弥漫性、化脓性炎症,主要致病菌为溶血性链球菌,其次为金黄色葡萄球菌,也可以是厌氧菌等。本病可有皮肤或软组织损伤引起,或由邻近化脓灶直接扩散或经由淋巴或血行播散。溶血性链球菌产生的链激酶和透明质酸酶可造成病变迅速扩散,脓液稀薄,有时可引起败血症。而金黄色葡萄球菌引起的蜂窝织炎较易局限形成脓肿,脓液稠厚。

【诊断要点】

1. 临床表现　初起为局部弥漫性红肿,水肿呈凹陷性,然后迅速向四周扩散,边界不清,严重者可出现水疱。多为持续性剧烈头痛,时有跳痛感。伴高热、寒战、头身疼痛、食欲减退等全身症状。早期或炎症较轻者,经积极治疗,皮损可不破溃而自行消退。病情较重者,若不及时治疗,局部可化脓出现波动、组织坏死、溃疡,半个月左右痊愈,愈后留下瘢痕。本病发于口咽、颌下、颈部可引起喉头水肿,导致呼吸困难,甚至窒息。本病可并发坏疽、迁移性脓疡及败血症。

2. 组织病理　真皮及皮下组织呈广泛急性化脓性炎症表现,中性粒细胞及淋巴细胞浸润明显,血管及淋巴扩张。皮肤附件均被破坏。

3. 辅助检查　血常规检查示白细胞计数及中性粒细胞比例增高。

4. 鉴别诊断　蜂窝织炎需与丹毒相鉴别。丹毒的皮损边缘较清晰,损害为炎性斑片。

【治　疗】

1. 西医治疗

(1)局部治疗:皮下蜂窝织炎,早期予以硫酸镁湿热敷,或金黄散外敷。脓肿形成者,应尽早实施多处切开减压、引流并清除坏死组织。发生在眼眶的蜂窝织炎患儿除皮肤切开引流术外,局部还应给予妥布霉素滴眼液和氧氟沙星滴眼液,每2小时交替滴眼,晚上睡前给予氧氟沙星药膏外涂患处。

（2）全身疗法：早期全程足量应用广谱抗生素，起病急、症状重的患儿尽早给予强有力的抗生素治疗。如怀疑链球菌感染，可给予青霉素每日6万～12万U/kg，肌内注射；或口服青霉素 V 每日30～60mg/kg，疗程为10日。若为葡萄球菌蜂窝织炎，每日口服双氯西林50～100mg/kg。对青霉素过敏者，可选用红霉素、克林霉素等。

（3）加强营养支持：加强营养，提高机体抵抗力，注意休息。忌食辛辣和刺激性食物。

（4）物理疗法：早期应用紫外线、红外线可促进脓肿局限，消炎，促进血液循环，肉芽组织生长，加快创口愈合。

2. 中医治疗

（1）辨证施治

①痰湿凝滞证

主症：多见于慢性臀痈，漫肿不红，质硬，进展缓慢，多无全身症状，舌胖，苔薄白或白腻，脉缓。

治则：化痰利湿活血。

方药：阳和汤和桃红四物汤加减。阳和汤［熟地黄30g，麻黄1.5g，鹿角胶9g，白芥子（炒）6g，肉桂3g，生甘草3g，炮姜炭1.5g］；桃红四物汤加减［熟地黄15g，当归15g，白芍9g，川芎9g，桃仁（打碎）9g，红花6g］。

用法：每日1剂，水煎分2次服，7剂为1个疗程。

②湿热蕴结证

主症：多见于急性臀痈，手发背，局部红、肿、热、痛，先痛后肿，或溃脓湿烂，排脓不畅，伴恶寒发热，头痛身楚，胃纳不佳，舌红，苔黄腻，脉滑数。

治则：清热利湿解毒。

方药：黄连解毒汤合仙方活命饮加减。黄连解毒汤（黄连9g，黄芩6g，黄柏6g，栀子9g）；仙方活命饮加减［白芷3g，贝母6g，防风6g,赤芍6g,当归6g,甘草6g,皂角刺(炒)6g,穿山甲(炙)6g,天花粉6g,乳香3g,没药3g,金银花9g,陈皮9g]。

用法:每日1剂,水煎分2次服,7剂为1个疗程。

③湿热下注证

主症:多见于足发背,足背漫肿色红,肉腐成脓,伴寒战高热,舌红,苔黄腻,脉滑数。

治则:清热利湿解毒。

方药:五神汤合萆薢渗湿汤加减。五神汤(茯苓30g,车前子30g,金银花90g,牛膝15g,紫花地丁30g);萆薢渗湿汤加减(萆薢15g,薏苡仁30g,土茯苓12g,滑石12g,鱼腥草12g,牡丹皮12g,泽泻12g,通草12g,防风12g,黄柏6g,蝉蜕3g)。

用法:每日1剂,水煎分2次服,7剂为1个疗程。

④痰热蕴结证

主症:多见于锁喉痈,发病前有口唇、咽喉糜烂及疹痘史,初起喉结部红肿绕喉,根脚散漫,坚硬疼痛,伴壮热口渴,头项强痛,大便干结,小便短赤,舌红,苔黄腻,脉弦滑数或洪数。

治则:清热化痰解毒。

方药:普济消毒饮加减。黄芩15g,黄连3g,陈皮6g,甘草6g,玄参6g,柴胡6g,桔梗3g,连翘3g,板蓝根3g,马勃3g,牛蒡子3g,薄荷(后下)3g,僵蚕2g,升麻2g。

用法:每日1剂,水煎分2次服,7剂为1个疗程。

⑤气血两虚证

主症:溃脓稀薄,收口缓慢,伴神疲乏力,纳差,舌淡,苔薄白,脉细弱。

治则:益气养血。

方药:八珍汤加减。人参15g,白术12g,白茯苓12g,当归9g,川芎12g,白芍12g,熟地黄12g,炙甘草6g。

用法:每日1剂,水煎分2次服,7剂为1个疗程。

（2）外治

①初起，金黄膏外敷。

②成脓，切开排脓。

③破溃后，脓腐未尽者，用八二丹、金黄膏盖敷；脓腔深者，药线引流；脓腐已尽者，用生肌散、白玉膏等生肌；创口有空腔者，采用垫棉法。

第七节　坏疽性蜂窝织炎

坏疽性蜂窝织炎是新生儿期发病率较高的一种急性蜂窝织炎，又称新生儿皮下坏疽。常由金黄色葡萄球菌引起，铜绿假单胞菌、绿色链球菌亦可致病。病损好发于受压部位，如背部、腰骶部及臀部。冬季多发。

【诊断要点】

1. 临床表现　多发生于患儿出生后 6～10 日，首先表现为发热，哭闹，拒食，还可伴有呕吐、脱水等症状，严重者可发生昏睡。病损初起呈广泛性红肿，边界不清，触之较坚硬，常于数小时后迅速发展，病损处皮肤变软，中央肤色变暗，皮下组织坏死、溃疡、分离、液化。此时触诊皮肤有漂浮感，若脓液较多，则有波动感。晚期，皮肤呈紫黑色坏死，可腐脱。部分患儿病损区域可出现多个水疱、血疱或脓疱，或可互相融合。病情较轻者仅有皮肤红肿，而无皮下坏死，少数可形成浅表脓肿，一般预后良好。但若治疗不及时，可并发肺炎、败血症等。

2. 组织病理　真皮充血，皮下组织广泛坏死，脂肪、肌肉与结缔组织间有充血、成团细菌及少量中性粒细胞浸润。坏死组织周围结构完整，核碎裂及核溶解现象不明显。

3. 辅助检查　血常规检查示白细胞计数升高。

4. 鉴别诊断

(1)尿布皮炎：多发于患儿臀部、会阴部及股内侧，呈散在斑丘疹或疱疹。多发生于出生后3～7日的新生儿。

(2)新生儿硬肿症：多由寒冷损伤引起，以皮下脂肪硬化和水肿为特征。患儿体温下降（一般在31℃～35℃），四肢、躯体冰冷，脉微弱。哭声低弱，活动减少，肤色纤维深红，再转为暗红，严重者苍白或青紫。皮肤及皮下组织先有水肿、变硬。

【治　疗】 治疗原发疾病，纠正营养不良，全身应用敏感及足量抗生素。脓肿形成时需及时切开排脓，局部用凡士林纱条引流，加强支持疗法。

第八节　猩红热

猩红热由A族B型溶血性链球菌引起，该细菌可产生酿脓性外毒素，又称红疹毒素，根据抗原性不同可分为A、B、C三种，均可引起红疹及中毒症状，以A型较重。三种抗原产生的抗体相互无交叉保护作用。本病经飞沫传播，主要传染源为患者及带菌者。春季流行。外科型猩红热可经由外科伤口、皮肤感染等侵入。

【诊断要点】

1. 临床表现　潜伏期2～5日。起病突然，伴有咽痛，高热，可有惊厥。扁桃体红肿，上有灰白色渗出性膜，易拭去。软腭充血，上有点状出血点，称为"黏膜疹"，往往先于皮疹出现。患儿舌乳头充血肥大，呈"杨梅舌"。起病后1～2日出疹，开始于耳后、颈部及上胸部，1日内迅速蔓延至全身。典型皮损为全身弥漫性红斑，其上有针尖样隆起的皮疹，融合成片。皮肤褶皱处常因摩擦导致皮下出血，形成紫红色线条，称为帕氏线。面部潮红而无皮疹，口周不充血，形成"环口苍白圈"。皮疹按出疹顺序消退，一般2～4日退尽，然后开始脱屑。一般皮疹严重者，脱屑早而明显。

2. 组织病理 皮肤内血管充血、扩张、水肿,中性粒细胞浸润。黏膜充血,可有点状出血。

3. 辅助检查

(1)血常规:白细胞计数升高,中性粒细胞可达 80%以上。

(2)尿常规:早期可有一过性蛋白尿。

(3)细菌培养:咽拭子及其他病灶分泌物培养可有大量致病菌。

4. 鉴别诊断 猩红热需与金黄色葡萄球菌引起的猩红热样皮疹相鉴别。后者皮疹通常在病后 2~5 天出现,伴有瘀点,中毒症状较重。血及鼻咽部分泌物培养可获得金黄色葡萄球菌。

【治 疗】

1. 西医治疗

(1)一般治疗:急性期应卧床休息,多饮水,给清淡易消化的饮食如流质或半流质饮食,禁食辛辣刺激性食物及海产品;隔离至接受治疗后 2 周,或临床症状消退,咽拭培养连续 3 次阴性;注意口、鼻、咽及皮肤清洁,膜状脱皮禁用手撕,以免皮破感染。

(2)全身治疗:早期治疗应用抗生素可缩短病程、减轻病情、减少并发症。首选药物青霉素:轻症患儿,每日 2 万~4 万 U/kg,分次肌内注射,疗程 10 日;病情较重或有化脓性并发症患儿,可增加剂量,10 万~20 万 U/kg,可静脉用药。用药 24 小时后 80%患儿可退热。青霉素过敏者可选用红霉素。

(3)对症治疗:高热时可给物理或药物降温,中毒症状明显者,应加强支持治疗,可用小剂量糖皮质激素治疗。

2. 中医辨证治疗

(1)邪侵肺卫证

主症:骤然起病,发热恶寒,头身酸痛,咽红肿痛,影响吞咽,皮肤潮红,痧疹隐隐,舌红,苔薄黄,脉浮有力。

治则:清热宣卫,透疹利咽。

方药:升麻葛根汤加减。升麻 10g,葛根 10g,白芍 6g,炙甘草 3g。

用法:每日 1 剂,水煎分 2 次服,7 剂为 1 个疗程。

(2)毒炽气营证

主症:壮热烦渴,咽喉肿痛糜烂,皮疹由颈、胸蔓延至全身,皮疹密布,色鲜红,甚则紫暗如瘀点,压之褪色,出疹后 1～2 日舌红起刺,苔黄糙,3～4 日舌苔剥脱,舌光红起刺,状如草莓,脉数有力。

治则:泻火解毒,清气凉营。

方药:凉营清气汤。犀角(水牛角代)1.5g,石斛 18g,黑栀子 6g,牡丹皮 6g,生地黄 18g,薄荷 3g(后下),川黄连 3g,赤芍 6g,玄参 9g,生石膏 30g,生甘草 3g,连翘 9g,鲜淡竹叶 30 张,白茅根、芦根各 30g,金汁(冲服)30 毫升。

(3)阴虚内热证

主症:皮疹出齐后 1～2 日身热渐退,咽痛缓解,或伴低热,口渴欲饮,或伴干咳,胃纳差,舌红少津,剥苔,脉细数,2 周后可见皮肤脱屑。

治则:清热养阴生津。

方药:沙参麦冬汤加减。北沙参 9g,玉竹 9g,麦冬 9g,天花粉 9g,扁豆 9g,桑叶 6g,生甘草 3g。

用法:每日 1 剂,水煎分 2 次服,7 剂为 1 个疗程。

第四章 杆菌性皮肤病

第一节 麻 风

麻风由麻风分枝杆菌引起。麻风杆菌细胞壁中的脂阿拉伯甘露聚糖在发病和分歧杆菌细胞内成活方面有重要作用,而其荚膜可能具有防御功能。在我国,此病现多发于经济、交通较落后的西南地区。未经治疗的麻风患者为传染源,多菌型患者的皮肤、黏膜含有大量麻风杆菌,其鼻黏膜是主要的排出途径。带菌者咳嗽或喷嚏时的飞沫或悬滴经过健康人的呼吸道黏膜进入人体,此为麻风的主要传播途径。机体的免疫能力决定了麻风是否发生、发病类型、过程及预后。麻风杆菌的抵抗力较低,煮沸、高压蒸气、日光照射、紫外线照射、苯酚、漂白粉均可使其失活。

【诊断要点】

1. 临床表现

(1)潜伏期:通常为 2~5 年,短者仅为 3 个月,长者可达20 年。

(2)麻风类型:分为结核样型(TT)、界线类偏结核样型(BT)、中间界线类(BB)、界线类偏瘤型(BL)和瘤型(LL)。TT 和 LL 为两极型,TT 为机体对麻风杆菌抵抗力很强,LL 则相反。此外,还有未定类(I)麻风。前五型可因治疗是否及时及机体抵抗力变化而相互转换。

①结核样型(TT)。好发于面部、四肢及臀部,皮损局限,但皮损较大,常为 1~2 块浅红色斑块或丘疹,表面干燥,毫毛脱落,麻

木,闭汗。面部皮损有轻微的感觉障碍。皮损内或周围可触及粗大的皮神经,可有1～2条周围神经粗大,常为尺神经、腓总神经等。神经功能障碍出现得早且明显,如逐渐严重的肌肉萎缩、运动功能障碍及畸形,形成爪形手、垂腕、垂足、面瘫等。不累及眼、黏膜、淋巴结、睾丸及内脏。少数病例可无皮损而仅有神经损害,称为纯神经炎麻风,多为TT患者。此型患者抵抗力强,经治疗后短期内即可治愈。

②界线类偏结核样型(BT)。皮损及神经损害较TT重。皮损大小不等,为浅红色斑块,部分边缘清晰,皮损较大时周围常有"卫星状"损害,亦可呈环状,内外缘清晰,中央有"免疫区"。除面部外,一般皮损浅,而感觉障碍明显。周围神经干损害多发但不对称,畸形出现早且较重。可轻度累及黏膜、淋巴、睾丸、内脏。

③中间界线类(BB)。皮损数目及大小介于TT与LL之间,多形性、多色性,分布广泛且不对称。面部皮损有时呈蝙蝠状,称为"双形面孔"或"蝙蝠状面孔";有时呈靶形,称为"靶形斑"。眉毛稀疏脱落,治疗后可再生。个别病例可同时具有两极型的特点。神经损害多发但不对称。可累及黏膜、淋巴结、睾丸及内脏。

④界线类偏瘤型(BL)。皮损多,不完全对称,可为斑块、斑疹、浸润、结节,色淡红、深红或褐色,边缘模糊。眉毛脱落,晚期可出现头发脱落。浅感觉障碍出现晚而较轻。周围神经损害多发,畸形出现迟且不完全对称。眼、鼻黏膜、淋巴结、睾丸及内脏病变出现较早,形成鞍鼻。

⑤瘤型(LL)。皮损为浅红色瘤样斑疹或瘤样浸润,表面有光泽,皮损小,分布广泛且对称,边缘模糊,无"免疫区"。感觉障碍及闭汗症状较轻。有"狮面"表现,鼻唇肥厚,耳垂肥大等。眉毛、睫毛对称性脱落,腋毛、阴毛稀疏,晚期时头发自发际线脱落。中晚期出现广泛而对称的神经损害,神经粗大均匀,质软,严重致畸。早期即出现黏膜、淋巴结、睾丸及内脏损害,导致结膜炎、虹膜睫状

体炎,严重者失明;鞍鼻、鼻中隔穿孔;淋巴结肿大明显;睾丸萎缩、男性女性化乳房等。

⑥未定类(I)。麻风发病隐匿,此型为麻风的早期表现,可自愈,亦可发展为其他类型麻风。皮损为单发或少量直径1厘米至数厘米的浅色斑,边界可清晰或模糊。一般无毛发脱落,无或极轻度神经损害,黏膜、淋巴结、睾丸、内脏不受累及。

(3)麻风反应:麻风反应是在麻风病慢性过程中,不论治疗与否,突然呈现症状活跃,发生急性或亚急性病变,使原有的皮肤和神经损害炎症加剧,或出现新的皮肤或神经损害,并伴有恶寒、发热、乏力、全身不适、食欲减退等。其原因尚未完全清楚。但某些诱因,如药物、气候、精神因素、预防注射或接种、外伤、营养不良、过度疲劳等许多诱发因素都可引起。

2. 组织病理

(1)结核样型:表皮破坏广泛,真皮内典型的上皮样细胞肉芽肿变化,朗格汉斯细胞较多,病灶周围淋巴细胞浸润,有结缔组织包围。神经小分支破坏严重。

(2)界线类偏结核样型:表皮下有狭窄的无浸润带,基底层完整,真皮内上皮样细胞肉芽肿变化,朗格汉斯细胞及淋巴细胞较少。神经小分支内有上皮样细胞浸润。

(3)中间界线类:兼有TT和LL的特点。表皮下无浸润带明显,基底层完整,真皮内上皮样细胞肉芽肿变化,病灶周围无朗格汉斯细胞及淋巴细胞浸润。神经小分支有不同程度的破坏,神经束肿大,束膜可呈"洋葱"样变。

(4)界线类偏瘤型:表皮萎缩,有明显的无浸润带,真皮内巨噬细胞肉芽肿,一些有上皮样细胞分化的趋势,有典型的泡沫细胞,肉芽肿内淋巴细胞浸润。神经小分支有较轻度的破坏,且较迟。神经束轻度肿大。

(5)瘤型:表皮萎缩,下无浸润带,真皮内巨噬细胞肉芽肿或泡沫细胞肉芽肿,淋巴细胞较少。神经小分支破坏较轻、较迟。神经束膜一般正常。抗酸染色查菌。

(6)未定类:非特异性炎症表现,无肉芽肿。抗酸染色查菌通常为阴性。若神经小分支内有施旺细胞增生或抗酸染色阳性,有诊断价值。

3. 辅助检查

(1)结核样型:皮肤涂片抗酸杆菌(一),麻风菌素试验晚期(+),细胞免疫试验接近正常或正常。

(2)界线类偏结核样型:皮肤涂片抗酸杆菌(2~3个加号),麻风菌素试验晚期(±),细胞免疫试验接近正常。

(3)界线类偏瘤型:皮肤涂片抗酸杆菌(3~4个加号),麻风菌素试验晚期(一),细胞免疫实验介于两极型之间。

(4)中间界线类:皮肤涂片抗酸杆菌(5~6个加号),麻风菌素试验晚期(一),细胞免疫实验显示有缺陷。

(5)瘤型:皮肤涂片抗酸杆菌(6~7个加号),麻风菌素试验晚期(一),细胞免疫实验显示有缺陷明显。

(6)未定类:皮肤涂片抗酸杆菌通常(一),麻风菌素试验晚期(+),细胞免疫试验接近正常或正常。

4. 鉴别诊断

(1)鱼鳞病:患儿于出生后或数月后可发病,皮损呈鳞屑状损害,多伴毛囊角化,多发于胸背部及四肢。

(2)白癜风:皮损为色素脱失斑,呈乳白色或浅粉色,边界清晰,表面光滑,皮损内毛发可变白。好发于暴露或摩擦损伤部位,对称分布。

(3)花斑癣:真菌感染性疾病,皮损色浅或加深,散在或融合,覆有糠皮状脱屑。好发于胸背部、上臂、腋下等多汗部位。

【治 疗】

1. 西医治疗 要早期、及时、足量、足程、规则治疗,可减少畸形残疾及出现复发。为了减少耐药性的产生,现在主张数种有效的抗麻风化学药物联合治疗。完成治疗的患者应定期检测,每年做 1 次临床及细菌学检查,至少随访 5 年。

(1)多菌型方案:疗程 24 个月。

①10～14 岁,利福平 450mg,每月 1 次,监服。氨苯砜 50mg,每日 1 次,自服。氯苯酚嗪 200mg,每月 1 次,监服;或氯苯酚嗪 50mg,隔日 1 次,自服。

②5～9 岁,利福平 300mg,每月 1 次,监服。氨苯砜 25mg,每日 1 次,自服。氯苯酚嗪 100mg,每月 1 次,监服;或氯苯酚嗪 50mg,隔日 1 次,自服。

③5 岁以下,利福平 150mg,每月 1 次,监服。氨苯砜 25mg,每日 1 次,自服。氯苯酚嗪 50mg,每月 1 次,监服;或氯苯酚嗪 50mg,隔日 1 次,自服。

(2)少菌型方案:疗程 6 个月。

①10～14 岁,利福平 450mg,每月 1 次,监服。氨苯砜 50mg,每日 1 次,自服。

②5～9 岁,利福平 300mg,每月 1 次,监服。氨苯砜 25mg,每日 1 次,自服。

③5 岁以下,利福平 150mg,每月 1 次,监服。氨苯砜 25mg,每日 1 次,自服。

(3)麻风反应的治疗:出现麻风反应,应迅速处理,缓解患者疼痛,防止畸形和失明。首选糖皮质激素,可用泼尼松每日 1～2mg/kg,分 2 次口服,随着病情缓解逐渐减量。雷公藤多苷片,12 岁以上患者每日 0.5～1mg/kg,分 3 次给药;3～12 岁儿童剂量从 1.2mg/kg 开始,根据病情发展酌减,可在糖皮质激素减量时同时服用,从而使糖皮质用量逐渐减少。沙利度胺每日 50～200mg,口服,症状控制后减量,维持治疗。氯法齐明每日口服 4～6mg/kg,可与沙利度胺联合应用。

2. 中医辨证治疗

(1)实证型(相当于结核样型麻风)

主症:面色灰暗,臀部、腰部或下肢有不规则非对称性斑状损害,淡红色,境界清楚,感觉减退或消失,汗闭,颈旁神经及尺神经均粗大变硬,舌质瘦,口干,舌边有瘀斑,脉象浮、数、洪大有力。

治则:解毒杀虫,活血化瘀。

方药:苦参 12g,苍耳子 6g,百部 9g,蛇床子 9g,夏枯草 15g,鸡血藤 15g,丹参 12g,红花 6g,三棱 9g,莪术 9g,伸筋草 15g,生黄芪 15g。

用法:每日 1 剂,水煎分 2 次服,7 剂为 1 个疗程。

(2)虚证型(相当于瘤型麻风)

主症:皮肤颜色灰暗无光,表面粗糙,干燥,颜面有大小不一的结节、斑块,晚期可形成"狮面"外观,手如"鹰爪",皮肤割切不知痛痒,颈旁神经及尺神经等粗大,全身无力,口干,唇燥,舌质胖、润、嫩,苔灰黄腻,脉沉迟或细弱无力。

治则:扶正祛邪,解毒祛风,活血通络。

方药:黄芪 15g,党参 15g,黑玄参 10g,石斛 10g,苦参 15g,苍耳子 6g,大风子 9g,白花蛇舌草 12g,赤芍 9g,红花 6g,鸡血藤 12g,丹参 15g,伸筋草 15g。

用法:每日 1 剂,水煎分 2 次服,7 剂为 1 个疗程。

(3)虚实夹杂型(相当于未定类及界线类麻风)

主症:皮损形态多样,可为红斑式高起损害,数目不定,多不对称,有感觉障碍,周围神经粗硬不定,脉象浮、洪无力或细沉有力,舌质呈部分干,或部分润嫩。

治则:扶正祛邪,祛风,解毒杀虫,活血通络。

方药:黄芪 15g,党参 10g,沙参 9g,当归 9g,黄精 9g,苦参 9g,苍耳子 6g,大风子 9g,白花蛇舌草 9g,乌梢蛇 3g,鸡血藤 12g,丹参 15g。

用法:每日1剂,水煎分2次服,7剂为1个疗程。

【预 防】

(1)卡介苗接种。

(2)增加易感儿的抵抗力,加强营养,建立合理生活习惯,多加锻炼。

(3)保持环境空气流通和阳光充足。

(4)加强宣教,早发现,早防治。

第二节　皮肤结核病

皮肤结核病是由结核分枝杆菌感染所致的慢性皮肤病。本病可为人型结核分枝杆菌或牛型结核分枝杆菌所致。感染途径包括外源性和内源性两种,前者主要经皮肤黏膜轻微损伤直接感染,后者则由体内器官或组织已存在的结核病灶经血行、淋巴系统或直接扩散到皮肤。由于结核杆菌的毒性、入侵的途径及机体免疫力不同,临床上有不同的类型(彩图4-1)。

【诊断要点】

1. 临床表现

(1)寻常狼疮:为皮肤结核病较常见的一种。多见于儿童及青年。好发于面部,尤以鼻和颊部为常见,其次为臀部和四肢,亦可累及黏膜。基本损害为针头至黄豆大结节,质软,探针易刺入,称为"探针贯通现象";玻片压诊,呈"苹果酱"色或褐色,可向外周扩展,或相互融合成片,边界清,可自行吸收或溃烂,愈合后有瘢痕形成。局部无痒感,在面部可导致眼、鼻、唇部残毁性破坏。部分患者伴内脏结核,病程长,可数年至数十年不愈。长期狼疮病变处可并发皮肤癌,结核菌素试验为强阳性反应。

(2)疣状皮肤结核:多见于男性。好发于手指及手背,其次是足和臀部。初发多为单一的疣状小结节,逐渐增殖、扩展,呈环状或线

62

形。中心增生时呈疣状或乳头瘤样,边界明显,外周有红晕,形成"三廓现象"。表面可有裂隙,压之有脓液排出,其中可找到结核杆菌,中心消退时形成萎缩性瘢痕。结核菌素试验为弱阳性反应。

(3)瘰疬性皮肤结核:多见于儿童,好发于颈侧,其次为腋下,腹股沟及上胸部等处。初起为皮下结节,质硬,活动性好,结节逐渐增大,并与皮肤粘连,呈红色,继而变紫,变软溃破或形成瘘管。溃疡边缘呈潜行性,愈后产生不规则的瘢痕。邻近发生的结节经过同样的病程,相互连接呈带状分布。结核菌素试验常为阳性反应。

(4)溃疡性皮肤结核:好发于口腔、外生殖器及肛门等身体自然开口部位,故又称为腔口结核性溃疡。初起为红色水肿性小结节,很快破溃,形成溃疡,呈圆形或不规则形。边缘呈潜行性,基底为高低不平的苍白肉芽组织,分泌物为脓性,可查到结核杆菌。溃疡呈慢性经过,有自发痛和触痛。偶有发热。结核菌素试验为弱阳性或阴性反应。

(5)丘疹坏死性结核疹:多见于青年,皮损疏散分布在四肢伸侧,有群集倾向,尤以关节部位为多,皮损为位于真皮深处的坚实结节,呈青红色或紫色。中央可发生脓疱,坏死后表面覆有黏着性厚痂。去除厚痂后的皮损中央呈凹陷性小溃疡,可逐渐自愈,遗留有萎缩性瘢痕及色素沉着。病程较长,尤以春秋季为甚,结核菌素试验为强阳性反应。

2. 组织病理　各型皮肤结核病的共同特征是聚集成群的上皮样细胞和数量不等的多核巨细胞,形成典型的结核结节,中心可有干酪性坏死,亦可无坏死。在寻常狼疮时表皮常萎缩变薄,疣状皮肤结核则表皮呈乳头瘤样或假上皮瘤样增生,而丘疹坏死性结核疹时表皮常有坏死及溃疡。

3. 鉴别诊断

(1)寻常狼疮与盘状红斑狼疮、结节病、结节性梅毒疹及结核样型麻风相鉴别。

（2）疣状皮肤结核与寻常疣、疣状扁平苔藓、疣状痣及着色真菌病相鉴别。

（3）瘰疬性皮肤结核与放线菌病、化脓性汗腺炎及孢子丝菌病相鉴别。

（4）溃疡性皮肤结核与三期梅毒溃疡、急性女阴溃疡及基底细胞癌等相鉴别。

（5）丘疹坏死性结核疹与毛囊炎及痘疮样痤疮相鉴别。

【治　疗】

1. 局部治疗

（1）寻常狼疮和疣状皮肤结核可外搽5％～20％焦性没食子酸乳膏；有溃疡、窦道者，可先用聚维酮碘溶液（碘伏）或高锰酸钾溶液湿敷后，外涂5％异烟肼软膏、利福平软膏、15％对氨基水杨酸钠乳膏。

（2）皮损局限者，可考虑手术切除。

2. 全身治疗　抗结核药物治疗，作为首选的杀菌药有异烟肼、利福平及其衍生物，作为次选的制菌药有乙胺丁醇、对氨基水杨酸钠及卷曲霉素等，均为口服。目前一般提倡在最初治疗时，最好选用疗效好、患者易耐受的3种药物联合治疗1～3个月，继之再减药，维持直至痊愈，总疗程共6个月。通常结核病的标准化疗方案是异烟肼＋利福平6个月，最初2个月合并应用吡嗪酰胺；当有细菌耐药可能时，应加用乙胺丁醇或链霉素，直至获得良好疗效。常用药物剂量如下：异烟肼每日10～20mg/kg（最大量300mg），同时服用维生素$B_6$15～50mg；利福平10～15mg/kg（最大量450mg）；吡嗪酰胺20～30mg/kg（最大量750mg），分3～4次服用；乙胺丁醇15～20mg/kg（最大量300mg），分1～2次服用，适用于年长儿童；链霉素15～25mg/kg（最大量300mg），肌内注射，每周用药5～7日；对氨基水杨酸200～300mg/kg（最大量300mg），分3～4次服用。

第五章 真菌感染性皮肤病

第一节 头 癣

除外絮状表皮癣菌和叠瓦癣菌,其他致病性癣菌均可引起头癣。在我国,主要是许兰毛癣菌、铁锈色小孢子菌、犬小孢子菌、紫色毛癣菌及断发毛癣菌。病原菌好侵犯生长期头发。带菌者及动物是传染源,通过直接或间接接触传播。男童多发于女童。不同的病原菌预后不同。

【诊断要点】

1. 临床表现

(1)黄癣:俗称"肥疮、秃疮、癞痢头"。由许兰毛癣菌引起。首先是毛根皮肤发红,而后出现一小脓疱,干后结为黄痂。黄痂增大、融合、增厚,中央有头发穿过。去除黄痂,显露鲜红色糜烂面或浅溃疡。黄痂中有许多真菌,如治疗不及时,可破坏毛囊,形成萎缩性瘢痕,造成永久性秃发。黄痂增厚处常有继发性细菌感染,局部散发特殊臭味,自觉剧痒。许兰毛癣菌还可侵犯甲、皮肤、呼吸道、消化道及中枢神经。

(2)白癣:俗称"白秃疮、蛀毛癣"。由铁锈色小孢子菌及犬小孢子菌引起。皮损初起为局限的白色鳞屑状斑片,病损处头发变为暗灰色,病发根部有白套样菌鞘,距头皮 0.5cm 处容易折断。随后可出现卫星状损害,再融合成片,但边界清晰。此型好发于头顶中央。该病原菌可侵袭光滑皮肤,形成湿疹样、疱疹样、糠疹样损害。白癣与青春期后可自愈。

（3）黑癣：主要由紫色毛癣菌和断发毛癣菌引起。初起时类似白癣，皮损为点状鳞屑斑片，但无菌鞘，毛发沿头皮折断形成小黑点。但有时病变可有白色套状鳞屑，且断发位置较高，此时须仔细鉴别。黑癣病程长，进展缓慢。

（4）脓癣：白癣与黑癣可并发脓癣，可能与机体对病原菌的反应相关。病损处毛囊化脓引起红肿痈状隆起，病发易拔出，愈后留下瘢痕而造成永久性秃发。

2. 辅助检查

（1）直接检查：痂皮、鳞屑及病发内有相应的病原菌菌丝及孢子。

（2）细菌培养：有相应的病原菌生长。

（3）午氏灯检查：黄癣的病发呈暗绿色荧光，白癣呈亮绿色荧光，黑癣无荧光。

3. 鉴别诊断

（1）脓疱疮：主要由金黄色葡萄球菌或溶血性链球菌引起，好发于面部及四肢等暴露部位，必要时可借助细菌培养加以鉴别。

（2）银屑病：皮屑多且厚，有红斑，头发可成束状。除头皮外，其他部位也有皮疹。

【治 疗】

1. 西医治疗

（1）系统服药治疗

①灰黄霉素。灰黄霉素目前仍为首选，对小孢子菌最为敏感，儿童每日 10～20mg/kg，分 3 次饭后服用，疗程 3～4 周。服药期间，多食油脂性食物，以促进药物吸收。同时，要注意肝功能检查。

②伊曲康唑。儿童 3～5mg/kg，用餐时服用，每日 1 次，至少 2 周。

③特比萘芬。体重＜20kg 者，每日 62.5mg；体重 20～40kg 每日 125mg；体重＞40kg 每日 250mg。均为口服，疗程 4～6 周。服药期间亦应注意肝功能检查，用于 2 岁以上儿童。

④其他。脓癣急性期亦可短期加用小剂量糖皮质激素,如泼尼松,儿童 1~2mg/kg,连续服用 5~7 日。

(2)局部搽药治疗:常用外用药有 5%~10%硫黄软膏、2%碘酊、1%酮康唑霜等,每日 2 次,连续应用 2 个月,不可间断。

(3)洗发、剪发:每日用热水、硫黄皂洗头 1 次,连续 2 个月;7~10 日理发 1 次,以去除被感染的毛发,共 8 次。

(4)消毒:对患者接触过的物品,如帽子、枕巾、理发工具,要消毒处理,病发应焚毁。

2. 中医治疗

(1)辨证施治:风湿毒聚证。

主症:皮损蔓延浸淫,累及大部分头皮毛发;苔薄白,脉濡。

治则:疏风除湿,杀虫止痒。

方药:四物消风散加减:生地黄 15g,当归 9g,荆芥 9g,防风9g,赤芍 9g,川芎 15g,白鲜皮 15g,蝉蜕 3g,薄荷(后下)3g,独活12g,柴胡 9g,大枣 5 枚。

用法:每日 1 剂,水煎分 2 次服,7 剂为 1 个疗程。

(2)外治

组方:槐花花蕾、食用油。

制法用法:将槐花花蕾适量炒研末,用食用油调成膏状后备用。用时,直接将药膏涂于患处(患处不需剃发或剪痂),每日 1次,连续用药至痊愈止。

【预 防】

(1)对已污染的衣、帽、被、枕及理发工具要严格消毒,对带菌的毛发、鳞屑、痂皮等要及时焚毁。积极锻炼身体,提高机体免疫力。及时治疗带菌的宠物。

(2)多食富含蛋白质、维生素的食物,适当增加脂肪的摄入量,防止抗真菌药对黏膜的损伤,促进其吸收。

(3)加强宣传教育,早发现,早治疗。

第二节　体癣和股癣

致病性真菌寄生于除手足、阴股部、毛发、甲板之外的光滑皮肤上所引起的浅表性皮肤真菌感染,统称为体癣;病变发生于腹股沟内侧则称为股癣。在我国,股癣的主要致病菌为红色毛癣菌、须癣毛癣菌及絮状表皮癣菌;而引起体癣的病原菌除上述三种外,还有许兰毛癣菌、紫色毛癣菌、铁锈色小孢子菌、犬小孢子菌、石膏样小孢子菌等。体癣主要因直接或间接接触患者或本身有其他部位的癣引起,好发于抵抗力低下人群;股癣于夏季多见,好发于男童多汗者。

【诊断要点】

1. 临床表现

(1)体癣:由于个体的体质、免疫力及卫生习惯不同,皮损可呈多形态。原发损害主要为丘疹、水疱、丘疱疹,开始散发,逐渐扩大后可相互重叠、融合。由于机体免疫的作用,皮损中央可自愈脱屑,形成环状。小儿体现形态特殊,由几个环形皮损互相重叠,形成花环状。常伴瘙痒感。

(2)股癣:发于股内侧,一侧或双侧发病,可累及会阴部、肛周部、臀部皮肤,大多呈环形或半环形水肿性斑片,色鲜红。该处潮湿,因摩擦、搔抓,常继发湿疹样改变,日久可有苔藓样变。

2. 组织病理　角质层角化不全或过度,可见到真菌,棘层增厚,真皮乳头水肿,血管周围细胞浸润致表皮嵴变平,有时可见角层下或表皮内水疱形成。

3. 辅助检查　直接镜检真菌呈阳性。

4. 鉴别诊断

(1)体癣与钱币状湿疹鉴别:后者好发于四肢,分布对称,皮损呈圆形或类圆形,中央无消退现象,瘙痒剧烈。直接镜检真菌阴性。

（2）股癣与增殖型天疱疮鉴别：后者好发于皮脂溢出部位，开始时为小水疱，易溃破，形成糜烂面，乳头状增生，表面有脓液或浆液渗出，周围绕以红晕，气味腥臭。必要时做组织病理学检查可鉴别。

【治　疗】

1. 西医治疗

（1）局部治疗：皮损局限者以外用疗法为主，抗真菌药可选用1％～3％克霉唑、1％～2％酮康唑霜、1％联苯苄唑霜、特比萘芬霜，亦可用5％～10％硫黄乳剂，每日1～2次，坚持治疗2～4周。皮肤薄嫩处应选择刺激小、温和的抗真菌药，并保持局部皮肤干燥。

（2）全身治疗：对于皮疹广泛、病情反复顽固且外用药物效果差者，可口服伊曲康唑、氟康唑等，剂量同头癣。

2. 中医外治　百冰消癣酊。

组方：白鲜皮、百部、白芷各30g，大黄、地肤子、苦参各15g，斑蝥1只，冰片20g，樟脑2g，密陀僧15g，土大黄根15g，75％酒精1 000ml。

功效主治：杀菌止痒，防腐解毒。主治各型股癣。

制法用法：上药除冰片、樟脑以外，均研为细末，置一容器内，加入75％酒精充分摇匀后，封盖密闭，1周后再将冰片、樟脑加入容器中密封，摇动均匀，置泡3日左右，待其药液变成黄褐色时，方可使用。使用时先用淡盐水将局部清洗干净，擦干，用医用棉签蘸药液涂搽患病部位，待药液自然吸收干燥方可，每日2～3次，2周为1个疗程。对急性期患者一般用药1个疗程，对慢性患者一般需用药2～3个疗程。

处方来源：宫志华．百冰消癣酊治疗股癣310例．中医外治杂志，2008，17（6）：20-21.

【预　防】

（1）若患儿原有手癣、足癣、甲癣或头癣，应及时积极治疗。

(2)如宠物患有癣病,应避免接触,及时治疗宠物的癣病。

(3)避免接触已污染的物品,公用物品严格消毒。

(4)积极治疗糖尿病等原发疾病。

第三节 手癣和足癣

手癣和足癣由皮肤癣菌侵犯手足皮肤引起,主要致病菌为红色毛癣菌、须癣毛癣菌、絮状表皮癣菌、玫瑰色毛癣菌等。足癣的发病率高于手癣,且为手癣的重要传染源。儿童多由成年人传染而来。

【诊断要点】

1. 临床表现

(1)足癣

①角化过度型。皮肤角化过度、肥厚、粗糙、无汗,气温寒冷时常发生皮肤皲裂。无水疱或脓疱。

②丘疹鳞屑型。又称干性足癣,为慢性感染,是足癣中最常见的类型。皮损呈弧形或环形,边缘有脱屑,当病原菌增殖活跃时,皮损增厚,出现红斑及丘疹,且伴有瘙痒。

③水疱浸渍型。又称湿性足癣,常为急性或亚急性感染。皮损初起时为针尖至绿豆大小的水疱,有时为大疱,散布或聚集,位置较深,疱壁紧张,浆液清澄,继发细菌感染时呈黄色脓性,不易破损,周围无红晕,伴有瘙痒,数日后干燥蜕皮。

④趾间糜烂型。因病原菌寄居在温暖潮湿的足趾间造成,尤其是第三足趾与第四足趾间。病损处皮肤角质增厚,表皮因潮湿浸渍而发白,表皮下可见红色糜烂的基底,常奇痒难忍,且经常继发细菌感染而发出恶臭。病损常夏重冬轻。

(2)手癣

①丘疹鳞屑型。皮损初起为针尖大小水疱,表面光亮,疱壁

厚,内含澄清浆液,散布或聚集,伴有瘙痒。疱液干涸后脱屑。

②角化过度型。皮肤干燥脱屑,肥厚粗糙,皮纹加深,冬季常有皮肤皲裂。无水疱或脓疱。

2. 组织病理　急性期时,表皮内细胞间水肿、炎细胞浸润,角化可不全,水疱位于角质层下。慢性期时,表皮角化过度,棘层肥厚,有慢性炎性细胞浸润。

3. 辅助检查　直接镜检真菌阳性。

4. 鉴别诊断

(1)脓疱病:足癣应与掌跖脓疱病相鉴别。后者病损双侧对称,脓疱成批出现,针尖至粟粒大小,很快结痂脱屑,如此反复不愈。直接镜检真菌阴性。

(2)湿疹:手癣应与手部湿疹相鉴别。湿疹多发于手背,皮损具有对称性、多形性,可有接触过敏史。直接镜检真菌阴性。

【治　疗】

1. 西医治疗

(1)一般治疗:手足部清洗后外用软膏或霜剂,保持手足部清洁干燥。晚上洗脚或洗澡后,要揩干趾缝间的水分,扑上足粉,目的在于尽量保持各趾间的干燥,以防止再感染。

(2)局部治疗:根据皮损类型及有无并发症选用药物。

①水疱型。外用复方苯甲酸搽剂、复方间苯二酚搽剂,2%克霉唑等,均可酌情外搽,每日 2～3 次;有时可用 10%冰醋酸液浸泡疗法,每次 10 分钟,每日 2 次。

②浸渍糜烂型。一般选用比较温和或浓度较低的抗真菌外用制剂,外用咪康唑或枯矾粉,有渗液时宜先用 3%硼酸溶液湿敷,皮损干燥后再外涂刺激性小的霜剂、水剂(如 2%克霉唑、联苯苄唑霜等)抗真菌霜剂或软膏。

③角化过度型。一般宜选用 5%水杨酸软膏、复方苯甲酸软膏、特比萘芬霜、咪唑类霜剂。有皲裂者,可加用尿素软膏;角化严

重时,可厚涂,并用塑料薄膜封包,促进药物的吸收。不论用何种药物都应耐心坚持治疗1～2个月。

④其他。如伴发细菌性继发感染或病久继发湿疹样变者,均应采取相应措施。

2. 中医治疗

(1)辨证施治

①风湿毒聚证

主症:皮损泛发,浸渍痒甚;苔薄白,脉濡。

治则:清热解毒,除湿止痒。

方药:苦参汤加减:苦参、蛇床子、白芷、金银花、野菊花、黄柏、地肤子、石菖蒲。

用法:每日1剂,水煎分2次服,7剂为1个疗程。

②湿热下注证

主症:足趾糜烂,或伴抓破染毒,化脓,足背高肿,或见红丝上窜,腘下淋巴结肿痛,舌红,苔黄腻,脉滑数。

治则:清热利湿,杀虫解毒。

方药:龙胆泻肝汤。龙胆草3g,黄芩9g,栀子9g,泽泻12g,车前子9g,当归9g,生地黄15g,柴胡9g,生甘草6g。

用法:每日1剂,水煎分2次服,7剂为1个疗程。

(2)外治:手足癣外洗方。

组方:百部、苦参、黄柏、蛇床子、半枝莲、大风子、土槿皮、土茯苓、白鲜皮、白矾各15g。

功效主治:清热燥湿解毒,杀虫止痒。主治手癣、足癣。

方解:方中黄柏、苦参、半枝莲、土槿皮、白鲜皮、土茯苓祛风除湿、清热解毒;白矾、百部、蛇床子、大风子杀虫止痒。

制法用法:上药加水3 000ml,煎取药液1 000ml,待水温适中时浸泡患处,浸泡后将药液留置,药渣于10小时内加水1 500ml,再煎取药液500ml,与浸泡过的药液混合后再浸泡患处。每次泡

20～30分钟,每日1剂,每日2次。连用5日为1个疗程,较重者可连用10日。

处方来源:赵百宝.中药浸泡治疗手足癣44例.中国民间疗法,2008,16(3):18.

【预　防】

(1)若患儿原有其他部位癣病,应及时积极治疗。

(2)避免接触已污染的物品,公用物品要严格消毒。

(3)积极治疗糖尿病等原发疾病。

第四节　甲真菌病

皮肤癣菌、酵母菌或非皮肤癣菌侵犯甲板或甲下引起的浅部真菌感染性疾病统称为甲真菌病。通常所说的甲癣指的是皮肤癣菌所引起的甲板及甲下浅部真菌感染性疾病,常见病原菌有红色毛癣菌、须癣毛癣菌、絮状表皮癣菌等。患儿常有甲板外伤史,或由其他部位癣病直接接触传染(彩图5-1)。

【诊断要点】

1. 临床表现　甲板混浊、变性、变色、增厚,表面凹凸不平,脆度增加,甲分离、萎缩、脱落等。通常将本病分为浅白甲下真菌病、近端甲下真菌病、远端甲下真菌病、全甲营养不良真菌病。

(1)浅白甲下真菌病:又称真菌性白甲。须癣毛癣菌多见。甲板表面白色云雾状损害,稍有凹凸不平。

(2)近端甲下真菌病:红色毛癣菌和酵母菌多见,自近端甲沟侵入。甲下角质堆积一般不明显,近端甲板混浊肥厚,表面凹凸不平,常伴有甲沟炎。

(3)远端甲下真菌病:是临床最常见的类型。皮肤癣菌及真菌多见,病原菌先感染远端甲板及侧缘皮肤。随病情进展,甲下角质增生,远端甲板上抬,甲板与甲床见形成间隙,此现象称为甲分离。

(4)全甲营养不良甲真菌病:以上 3 类甲真菌病如不及时治疗,可发展为此型。全甲混浊污秽,肥厚,变脆而产生残缺,甚至整个甲板脱落,裸露的甲床角质增厚。

2. 组织病理 PSA 染色容易找到病原菌,其菌丝及孢子一般局限在甲板的最下部。

3. 辅助检查 直接镜检真菌阳性。

4. 鉴别诊断 甲真菌病需与甲营养不良症相鉴别。甲营养不良症中 20 个甲板多同时受累,有家族史,自幼时即发病。而甲真菌病很少 20 个甲板同时受累。

【治 疗】

1. 西医治疗 因外涂药物不易进入甲板,且甲板生长缓慢,从指甲根部至游离缘至少需要 3 个月,趾甲至少半年以上,所以治疗困难。而儿童系统用药的文献少有报道,故一般外用药物治疗。

(1)5%阿莫罗芬指甲油,外涂,每周 1～2 次,一般需要坚持6～12 个月。

(2)10%冰醋酸泡病甲,每日 1 次,疗程为 3～6 个月。在涂药前用温水浸泡,并以小刀或小锉轻轻将病甲刮薄,利于药物渗入甲板。

(3)40%尿素软膏封包,每 2 日换药 1 次,使甲软化后刮去病甲,再使用抗真菌药物。8%环吡酮胺、3%～5%碘酊、复方水杨酸软膏等,均可局部外用。

2. 中医治疗

(1)辨证施治:见本章第三节。

(2)外治:可刮除病甲变脆部分,白凤仙花捣碎后敷于病甲上。

第五节 花 斑 癣

花斑癣又称汗斑、花斑糠疹。由球形/糠秕马拉色菌引起,这是一种条件致病菌,可产生抑制酪氨酸酶作用的二羧酸,引起色素减退或产生各种色素,从而表现为颜色多样的斑疹。其主要寄生于人体皮脂腺丰富的部位,如胸背、头面、颈项部等。男性发病多于女性(彩图 5-2)。

【诊断要点】

1. 临床表现　皮损呈弥漫、对称分布,或多部位分布,形态不一,多为圆形或形状不规则的斑疹,色淡白、粉红、棕黄或深灰色,表面覆有薄的糠秕状鳞屑,强反光。多数患者无症状,或可在多汗或太阳照射后有轻度或中度瘙痒。

2. 辅助检查

(1)直接镜检:真菌检查阳性。

(2)午氏灯检查:皮损或皮屑呈淡黄色或淡褐色荧光。

3. 鉴别诊断

(1)白癜风:皮损为色素脱失斑,呈乳白色或浅粉色,边界清晰,表面光滑,不覆盖鳞屑,皮损内毛发可变白。好发于暴露或摩擦损伤部位,对称分布。

(2)玫瑰糠疹:玫瑰糠疹的典型皮损为椭圆形玫瑰色斑疹,表面覆盖糠状鳞屑,好发于躯干及四肢近端。春秋季多发,一般 1～2 个月可自愈,很少复发。

【治　疗】

1. 西医治疗

(1)一般治疗:皮肤应经常保持清洁干燥。患者使用过的内衣裤、汗衫、被单、枕套等应煮沸消毒;治疗期间需勤洗澡、勤换衣。

(2)局部治疗:3％～6％复方水杨酸液,涂病损处,每日 1 次,疗程 7～10 日;1％特比萘芬霜、酮康唑霜外用,每日 2 次,疗程1～2 周;20％硫代硫酸钠,外涂患处。

(3)全身治疗:病情严重且久治不愈者,可考虑全身用药,如酮康唑、伊曲康唑等抗真菌药。

2. 中医治疗

(1)辨证施治:见本章第三节。

(2)外治:可用1½土槿皮酊外涂;或用茄子片蘸密陀僧散外搽,每日3次。愈后继续用药1~2周,以防复发。

【预　防】

(1)汗多时使用爽身粉。

(2)勤洗澡,勤换衣,衣物要吸汗透气。

(3)饮食清淡。

第六节　癣 菌 疹

毛发、手、足、体、股、甲等部位受到真菌感染后,其病原菌及代谢产物经由血液引起远隔部位皮肤的超敏反应,常发生于各种癣病的急性炎症期,以足癣最多见。多发于夏秋季。亲动物性皮肤癣菌比亲人性皮肤癣菌更易导致本病。

【诊断要点】

1. 临床表现

(1)疱疹样型:此型最多见,常对称出现于指侧、手心、手背、足跖、足背,皮损为水疱性,疱壁厚,疱液清,周围无红晕,可有瘙痒及灼热感。

(2)湿疹样型:四肢,尤以膝关节以下多发,皮损对称分布,呈丘疹或红斑,可有渗出或糜烂。

(3)丹毒样型:出现于下肢,单侧或双侧发生,皮损为数片红斑,可相互融合,轻度水肿。

(4)其他:还有荨麻疹样、结节性红斑样、多形红斑样皮损。

2. 组织病理　表皮角化过度,棘层增厚。真皮内可有轻度单核细胞浸润。小血管与毛细血管充血。偶有细胞间水肿、水疱形成。HE染色、PSA染色或GMS染色可找到菌丝或孢子。

3. 辅助检查 原发灶直接镜检真菌阳性。

4. 鉴别诊断

(1)湿疹:湿疹的皮损具有对称性、多形性,可有接触过敏史。直接镜检真菌阴性。

(2)丹毒:为皮肤深部的细菌感染,多为单侧发病,肿痛明显,消退后局部可留下色素沉着及脱屑。

【治　疗】

1. 西医治疗

(1)治疗原发病:多采用口服抗真菌药治疗,如灰黄霉素、特比萘芬等,用量不宜过大,疗程不必太长。

(2)局部治疗:当有明显渗出时,宜先用3‰硼酸溶液湿敷,皮损干燥后再外涂氧化锌油或激素类软膏;若皮疹无渗出,局部用温和无刺激的炉甘石洗剂、地塞米松霜等止痒消炎。一般癣病得到有效治疗后,癣菌疹会随之减轻乃至消退。

(3)全身治疗:口服抗组胺药物,如氯雷他定,2～12岁儿童体重＞30kg,每次10mg,每日1次;体重≤30kg,每次5mg,每日1次,以控制过敏反应;若患者有厌食、发热、浅表淋巴结肿大等全身症状时,可短程小剂量加用糖皮质激素,如泼尼松1～2mg/kg,口服。

2. 中医辨证施治

(1)阴血不足型

主症:后期皮疹消退,留色素沉着,皮肤肥厚,有瘙痒,舌红苔少,脉沉细。

治则:滋阴养血润燥。

方药:当归饮子加减。当归10g,生地黄、熟地黄各10g,牡丹皮10g,天冬、麦冬各10g,川芎10g,苦参10g。

用法:每日1剂,水煎分2次服,7剂为1个疗程。

(2)风湿内蕴型

主症:可见足部大量的红色丘疹或丘疱疹,瘙痒剧烈,舌红,苔黄,脉滑数。

治则:清热除湿、祛风止痒。

方药:消风散加减。荆芥 10g,防风 10g,赤芍 10g,苦参 10g,白鲜皮 10g,生石膏 15g,淡竹叶 10g,泽泻 10g,车前子 10g。

用法:每日 1 剂,水煎分 2 次服,7 剂为 1 个疗程。

【预 防】

(1)如有原发癣病,应及时积极治疗。

(2)如宠物患有癣病,应避免接触,及时治疗宠物的癣病。

第七节　念珠菌病

念珠菌病主要是白色念珠菌引起的深部真菌感染,其他还有近平滑念珠菌、克柔念珠菌、热带念珠菌、星形念珠菌、高里念珠菌等。本病多为继发感染。念珠菌均为条件致病菌,广泛寄生于健康人的口腔、消化道及阴道内,所以从咽拭子及粪便中可以分离出少量念珠菌。当机体局部或全身抵抗力下降时可引起疾病。其传播途径分为外源性和内源性,前者通过直接接触从外界直接进入人体,后者通过消化道直接扩散或经血源扩散(彩图 5-3)。

【诊断要点】

1. 临床表现

(1)黏膜念珠菌病

①口腔念珠菌病。又名鹅口疮,是白色念珠菌感染最常见的表现,多发于新生儿,主要在经产道分娩时感染或经护理人员的手传染。表现为舌黏膜、颊膜、软腭上覆盖一层乳白色至灰色的膜,可散在或融合成片附着于黏膜之上,除去后可见红色渗出性基底。可累及口角,表现为单侧或双侧口角的发白、浸渍、糜烂;侵及气道、食管时,因组织肿胀而影响患儿呼吸及吞咽,患儿哭声嘶哑。

②阴道炎。表现为阴道黏膜有乳白色奶酪状分泌物,外阴及

阴道充血水肿,间或有针尖大小红色丘疹,阴道黏膜上有灰白色的假膜形成。损害可波及整个阴股部,瘙痒剧烈。

(2)皮肤念珠菌病

①先天性皮肤念珠菌病。罕见,多因母亲患有念珠菌性阴道炎,病原菌上行引起胎儿宫内感染,剖宫产、羊水早破、产程延长是重要的诱发原因。皮损好发于颜面、胸、腹、掌跖部位,为针尖至黄豆大小丘疹、水疱或脓疱,24小时内迅速扩散至全身。皮损破溃后逐渐干燥、脱屑、痊愈。患儿常伴发鹅口疮、甲沟炎等。

②婴儿泛发性皮肤念珠菌病。多见于3个月内婴儿,常继发于鹅口疮、肛周念珠菌感染。皮损主要分布于尿布区,大片不规则红斑,边缘清晰,表面可有白色膜状物,周围散在斑丘疹、水疱等,可累及下腹部、腰部、下肢。严重时可累及腋下、面部等远处皮肤。

③念珠菌性间擦疹。多见于肥胖、多汗的儿童。皮损常累及容易发生摩擦的部位,如腹股沟、肛周、会阴、腋窝等部位,多表现为红斑、丘疹或小的水疱,可融合成片,边缘清楚,周围可有卫星状皮损。水疱破损后可形成糜烂面。肛周的皮损常伴湿疹样改变,皮肤浸渍发白;腹股沟处一般呈融合性红斑,瘙痒脱屑。

④丘疹型皮肤念珠菌病。多见于肥胖儿童及局部或全身使用糖皮质激素的儿童。皮损为绿豆大小的半球形丘疹或丘疱疹,色暗红,有线圈状脱屑。因与痱子表现相似,常易误诊而造成幼儿园中的小范围流行。

2. 组织病理　急性感染时,皮肤角质层中有菌丝及孢子、角质层下脓疱。

3. 辅助检查

(1)直接镜检:皮肤鳞屑、黏膜刮取物、痰、白带、尿液中大量假菌丝存在,但光滑念珠菌没有。

(2)细菌培养:Sabouraud琼脂上有奶油色酵母菌落生长,移至米粉琼脂培养基上,有假菌丝、孢子即为念珠菌属,有顶端厚壁孢子的为白色念珠菌。

4. 鉴别诊断

(1)鹅口疮与白喉鉴别:白喉由白喉杆菌引起,咽、喉、扁桃体,甚至鼻腔有灰白色假膜形成,不易擦去,强擦去则易出血,全身症状较重,常有发热、呼吸困难、咽痛、进行性喉梗阻。

(2)先天性皮肤念珠菌病与早期先天性梅毒鉴别:后者多为早产儿,皮损一般在患儿出生3周后出现,呈紫色或紫铜色斑丘疹。梅毒血清试验通常阳性。

(3)婴儿泛发性皮肤念珠菌病与尿布皮炎鉴别:后者皮损局限于尿布区,红色斑片边界清楚,多有渗出,真菌检查为阴性。

(4)丘疹型皮肤念珠菌病与痱子鉴别:后者夏季多发,通常局部肤温较高而干燥,最后确诊有赖于真菌学检查。

【治　疗】

1. 西医治疗

(1)一般治疗:应尽量除去与本病发生有关的诱因,如长期大量应用广谱抗生素、糖皮质激素的患儿。保持患处干燥、清洁,积极治疗基础疾病。

(2)局部治疗:适用于皮肤黏膜浅部感染。

①咪康唑或酮康唑霜,外搽,每日2次;伴红痱的丘疹形念珠菌病尚可外搽含制霉菌素的硫黄炉甘石洗剂,每日4～6次。间擦疹常需加用扑粉。有黏膜糜烂渗出损害者,可先外涂甲紫溶液。

②制霉菌素甘油搽剂,主要适用于鹅口疮及生殖器念珠菌病,外搽,每日2～3次,疗程1～2周。

③1%～3%克霉唑液含漱,每日2～3次,治疗口腔念珠菌病。

④1%～2%甲紫溶液外搽,每日3～4次,疗程2周,适用于念珠菌性外阴阴道炎、念珠菌性包皮龟头炎。

(3)全身治疗:适用于顽固、大面积且反复发作的严重的皮肤念珠菌感染。

①制霉菌素。本品可抑制白色念珠菌,在肠内极少吸收,主要用于消化道念珠菌病。儿童每日 5 万～10 万 U/kg,分 3～4 次,口服。

②两性霉素 B。静脉滴注,每日 0.5～1mg/kg,与氟胞嘧啶每日 150～200mg/kg 合用有协同作用。但两性霉素 B 毒性较大,须注意观察不良反应。

③氟康唑。浅表念珠感染,每日 1mg/kg,口服;深在型皮肤念珠菌病,每日 5～12mg/kg,治疗需要数月。

④酮康唑。体重在 20～40kg 者,每日 100mg;体重 40kg 以上者,每日 200mg。顿服或分 2 次口服。全身性念珠菌感染至少用药 1～2 个月;慢性黏膜念珠菌疗程 6～12 个月。肝功能异常者慎用。

2. 中医辨证施治

(1)心脾积热

主症:多见于小儿鹅口疮,口腔、舌面遍布白屑,周围黏膜潮红,面唇红赤,发热,口渴咽干,烦躁不安,小便短赤,大便干结,舌红,擦去舌面白屑后可见舌苔黄厚,脉滑数,指纹紫滞。

治则:清心泻脾。

方药:清热泻脾散加减。栀子 9g,煅石膏 15g,黄连 3g,生地黄 9g,黄芩 9g,茯苓 9g,灯心草 3g。

用法:每日 1 剂,水煎分 2 次服,7 剂为 1 个疗程。

(2)湿热下注

主症:多见于阴道念珠菌病,黄白色分泌物,皮损处潮湿、糜烂,可伴有身热不扬,肢体困重,口渴不欲饮,溺赤,舌红,苔黄腻,脉滑数,指纹色紫。

治则:清热利湿。

方药:龙胆泻肝汤加减。龙胆草 3g,黄芩 9g,炒栀子 9g,泽泻 12g,通草 6g,车前子 9g,当归 3g,生地黄 9g,柴胡 6g,生甘草 6g。

用法:每日 1 剂,水煎分 2 次服,7 剂为 1 个疗程。

(3)阴虚火旺

主症:常发生于大病、热病后,病程迁延,皮损稀散,周围红晕不显,形体消瘦,两颧潮红、盗汗、手足心热,可有低热,虚烦不安,舌红少苔,脉细数,指纹淡紫。

治则:滋阴降火。

方药:知柏地黄丸加减。熟地黄 15g,山茱萸 12g,山药 12g,泽泻 9g,牡丹皮 9g,茯苓 9g,知母 6g,黄柏 9g。

【预　防】

(1)加强孕期卫生保健,及时治疗阴道感染。

(2)注意小儿个人卫生,奶具、尿布、衣被及时清洗消毒。

(3)避免长期使用抗生素及糖皮质激素。

第八节　着色真菌病

着色真菌病是暗色真菌侵犯皮肤和皮下组织引起的一种慢性感染性疾病。临床表现为皮肤形成疣状增生、结节、斑块,亦可继发细菌感染、化脓而形成溃疡和瘢痕,偶尔可侵犯脑组织及其他脏器。好发于四肢远端等暴露部位,病程迁延不愈,可致肢体残疾,少数患者因感染中枢神经系统可致死亡。多发于夏季。

【诊断要点】

1. 临床表现

(1)常有皮肤外伤史。

(2)好发于四肢远端暴露部位,如小腿下 1/3 部及足部,其次为臀、颈及前臂等处,颜面及躯干部也可发生。

(3)皮损初为丘疹,发展缓慢,表面过度角化,渐扩大或多个融合成结节样、肿瘤样、菜花样及斑片样等。挤压损害时可排出淡白色奶酪样或脓性分泌物,有特殊臭味,易引起特殊感染。日久,由于肥厚瘢痕,可致淋巴管受压阻塞,引起象皮肿,或瘢痕收缩引起肢体挛缩等致肢体畸形。

(4)病程经过极缓慢,自觉瘙痒或疼痛,一般无全身症状。

2. 组织病理　为慢性化脓性增殖性肉芽肿性改变,表皮可见角化过度及角化不全、棘细胞层不规则增生,呈假上皮瘤样改变;真皮内多种细胞浸润形成肉芽肿,其中可见小脓肿位于皮下组织的脓肿,周围有一纤维壁,其内侧可见组织细胞、巨噬细胞、上皮样细胞组成的肉芽肿,中央含有坏死碎片和中性粒细胞。脓肿和多核巨细胞中可找到棕色硬壳小体,PAS 可识别。

3. 辅助检查　直接镜检示在乳头状增殖的病损处挤压出的分泌物阳性率最高,10％氢氧化钾溶液涂片镜检可见 $6\sim12\mu m$ 厚壁棕色分隔边界清楚的圆形或椭圆形厚壁孢子,培养可以确定菌种。

4. 鉴别诊断

(1)疣状皮肤结核:损害虽呈疣状增殖,但有粟粒样脓肿,周围有褐红色浸润,中央往往有残留网状瘢痕,真菌检查阴性。

(2)孢子丝菌病:皮损虽有呈疣状者,但多数为结节,线状排列,多见于手及前臂,真菌检查及皮肤试验有助于鉴别。

(3)结节溃疡样三期梅毒:损害颜色呈铜红色,性质坚硬,浸润明显,不呈疣状增殖,但有不洁性交史,梅毒血清试验常呈阳性,真菌镜检阴性。

【治　疗】

1. 口服药物　两性霉素 B 为目前治疗本病最有效的药物,与氟胞嘧啶联合用药效果更佳。其他药物有酮康唑、噻苯达唑、伊曲康唑及氟康唑等酌情选用,必要时检测菌种类型,选用敏感药物。

2. 外用抗真菌药　如 0.25％两性霉素 B 溶液,病损内注射或外搽;10％～30％冰醋酸液外搽,10％氟胞嘧啶软膏封包。

3. 其他疗法　温热疗法、电灼、冷冻等治疗方法;局部切除是最彻底的治疗手段。

第六章　动物性皮肤病

第一节　疥　疮

疥疮是由疥虫引起的表皮层内的皮肤病,具有传染性,通过直接或间接接触传染。疥虫可分为人型疥虫和动物型疥虫,本病主要由人型疥虫引起。疥虫离开人体后尚可存活2～3日,可在衣、被、毛巾上生存。疥虫成虫啮食角质组织,并在皮下开凿一条与体表平行的迂曲隧道。雄性疥虫在交配后不久即死去,雌性疥虫寿命为5～6周。本病冬季多见。

【诊断要点】

1. 临床表现　疥虫多在指缝及其两侧、手腕屈侧、肘窝、腋窝、脐窝、腰围、下腹、腹股沟、外生殖器、股上部内侧活动,如指缝处出现损害应疑为疥疮。除婴儿外,一般不累及头面部、掌跖。损害主要为红色丘疹、丘疱疹、小水疱、隧道、结痂。隧道为疥疮的特异性皮疹,疥虫藏于隧道盲端。男童的阴囊、阴茎等处可有绿豆至黄豆大小浅色或红褐色结节,称为疥疮结节;偶可发生以大疱为主的皮损,称为大疱性疥疮。若不及时治疗或日久不愈,则全身遍布抓痕、黑色斑点、结痂、脓疱。本病奇痒,遇热及夜间尤甚,常影响睡眠。

2. 组织病理　棘层肥厚,有较多的海绵状水肿及炎细胞外渗,形成表皮内水疱。隧道多位于角质层,可见虫体或虫卵。真皮内血管周围有明显的炎细胞浸润。

3. 辅助检查　阳性标本可找到虫体或虫卵。

4. 鉴别诊断　疥疮需与丘疹性荨麻疹相鉴别。后者好发于躯干及四肢,皮损主要表现为红斑与风团,顶部有小丘疹或小水疱。

【治　疗】

1. 西医治疗

(1)局部治疗:原则上为杀虫,止痒,处理并发症。

①5%硫黄霜。为婴幼儿常用药物,每晚 1 次,连用 3～4 日,搽药期间不洗澡,不更衣,以保持疗效。用药前应先用热水和肥皂洗澡,从颈部向下全身涂搽药,尤其注意指间、腕部、肘部、腋窝、乳房、臀部及外阴部等好发部位。

②10%克罗米通。每日早晚全身搽药 1 次,连用 3 日,第四日洗澡更衣。适用于较大儿童,治疗后需要观察 1～2 周,如无新皮损发生,才能认为痊愈。

③结节性损害。可采用冷冻、外用糖皮质激素制剂等。近来有报道,他克莫司软膏对瘙痒剧烈的疥疮结节有效。

④其他。每一个疗程结束后,先洗澡换衣,换下衣褥及被单等物可用水煮或浸入杀菌药液,以彻底消灭疥虫和虫卵。

(2)全身治疗:瘙痒剧烈者或有湿疹化改变的患儿,可口服抗组胺药。

2. 中医治疗

(1)湿热蕴结证内治

主症:皮疹泛发,多为水疱,壁薄,破损后浸淫糜烂,或多脓疱,或红丝走窜,淋巴结肿痛,舌红,苔黄腻,脉滑数。

治则:清热解毒,杀虫利湿。

方药:黄连解毒汤加减。苦参 6g,百部 6g,地肤子 9g,黄连 3g,黄芩 6g,黄柏 6g,栀子 9g。

用法:每日 1 剂,水煎分 2 次服,7 剂为 1 个疗程。

(2)外治:硫黄为古今治疗疥疮的特效药,小儿可用 5%～

10％的硫黄软膏涂搽。

【预　防】

(1)消灭害虫,保持环境清洁卫生。被服勤洗勤晒。

(2)避免接触带虫患者。

第二节　虱　病

由虱寄生于人体,叮咬皮肤所引起的皮肤病称虱病。虱叮咬皮肤不仅可引起皮肤损害,也是斑疹伤寒、回归热、战壕热等传染病的媒介。由于虱在人体上寄生的部位不同,通常分为头虱、体虱、阴虱,分别寄生在人的头发、内衣和阴毛上。这三种虱均以刺器刺入皮肤吸吮血液维持生存,个人卫生不良者多见。本病主要是直接接触而被感染,但也可通过头巾、帽子、梳篦、衣服、被褥等间接传播。阴虱主要通过性接触传播。

【诊断要点】

1. 临床表现

(1)头虱:寄生于头发,尤其是耳后发际及头后部,个别可寄生于睫毛上。多见于卫生条件差的儿童,有直接或间接接触史,头虱叮咬皮肤可见丘疹、皮下出血,常因搔抓引起继发性皮损,如抓痕、渗液、血痂,可发生继发感染。头发中可发现虱或虫卵。

(2)体虱:通常隐蔽于贴身的内衣上,多见于衣缝及被褥皱褶处。好发于肩胛、腰部、臀部等处,可有红斑、丘疹及风团,常因搔抓在皮肤上出现线状抓痕、血痂或继发感染。日久皮肤苔藓化或留有色素沉着斑,常因奇痒影响睡眠。

(3)阴虱:可出现抓痕,偶可侵犯腋毛、眉毛和睫毛。阴虱紧伏于皮面或牢牢附着于阴毛上,叮咬后剧痒,经搔抓后可引起抓痕、血痂、毛囊炎、继发湿疹样变。有的患者可出现青斑,常持续存在数月。在阴毛上可发现成虱或卵。阴虱主要通过性接触传播,夫妻常同患此病。

2. 鉴别诊断　阴虱病需与疥疮相鉴别。后者由疥虫引起,好发于皮肤薄嫩处,尤其是指缝,有特征性隧道,夜间奇痒,可找到疥虫或虫卵。

【治　疗】

1. 西医治疗

(1)杀虫灭卵和头虱为主要治疗原则,男性可剃去毛发,女性患者外用50％百部酊(中药百部浸于稀酒精或白酒中,24小时后过滤备用)搽于头皮、头发上,包裹毛发,每日2次,连用3日,第四日用热皂水洗头,并用梳篦篦去虱及虱卵。将剃去的毛发焚烧,彻底消毒用过的帽子、头巾、梳、篦等。

(2)患有体虱者,可用大量热水、肥皂洗浴并将衣服煮沸或熨衣缝以杀虱去卵。

(3)共同生活的家庭或集体中有其他人患病应同时治疗,防止再感染。

(4)有继发性损害者予以对症治疗。

2. 中医治疗　以外治为主。

(1)辨证施治:热毒蕴结证。

主症:皮疹较多,水疱较大,红肿成片,甚或瘀斑明显,伴恶寒发热,头痛,舌红苔黄,脉数。

治则:清热解毒止痒。

方药:五味消毒饮合黄连解毒汤加地肤子9g,白鲜皮9g。五味消毒饮(金银花15g,野菊花6g,蒲公英6g,紫花地丁6g,紫背天葵6g);黄连解毒汤(黄连3g,黄芩6g,黄柏6g,栀子9g)。

用法:每日1剂,水煎分2次服,7剂为1个疗程。

(2)外治

①丘疹、风团等皮损,可用1％薄荷三黄洗剂外搽。

②毛发处皮损,剃除毛发后可外涂50％百部酊。

③水疱破溃后糜烂红肿者,可用马齿苋煎汤湿敷,再用青黛散调油外涂。

【预　防】　见本章第一节。

第三节　蚤叮咬

蚤叮咬人的皮肤时,其口器分泌的毒液刺激会引起皮肤炎症。叮咬人的主要是人蚤,也可为猫蚤或犬蚤。蚤一般寄生于人或动物皮毛上,或藏于地板缝隙、墙壁、衣物内。蚤体长 1～3mm,无翅,善跳跃,以血液为食。

【诊断要点】

1. 临床表现　机体在被蚤叮咬后的反应不同。可毫无反应;也可发生丘疹、红斑、风团,中央有针尖大小绛红色斑点,常呈线状、成群排列。小儿的症状更显著,常呈丘疹性荨麻疹样表现,奇痒难忍。因瘙痒可出现抓痕、血痂、继发感染。皮损多见于腰腹部及小腿。

2. 鉴别诊断　蚤叮咬需与虱病相鉴别。两者寄生虫不同,找到虫体或虫卵即可诊断。

【治　疗】

1. 西医治疗　对叮咬部位症状轻微者主要是止痒消炎,可外涂各种止痒药,如 5％硫黄炉甘石洗剂、清凉油等,每日 2～3 次;皮损广泛、瘙痒剧烈者,可选用抗组胺药物或糖皮质激素。

2. 中医治疗　见本章第二节。

【预　防】　见本章第一节。

第四节　臭虫叮咬

臭虫叮咬人的皮肤后会释放一种扩张血管的刺激性物质而引

发皮肤反应。通过直接或间接接触传染,主要以温带臭虫及热带臭虫为主,成虫长约 5mm,以血液为食。通常很少长时间停留在人体上,而是藏于床板、被褥及靠近床铺的墙壁、家具中,夜间活动。其寿命约 1 年,成虫若得不到食物,仍可存活 6~7 个月。臭虫对热相当敏感,37.8℃便可使多数臭虫死亡。

【诊断要点】

1. 临床表现 皮肤反应因人而异。皮损常夜间出现,多见于前臂尺侧、肩、臀、膝、踝等处,可为丘疹、风团、紫斑、水疱,可呈条状排列;若一处被多只臭虫同时叮咬,可出现数片水肿性红斑,伴有瘙痒。

2. 鉴别诊断 臭虫叮咬需与其他虫咬皮炎鉴别,主要依据昆虫学鉴定。

【治　疗】

1. 西医治疗 主要是消炎止痒对症处理,如外搽炉甘石洗剂、5%樟脑醑,每日 2~3 次。皮疹广泛或反应较重者,可给予抗组胺药或糖皮质激素。

2. 中医治疗 见本章第二节。

【预　防】 消灭害虫,保持环境清洁卫生。被服勤洗勤晒。

第五节　蚊虫叮咬

【诊断要点】

1. 临床表现 夏季至初秋多见。被雌蚊叮咬后,机体的反应有所不同。有些儿童可毫无反应;有些儿童在叮咬处出现丘疹、风团,甚至红肿斑块或瘀斑等。皮损中央可见针尖大小叮咬口,伴有瘙痒或轻度肿痛,皮疹 2~3 日消退。

2. 鉴别诊断 蚊虫叮咬需与其他虫咬皮炎相鉴别,主要依据昆虫学鉴定。

【治 疗】

1. 西医治疗 被蚊虫叮咬后,可用肥皂水或碳酸氢钠溶液稀释后局部中和蚊虫酸性毒素以减轻红肿,同时局部外用无极膏、炉甘石洗剂搽洗叮咬处止痒。如果皮肤搔抓剧烈,继发感染者外用莫匹罗星软膏,每日 3 次。

2. 中医治疗 见本章第二节。

【预 防】

(1)消灭蚊虫。

(2)安装纱窗纱门或蚊帐,以防蚊虫侵入。

第六节 蜂 蜇 伤

本病因蜂的毒刺刺入皮肤并注入毒液引起。常见蜇人的蜂有黄蜂、蜜蜂、土蜂、蚁蜂、细腰蜂等。蜂种不同,分泌的毒液也不同,可大致分为碱性和酸性两种,两者均含有抗原性物质和介质,碱性毒液中还含有神经毒。

【诊断要点】

1. 临床表现 皮肤被蜂蜇后立即出现烧灼感及痛痒感,随即潮红、肿胀,中央有蜇伤点。若被群蜂同时蜇伤,则出现大片水肿、胀痛明显。反应严重者除局部损害外,可有全身中毒症状,如头痛、发热、恶寒、呕吐,甚至痉挛、昏迷、休克等,如不及时治疗,常于数小时至数日内死亡。

2. 鉴别诊断 蜂蜇伤需与其他虫咬皮炎鉴别,主要依据昆虫学鉴定。

【治 疗】

1. 西医治疗

(1)局部治疗:蜂蜇伤后立即设法拔除毒刺。局部可用肥皂水、10%氨水或 5%碳酸氢钠溶液冲洗。局部疼痛、红肿明显者,用 0.25%～0.5%普鲁卡因注射液行伤口周围封闭;亦可用季德胜蛇药 4～5 片研碎,温水化开,搅拌为糊,外敷伤口周围,每日 3 次,直至肿消痛止。

(2)全身治疗:疼痛剧烈者,可口服抗组胺药物及镇痛药物。对中毒严重,有休克反应的全身症状者,首先予以静脉注射 0.1%肾上腺素注射液(1ml＝1mg)0.01～0.03mg/kg,皮下注射或肌内注射,必要时 1～2 小时可重复;继之用氢化可的松琥珀酸钠 4～8mg/kg,静脉滴注;异丙嗪 0.5～1mg/kg,肌内注射。同时,密切观察生命体征、尿量及四肢皮肤色泽、温度变化,调整药物的用量和输液速度,使血压很快得到纠正。根据临床表现给予相应的对症处理。

2. 中医治疗

(1)内治:见本章第二节。

(2)外治

①先拔出毒刺,再用火罐吸出毒液,紫金锭磨水外搽。

②其他治疗见本章第二节。

【预　防】

(1)教育儿童不要追捕蜂,不要戏弄蜂巢。

(2)发现蜂巢要由专业人员彻底捣毁。

第七节　桑毛虫皮炎

桑毛虫的毒毛中含有毒液,毒毛脱落后随风飘散,刺入人体皮肤引发炎症反应而成病。桑毛虫是桑毒蛾的幼虫,成熟的幼虫带有 200 万～300 万根毒毛,结茧时留在茧内,接触蜕壳亦能引起发病。每年 6～10 月份为高发期,桑毛虫嗜食桑叶及苹果、梨、桃等果树的果叶。

【诊断要点】

1. 临床表现 好发于颈、肩、胸、背、四肢屈曲侧等暴露部位。毒毛刺入皮肤后,发病时间 1 分钟至 12 小时不等,皮疹数个至数十个不等,多为绿豆至黄豆大小水肿性斑丘疹、丘疱疹、斑疹,有时为风团状,色鲜红,中央有暗红色或黑色针尖样毒毛刺入点,伴有不同程度的瘙痒及灼热感。1 周左右皮疹渐退,若经常搔抓,病程可延长至 2～3 周。

2. 组织病理 棘细胞水肿,真皮乳头层及乳头下层内毛细血管充血,内皮细胞肿胀,管腔内有较多嗜酸性粒细胞。

3. 辅助检查 用显微镜检查皮疹或甲垢可见毒毛。用透明胶带粘揭皮疹数次,亦可拔出毒毛。

4. 鉴别诊断 桑毛虫皮炎需与刺蛾幼虫皮炎相鉴别。两者幼虫虫体不同,后者剧痒。

【治 疗】

1. 西医治疗

(1)局部治疗:原则为去除毒毛,镇痛,消炎,避免搔抓,避免用热水烫洗。采用橡皮膏、透明胶纸粘贴患处,反复多次进行,以去除毒毛,然后外用炉甘石洗剂、樟脑或糖皮质激素霜剂消炎止痒。若红肿明显,局部用 1‰～2‰白矾溶液冷湿敷;亦可用马齿苋捣烂,敷于患处。

(2)全身治疗:瘙痒剧烈者,可给予抗组胺药。出现全身症状者,可酌情给予短程小剂量糖皮质激素(如泼尼松 1～2mg/kg,口服)。毛虫所致的骨关节炎急性期,可使用解热镇痛药物,如吲哚美辛每日 1.5～2.5mg/kg,分 3～4 次口服;待有效后减至最低量,以防止关节残疾为主。

2. 中医治疗

(1)内治:见本章第二节。

(2)外治

①用橡皮膏粘去毛刺,外涂 5％碘酊。

②其他治疗见本章第二节。

【预　防】

(1)消灭毒桑蛾及其幼虫。

(2)夏天避免在桑树、果树下散步、乘凉、晾晒衣物。

第八节　螨虫皮炎

由于接触螨虫的分泌物或蜕皮,或因螨虫直接叮咬而引起的变态反应,病因以前者为主。在我国,主要有蒲螨科和粉螨科。前者主要寄生于昆虫、牲畜、农作物中,因此多发于秋收季节,而少见于城市儿童。后者栖居于草丛、谷物、白糖、奶粉、干果中。本病多发于夏秋季节。

【诊断要点】

1. 临床表现　皮损的好发部位因接触方式不同而有差异,多发生于颈、躯干、上肢,在儿童中可累及头部皮肤。先有局部皮肤瘙痒,继而出现丘疹、丘疱疹、水肿性红斑、风团等,边界不清;可伴有局部淋巴结肿大。一般 1 周左右皮疹渐退,若因搔抓而继发感染,则病程延长。少数严重患儿伴有气喘、发热、腹泻等症状。

2. 辅助检查　血常规检查示白细胞计数及嗜酸性粒细胞可增多。

3. 鉴别诊断　螨虫皮炎需与其他虫咬皮炎相鉴别,发现病原虫即可确诊。

【治　疗】

1. 西医治疗

(1)一般治疗:首先要脱离有螨虫的环境,及时更衣、洗澡。

(2)局部治疗:局部涂搽消炎止痒药,如含硫黄的炉甘石洗剂,

20％蛇床子、20％～30％百部酊等。

(3)全身治疗：如皮疹广泛、炎症显著或瘙痒严重者，可口服氯雷他定等抗组胺药及外涂糠酸莫米松等糖皮质激素类软膏。有继发感染者，应选用抗生素。

2. 中医治疗 见本章第二节。

【预　防】

(1)将谷物、奶粉等储藏于干燥通风处。

(2)被、服、枕、席等应常用沸水浸泡或日晒等措施灭虫。

第九节　刺毛虫皮炎

刺毛虫的毒刺中含有毒液，刺入人体皮肤后毒液注入引发炎症反应。刺毛虫是刺蛾的幼虫，每年6～9月份为高发期。

【诊断要点】

1. 临床表现 好发于暴露部位。刺毛虫皮炎的特点为初时感觉刺痒、灼痛，但稍后即感外痒内痛。刺伤部位的中心出现米粒至黄豆大小丘疹，周围绕以红晕，边界不清，红晕经6～7小时后消退，仅留下丘疹，伴有痒感和轻度疼痛。丘疹随后可转变为风团样损害。一般1～2周痊愈。

2. 辅助检查 用放大镜可检查到皮损中央有刺毛。

3. 鉴别诊断 刺毛虫皮炎需与桑毛虫皮炎相鉴别。桑毛虫毒毛刺入皮肤后发病时间1分钟至12小时不等，皮疹数个至数十个不等，多为绿豆至黄豆大小水肿性斑丘疹、丘疱疹、斑疹，有时为风团状，色鲜红，中央有暗红色或黑色针尖样毒毛刺入点。

【治　疗】

1. 西医治疗

(1)局部治疗：接触刺毛虫毒毛后，可用透明胶纸或橡皮膏反复数次粘皮疹处的毒毛，用肥皂水、10％氨水或5％碳酸氢钠溶液冲洗,易中和毒素。局部外搽 1‰酚炉甘石洗剂或 1‰薄荷液;也可用鲜马齿苋或鲜半边莲捣烂敷于患处,可镇痛消炎。若疼痛明显者,用 0.25‰~0.5‰普鲁卡因注射液行伤口周围封闭。

(2)全身治疗:症状严重,可给予抗组胺药或镇痛药及糖皮质激素。

2. 中医治疗

(1)内治:见本章第二节。

(2)外治

①用橡皮膏粘去毛刺,外涂 5%碘酊。

②其他治疗见本章第二节。

【预　防】

(1)消灭刺蛾及其幼虫。

(2)夏天避免在桑树、果树有刺毛虫的树下玩耍、乘凉、晾晒衣物。

第十节　隐翅虫皮炎

隐翅虫是甲虫的一种,毒隐翅虫有致病作用,当其叮咬皮肤或虫体受压时释放毒液,引起皮炎。毒隐翅虫昼伏夜出,有趋光性,白天栖居在潮湿的草丛、菜园、腐木下,每年 7~8 月份为发病高峰(彩图 6-1)。

【诊断要点】

1. 临床表现　毒液刺激皮肤 2~4 小时后皮肤出现点状红肿,或因搔抓呈条形红肿,瘙痒,逐渐有灼痛感;12~48 小时出现丘疹、水疱、脓疱,皮损周围可有散在红色丘疹、水疱;1~2 周后干燥脱痂,愈后留下色素沉着或浅表瘢痕。皮损多发于面、颈、四肢等暴露部位,若疱液接触其他部位皮肤亦可引起新的损害。

2. 鉴别诊断　隐翅虫皮炎需与脓疱疮相鉴别。没有隐翅虫接触史,脓疱疮的脓液、脓痂中可分离培养出金黄色葡萄球菌或溶血性链球菌,角质层与颗粒层间有脓疱形成,疱内有大量中性粒细胞、纤维蛋白和球菌。

【治　疗】

1. 西医治疗

(1)局部疗法

①若红肿糜烂明显,先用清水冲洗,给予 1∶5 000 高锰酸钾溶液或 1%～2%白矾溶液冷湿敷。

②轻度糜烂可外搽氧化锌油。

③红斑损害可选用炉甘石洗剂或糠酸莫米松软膏涂于患处。

④马齿苋捣烂敷于患处,或南通季德胜蛇药片研粉,加食醋或冷开水调成糊状外用,每日 2～3 次。

⑤如有脓疱或发生感染,可外用莫匹罗星软膏,每日 3 次。

(2)全身治疗

①病情轻者口服抗组胺制剂,如氯雷他定,2～12 岁儿童、体重＞30kg,每次 10mg,每日 1 次;体重≤30kg,每次 5mg,每日 1 次,以控制过敏反应。

②病情重者应加服短程小剂量糖皮质激素制剂,如泼尼松1～2mg/kg,口服。

(3)物理疗法:有糜烂渗出者,可用氦氖激光照射,每次 15 分钟,每日 1 次,可起到杀菌和加快愈合的作用

2. 中医治疗　见本章第二节。

【预　防】

(1)消灭隐翅虫。

(2)安装纱窗纱门或蚊帐以防毒虫侵入。

(3)如发现毒虫落在皮肤上,切勿直接拍击或捏死,应将毒虫拨落在地,用脚踩死。

第十一节 皮肤猪囊尾蚴病

皮肤猪囊尾蚴病又名皮肤猪囊虫病,是猪肉绦虫的囊尾蚴寄居于皮下组织引起的皮肤病。人通过摄入带有虫卵或孕节的食物或虫卵,通过孕节从肠逆蠕动到胃(自体感染)而发生感染。卵孵化的六钩蚴进入全身循环,可沉积于皮下组织、肌肉、内脏、眼和脑组织中,形成囊肿。

【诊断要点】

1. 临床表现 皮损表现取决于受累部位及囊虫的数量。皮下组织损害常为无痛性结节,与皮肤不粘连,质硬,有弹性,表面光滑。结节成批发生,多见于躯干、四肢,亦见于颈、乳房、外阴部及内脏(包括脑、眼、肝、肺)并引起相应的症状。皮肤损害常无症状,如头节存活则仅有轻度的组织炎症反应。如幼虫死亡则可出现明显的组织炎症反应,出现肌肉酸痛、发热和嗜酸性粒细胞增多。如为脑囊虫病,可出现急性脑炎、脑膜脑炎、癫痫及其他症状。

2. 辅助检查 皮下结节活检可找到囊内猪囊尾蚴。

【治 疗】

1. 内服药

(1)氯硝柳胺:可杀死绦虫的头节和体节前段,为驱绦虫首选药物,<2岁每日0.5g,2～6岁每日1g,>6岁每日2g,均分2次空腹口服,2次间隔1小时,嚼碎吞下,2小时后服泻药。

(2)吡喹酮:10～15mg/kg,顿服。治疗脑绦虫的剂量为每日20mg/kg,分3次口服,9日为1个疗程,2～3个月后重复用药。

(3)阿苯达唑:每日15～20mg/kg,分2次口服,10日为1个疗程,一般为2～3个疗程。但2岁以下儿童禁用。

2. 手术切除 当囊肿数目不多时,可手术切除。

第十二节 蝇蛆病

蝇蛆病主要是某些蝇类幼虫寄生于人体和动物的组织和器官而引起的疾病。皮肤蝇蛆病是由于蝇类的幼虫进入人体皮肤所引起的一种炎症反应。皮肤蝇蛆病的感染途径,包括蝇产卵在人的毛发、创伤处,以及蚊虫吮吸人血时将卵带到皮肤上等;蝇卵在人体皮下寄生孵化出幼虫,幼虫沿毛囊及受损的伤口进入皮下组织继续生长、移行而逐渐出现临床表现。当幼虫侵入人体后,蝇蛆可继续侵犯人体多个部位,根据寄生部位分为皮肤蝇蛆病,胃肠蝇蛆病,口腔、耳、鼻、咽蝇蛆病,眼蝇蛆病,以及泌尿生殖道蝇蛆病等。

【诊断要点】

1. 临床表现

(1)一般症状:可有疼痛、恶心、发热及全身不适等轻中度局部或全身症状,部分皮肤出现窜痛感,这些症状夜间明显。

(2)分型表现:皮损表现分为匐行疹型和疖肿型。

①匐行疹型。呈弯曲的线状或带状红色或正常皮色的水肿性隆起,末端为水疱,幼虫在疱的前方正常皮肤内,自觉瘙痒或疼痛。

②疖肿型。好发于皮肤疏松部位(如眼睑、唇、腰、腹、臂部),感染数月后皮肤出现游走性风团样肿块,单发或多发,具有刺痛、瘙痒感或轻度压痛,肿块逐渐增大,自觉有虫蠕动感。若幼虫即将钻出皮肤时,损害继续增大,疼痛加剧,中央出现紫红色小点、水疱、脓疱,破溃后排出幼虫,炎症消退,痊愈后遗留瘢痕。也可表现肿块不游走,成为大小不等的结节或脓肿,形似疖肿,幼虫由顶部穿破后形成破溃及流出脓液。

(3)脏器表现:由于蝇蛆具有皮下移行的特征,少数可随血液循环扩散至全身不同部位,钻入人体,可发生荨麻疹样反应,侵犯肺、胸膜、心脏等器官而继发内脏器官病变,如嗜酸粒细胞性肺炎、胸膜炎、胸腔积液、心脏损害。

2. 组织病理　呈嗜酸性肉芽肿状，真皮及皮下组织内有大量嗜酸性粒细胞、浆细胞及组织细胞浸润，有时皮下组织可见虫体断面。

3. 辅助检查　血常规检查嗜酸性粒细胞比例可高达20％～40％。

【治　疗】　目前本病治疗尚无特效药，多采用去除蝇蛆和对症治疗。一般待幼虫自行排出，一旦蝇蛆从皮下排出，病人即获痊愈。取虫时可在患处及其周边皮肤涂抹凡士林或液状石蜡，使幼虫窒息死亡，再用力挤出幼虫，也可在幼虫死亡后，用2％利多卡因注射液在局麻下切开皮肤取出虫体，取净后，常规消毒处理伤口即可。若肿块表浅可用液氮冷冻杀死蝇蛆。对于红肿明显的肿块和结节可手术切开取出幼虫，肿块的内腔或溃疡创面用氯仿植物油灌洗。对于蝇蛆移行引起明显瘙痒者，可给予抗组胺类药物或外用糖皮质激素类软膏，以缓解症状。另外，可试用氯喹或乙胺嗪，但疗效尚不确切。

【预　防】

(1)在流行地区加强本病的健康卫生知识宣传和教育，提倡搞好环境及个人卫生，尽可能减少蝇的叮咬和污染。

(2)加强粪便管理，防止成蝇孳生，动员开展灭蝇活动。

第七章　物理性皮肤病

第一节　日晒伤

日晒伤(晒斑)又称日光性皮炎,因接受过度日光照射,引起的急性皮肤炎症,主要作用光谱为 UVB。容易发生在浅肤色人群中,或缺乏日光照射而突然到室外接受较强烈或时间较久的日光照射也较易促发本病。研究表明,发生即时性红斑的机制是真皮内细胞释放组胺、5-羟色胺、激肽等炎症介质引起。而延迟性红斑是由体液因素、神经血管调节因素共同作用所引起。本病春夏季多见。

【诊断要点】

1. 临床表现　患儿接受过度日晒后,暴晒处皮肤局部灼热,出现边界清楚的鲜红色斑,可有水肿,严重者形成水疱、破裂、糜烂。暴晒面积大者,可伴有头痛、发热、恶寒、恶心等全身不适,甚则中暑、谵妄、休克;轻症患儿一般在 2 日内症状缓解,但皮损可持续数日,继而损害出现糠秕样脱屑,一般 7～10 日可恢复,遗留色素沉着。

2. 组织病理　棘层内出现晒斑细胞,即部分棘细胞胞质均匀一致,嗜酸性染色,胞质深染,核固缩或消失。晒斑细胞周围可有表皮海绵形成及空泡化角质细胞,真皮内炎性细胞浸润。

3. 鉴别诊断

(1)烟酸缺乏症:后者皮疹可累及非暴晒部位,且常伴有消化系统、神经精神系统症状。

(2)接触性皮炎:后者的发病与日晒无关,发病前有接触过敏物史,皮疹仅局限于接触部位。

【治　疗】

1. 西医治疗

(1)一般治疗:对日光耐受低的人应当避免过度烈日暴晒,外出时注意遮阳,戴宽边帽,外涂防光剂(如 5%对氨基苯甲酸酊、5%二氧化钛溶液)等。

(2)局部治疗:原则为消炎、安抚、镇痛。一般外用炉甘石洗剂或 10%氧化锌软膏外涂,每日 2 次,可起到消炎、保护皮肤的作用;也可用 2.5%吲哚美辛溶液外搽,每日 2 次,减轻炎症;皮损严重者用 3%硼酸溶液、生理盐水冷湿敷局部,每日 2 次,每次 30 分钟,可减轻皮肤日晒后的红、热和触痛。

(3)全身治疗:轻者可口服抗组胺药物;严重日晒伤、面积广泛、炎症重者,可以短期口服小剂量糖皮质激素。

2. 中医治疗

(1)辨证施治

①阳毒外袭证

主症:暴晒后出现鲜红色斑,边界清晰,灼痛明显,可伴低热乏力,渴喜冷饮,舌红,苔薄黄,脉浮数,指纹浮紫。

治则:清热解暑止痛。

方药:新香薷饮加减。香薷 6g,金银花 9g,扁豆花 9g,厚朴6g,连翘 6g。

用法:每日 1 剂,水煎分 2 次服,7 剂为 1 个疗程。

②湿热蕴结证

主症:皮肤潮红、肿胀,表面有丘疹、水疱、渗出、糜烂,可伴有身热不扬,口渴不欲饮,纳呆,舌红,苔黄腻,脉滑数,指纹紫滞。

治则:清热利湿解暑。

方药:龙胆泻肝汤加减。龙胆草 3g,黄芩 9g,栀子 9g,泽泻12g,车前子 9g,当归 3g,生地黄 9g,柴胡 6g,生甘草 6g。

用法:每日 1 剂,水煎分 2 次服,7 剂为 1 个疗程。

③热毒炽盛证

主症:皮肤斑块深红,其上出现水疱、大疱、渗液、糜烂,疼痛难忍,可伴头晕头痛,发热,口渴,恶心呕吐,甚则谵妄,昏迷,舌红苔黄,脉洪大,指纹紫红。

治则:清热凉血解毒。

方药:清瘟败毒饮加减。生石膏 15g,生地黄 9g,犀角(代)3g,黄连 3g,栀子 9g,桔梗 3g,黄芩 9g,知母 9g,赤芍 9g,玄参 9g,连翘 9g,甘草 3g,牡丹皮 9g,淡竹叶 6g。

用法:每日 1 剂,水煎分 2 次服,7 剂为 1 个疗程。

(2)外治

①未有破溃者,可用三黄洗剂或黄连膏外涂。

②有破溃、糜烂者,可用马齿苋 60g,枯矾 10g,浓煎取汁湿敷。

③干燥结痂者,可用玉露膏、青黛膏、地榆油外涂。

【预　防】

(1)多参加户外锻炼,加强皮肤对日光的耐受能力。

(2)春夏季 10:00～14:00 尽量避免户外活动。

(3)户外活动时加强防晒措施。

第二节　多形性日光疹

多形性日光疹主要因紫外线刺激皮肤引发迟发型变态反应,致病光谱主要为中波紫外线、长波紫外线,可见光、红外线亦可引起,是最常见的光照性皮肤病。本病好发于春季或初夏,海拔高、纬度高的地区患病率更高。多发于青春期后期至 40 岁,女性多于男性。

【诊断要点】

1. 临床表现　潜伏期为日晒后 2 小时至 5 日,皮损好发于前额、鼻梁、两颊、颈部、前胸"V"区、上肢、手背等处,皮损呈多形性,多为小丘疹及丘疱疹,也可为痒疹、红斑水肿、水疱、风团等,之后可有湿疹样、苔藓样变。病程长短不一,若病损处不再暴露于日光下,一般数日内可消退,不留色素沉着级瘢痕。本病具有反复性、间歇性特点,随着时间的推移,患者对光线敏感性会逐渐降低而使症状减轻。

2. 组织病理 真皮内血管周围以淋巴细胞为主的炎性细胞浸润,根据皮损不同,表皮可有水肿、海绵形成、棘层肥厚、角化不全等。

3. 辅助检查

(1)光斑贴试验阳性。

(2)紫外线红斑反应实验呈异常反应:反应高峰后移,反应强度高,持续时间长,红斑开始消退时表面出现丘疹,消退后无明显色素沉着。

(3)光激发试验:主要用于确定疾病的作用光谱。

4. 鉴别诊断

(1)光线性痒疹:皮损呈水肿性、表皮剥脱的丘疹、结节,表面留有浅表瘢痕。

(2)红细胞生成性原卟啉病:后者为常染色体显性遗传病,有家族遗传史,常在青春期前发病,日晒后即刻有皮肤烧灼感或其他异常感觉,并发皮损。组织病理真皮乳头层血管壁有 PAS 阳性物质沉积。

【治 疗】

1. 西医治疗

(1)一般治疗:采用避光措施及发病前经常参加室外活动,短时间的日光疗法能提高机体对紫外线的耐受力。

(2)局部治疗:同日晒伤。

(3)全身治疗

①抗组胺药。氯雷他定,2～12 岁儿童体重＞30kg,每次

10mg,每日 1 次;体重≤30kg,每次 5mg,每日 1 次,口服。可缓解患者瘙痒。

②烟酰胺。每次 25～50mg/kg,每日 3 次,口服。

③糖皮质激素。用于皮疹严重,特别是湿疹样化的皮疹。一般可用泼尼松每日 1～2mg/kg,分 2 次口服,病情控制后逐渐减量至停药。

④硫唑嘌呤。对严重光敏感者及湿疹样改变病人效果显著,儿童一般不用。

(4)光疗及光化学疗法:严重顽固病例,可以补骨脂素长波紫外线(PUVA)照射,对活动期病变有效。窄谱 UVB 及宽谱 UVB 次之。

2. 中医治疗　参考本章第一节。

【预　防】　同本章第一节。

第三节　植物日光性皮炎

因患儿过多食用或直接接触光敏性植物后,接受日光照射引起的皮肤病变,是一种急性光毒性反应。真正病因尚未明了,与患儿体质、食用光敏性植物、长久日晒相关。此外,植物的烹调、腐物寄生真菌可能也参与发病。常见的光敏植物有伞形科:芹菜、茴香、香菜等;芸香科:柠檬、柑橘等;菊科:野菊、黄花蒿等;桑科:无花果等;豆科:紫云英等;十字花科:野生油菜、芥菜等;藜科:甜菜、灰菜等;真菌类:香菇、木耳等;可能还有胡萝卜、小白菜、苋菜、菠菜等。这些植物中的呋喃香豆素是最常见且重要的光敏物,主要致病光谱为 UVA。女性发病多于男性。

【诊断要点】

1. 临床表现　晒后几分钟至 24 小时发病。皮损好发于面部突出部位,如眉弓、颧部、鼻梁、前臂、颈部、手背、足背。典型皮损分布对称,表现为晒伤样红斑、水肿、水疱、大疱、瘀斑等,面部和手背水肿明显,表皮紧绷发亮,双侧眼睑肿胀,难以睁眼,口唇外翻,不能张口,伴有灼痛感或刺痒感。少数患儿有头晕头痛、发热、食欲减退、恶心呕吐等全身症状。

2. 组织病理 表皮内或表皮下水疱,真皮水肿明显,毛细血管扩张、破裂,周围炎性细胞浸润明显,胶原纤维肿胀。

3. 辅助检查

(1)血常规:白细胞总数、嗜酸性粒细胞计数增加。

(2)尿常规:尿蛋白阳性。

4. 鉴别诊断 植物日光性皮炎需与日晒伤相鉴别。后者为正常皮肤接受过度日晒引起,晒后数小时至十数小时后,暴露部位出现鲜红色斑,通常晒后第二日最严重,7~10日可恢复。

【治 疗】

1. 西医治疗

(1)一般治疗:首先要避免日晒及禁食光敏性食物、药物,外出采取遮晒措施,如撑伞;外用遮光剂,如二氧化钛霜、氧化锌软膏等,对患者有保护作用。

(2)局部治疗:根据皮损形态可选用糖皮质激素制剂,如糠酸莫米松膏短期外用,每日1次。水疱区域局部消毒后空针穿刺疱壁吸出或放出疱液减轻内压,切勿挑破疱壁。配合0.1%乳酸依沙吖啶液冷湿敷处理,保持清洁防止继发感染出现水疱患者。

(3)全身治疗:如维生素 B_1 每次10mg,每日3次,口服;烟酰胺每次25~50mg,每日3次,口服。症状严重、皮疹泛发全身者,可及时短期应用糖皮质激素,如地塞米松静脉滴注,每日5mg。

2. 中医治疗 参考本章第一节。

【预 防】 使用或接触光敏性植物后,尽量避免阳光暴晒。

第四节 痱 子

由于出汗过多,浸渍表皮,角质细胞肿胀,堵塞汗腺导管,致使导管膨胀、破裂,汗液渗入邻近组织,出现痱子。除高温和高湿度外,痱子的发生可能还与葡萄球菌感染有关。痱子一般无须治疗,保持皮肤清洁干爽,可以自行消退(彩图 7-1)。

【诊断要点】

1. 临床表现 痱子分为晶痱、红痱、脓痱、深痱。

(1)晶痱:又称白痱,常见于新生儿,汗液潴留在角质层或角质层下。皮损多分布于额、颈、胸背上部、手臂屈侧,为针尖至米粒大小的浅表性小水疱,壁薄易破,疱液清亮,周围无红晕,干涸后有细小的鳞屑。一般无自觉症状。

(2)红痱:汗液潴留在真皮内引起,夏季多见。皮损好发于头面部及臀部,为成批突然出现的针头大小丘疹或丘疱疹,分布密集,周围绕以轻度红晕,有轻度烧灼、刺痒感。皮疹消退后有轻度脱屑。

(3)脓痱:常见于小儿头部及褶皱处,如四肢屈侧、会阴部等。表现为痱子顶端有针头大小的小脓疱,可为无菌性或非致病球菌引起。

(4)深痱:常见于严重且反复发生的红痱患儿,好发于躯干及四肢,面部和掌跖不发生。汗管在真皮上层发生破裂,形成密集且与汗孔一致的非炎症性水疱,呈肤色,表面无光泽,无汗时皮疹不明显,出汗时明显增大,无明显自觉症状。若皮疹泛发,面部、腋窝、手足代偿性多汗,其他部位出汗减少或消失,临床可能出现热衰竭、热带汗闭性衰竭,有头晕头痛、疲劳嗜睡、食欲缺乏等症状。

2. 鉴别诊断 痱子需与夏季皮炎相鉴别。后者皮疹为大片红斑,其上有丘疹及丘疱疹,瘙痒剧烈。

【治　疗】

1. 西医治疗

(1)一般治疗:保持室内通风凉爽,小儿要勤洗澡,勿用肥皂洗擦,保持皮肤清洁干净,不要用热水烫,可用温水冲洗擦干,然后外用痱子粉;避免搔抓,以免继发感染。

(2)局部治疗:以清凉止痒为原则。外用1%薄荷炉甘石或含樟脑成分的粉剂;脓痱可外用1%鱼石脂炉甘石洗剂消炎。

(3)对症处理:有继发感染者,可使用莫匹罗星软膏;外用效果不佳者可口服抗生素。

2. 中医治疗

(1)辨证施治

①暑热湿蕴证

主症:颈、胸、背等处出现密集的针头大小的丘疹、丘疱疹,周围绕以红晕,舌红,苔黄腻,脉滑数,指纹色紫。

治则:清暑利湿。

方药:清暑汤加减。连翘、天花粉、赤芍、金银花、甘草、滑石、车前、泽泻。

用法:每日1剂,水煎分2次服,7剂为1个疗程。

②暑湿化毒证

主症:多见于脓痱及深痱,口苦咽干,大便秘结,小便短赤,舌红苔黄,脉滑洪大,指纹紫红。

治则:清热解毒,祛暑利湿。

方药:五味消毒饮加减。金银花15g,野菊花6g,蒲公英6g,紫花地丁6g,紫背天葵子6g。

用法:每日1剂,水煎分2次服,7剂为1个疗程。

(2)外治:可用六一散外扑患处。

【预　防】

(1)加强室内通风,降低环境温度及湿度。

(2)使用吸湿排汗的衣物,保持皮肤清洁干燥,可外扑痱子粉等。

第五节 冻 疮

冻疮是由寒冷引起的肢体末梢部位瘀血性红斑和肿胀性损害。冬季及早春多发。皮肤受到寒冷潮湿或冷热急变的刺激时,小动脉收缩,若长期持续,动脉血管麻痹而扩张,造成静脉瘀血,局部血液循环不良,从而发病。潮湿和冷风可加重病情。末梢血管畸形、自主神经功能紊乱、营养不良、内分泌障碍等也可参与发病,缺乏运动、手足多汗、鞋袜过紧均可促发冻疮。

【诊断要点】

1. 临床表现 皮损好发于四肢末梢、面部及耳郭,出现局部皮肤发凉、发绀、多汗等表现,典型皮损为局部紫红色水肿性隆起的红斑,表面紧张,边界不清,质软,压之褪色,伴有瘙痒,遇热加重。严重者可见水疱、破溃、糜烂、溃疡,愈后留下色素沉着或脱失和萎缩性瘢痕。

2. 组织病理 表皮、真皮乳头水肿显著,真皮血管收缩,周围有单核细胞浸润。

3. 鉴别诊断 冻疮需与多形红斑相鉴别。后者好发于春秋季,皮损对称分布于四肢远端,一般不累及手背部,皮损呈多形性,以水肿性丘疹为主,典型损害为虹膜样红斑。

【治 疗】

1. 西医治疗

(1)局部治疗

①早期未破溃者,可先用温热水浸泡患处,再外用复方肝素软膏、冻疮膏、10%樟脑软膏,或蜂蜜猪油软膏涂于患处,并加轻揉,每日数次。

②已破溃者,可外用红霉素软膏、10%鱼石脂软膏或复方山莨

莕碱霜,每日 2 次;金黄膏每日 1 次。

(2)物理疗法:红外线光疗,每周 2～3 次;氦氖激光局部照射,每次 15 分钟,每周 2～3 次;音频电疗,每日 1 次,10 次为 1 个疗程。

2. 中医治疗

(1)辨证施治

①寒凝血滞证

主症:局部麻木,冷痛明显,肿胀结块,手足青紫,舌暗淡,苔白,脉沉涩。

治则:温经散寒养血。

方药:当归四逆汤加减。当归 12g,桂枝 9g,白芍 9g,细辛 3g,通草 6g,大枣 8 枚,炙甘草 6g。

用法:每日 1 剂,水煎分 2 次服,7 剂为 1 个疗程。

②气虚血瘀证

主症:皮损暗红漫肿,麻木,神疲乏力,少气懒言,舌淡,苔白,脉细弱,指纹色淡。

治则:益气养血通脉。

方药:黄芪桂枝五物汤。黄芪 9g,白芍 9g,桂枝 9g,生姜 6g,大枣 4 枚。

用法:每日 1 剂,水煎分 2 次服,7 剂为 1 个疗程。

(2)外治

①无溃破者,可用阳和解凝膏、红灵酒或生姜辣椒酊外搽按摩。

②有水疱者,可抽出疱液,外涂红油膏或生肌白玉膏。

③有溃烂者,用红油膏掺八二丹外敷,腐去后,可用红油膏掺生肌散或生肌玉红膏外敷。

【预　防】

(1)加强体育锻炼,尤其是手足运动。

(2)加强对冷环境的适应能力。从夏季开始,可将手足浸泡于冷水中,浸泡时间逐渐延长,水温逐渐降低。

（3）加强暴露部位的保暖,保持干燥。

（4）受冻后不宜立即热刺激。

第六节　褶　烂

褶烂又称为间擦疹、擦烂红斑,是由于皮肤皱襞处汗液积聚而潮湿,浸软的角质层与对侧摩擦而引起的病症。

【诊断要点】

1. 临床表现

（1）皮疹起初呈潮红肿胀或暗红色斑,继之浸渍糜烂、渗液。皮损范围与皱褶皮肤相一致,边界清楚。继发细菌感染时有脓性分泌物,继发真菌感染时,皮损周围有丘疹、水疱。

（2）常见于肥胖的婴儿及妇女,湿热季节多发。

（3）自觉瘙痒和剧痛。

2. 鉴别诊断

（1）湿疹:湿疹是由多种内外因素引起的瘙痒剧烈的一种皮肤炎症反应,分急性、亚急性、慢性三期。急性期具渗出倾向,慢性期则浸润、肥厚。有些病人直接表现为慢性湿疹。皮损具有多形性、对称性、瘙痒和易反复发作等特点。

（2）念珠菌性间擦疹:多见于小儿和肥胖多汗者,常累及光滑皮肤相互直接摩擦的部位,如腋窝、乳房下、腹股沟、肛周、臀沟、会阴、阴茎、脐窝等处,局部有界限清楚的、湿润的糜烂面,基底潮红,边缘附领口状鳞屑。外周常有散在红色丘疹、疱疹或脓疱。

【治　疗】　以局部治疗为主。保持局部干燥清洁,经常清洗。红斑损害可用扑粉、滑石粉。有糜烂且渗出较多时可用 3% 硼酸溶液,渗出较少时可外用 40% 氧化锌油,继发细菌感染时可外用抗生素。

【预　防】

(1)保持干燥,避免穿毛料、尼龙。

(2)洗澡后可于褶皱处扑痱子粉或滑石粉。

第七节　光线性痒疹

光线性痒疹又名夏季痒疹或夏令痒疹。病因病机未明,10％患者为特应性体质,5％～75％患者有家族史。致病光谱包括UVA、UVB及可见光。青春期前儿童多见,女性多于男性,至青春期或青春期后数年可消退。夏季加剧,冬天略有缓解。

【诊断要点】

1. 临床表现　皮损多发于两颊、鼻梁、手背等处,少数可见于四肢、臀部等非暴露部位。基本损害为红色小丘疹,可有渗出、结痂等湿疹化表现,手背处多呈苔藓样变,瘙痒较剧烈。面部皮损愈合后可留下小凹痕或线形瘢痕。本病呈持续性发病。

2. 鉴别诊断　光线性痒疹需与多形性日光疹相鉴别。后者很少在青春期前发病,无明显家族史,与日晒明显相关,呈急性、反复性、间歇性发病。

【治　疗】　本病治疗困难,避免日晒及局部应用遮光剂很少起效。局部给予糖皮质激素制剂可能有效。瘙痒时,可用西替利嗪,2～3 岁 2.5mg,3～6 岁 3.3mg,6～11 岁 5mg,每日 1 次,均为口服;亦可用烟酰胺,2～6 岁 50mg,＞6 岁 100mg,每日 3 次,均为口服。皮疹广泛可短期口服泼尼松,儿童间歇口服沙利度胺每日 50mg,对痒疹性损害有一定疗效,但因其不良反应,用时需谨慎。紫外线(PUVA)照射或窄谱 UVB 及宽谱 UVB 对某些患者可能有效。

【预　防】　避免日光照射及局部遮光剂常不能控制本病,局部外用含有遮光剂的糖皮质激素制剂可能有效。

第八章　变态反应性皮肤病

第一节　湿　疹

湿疹是一种炎症性皮肤反应,可由许多外源性和内源性因素单独作用或共同作用而引起,发病机制可能与迟发性变态反应有关。触发因素、角质形成细胞和 T 淋巴细胞的相互作用可能在大多数类型湿疹中起主要作用。临床表现多样,分急性湿疹、亚急性湿疹、慢性湿疹。慢性湿疹不易治愈,易反复发作,一般预后良好。

【诊断要点】

1. 临床表现

(1)急性湿疹:皮损呈多形性以红斑、丘疹、水疱为主,边缘不清。自觉剧烈瘙痒。好发于头面、耳后、四肢远端暴露部位及阴部、肛门等处,多对称发布。

(2)亚急性湿疹:由急性湿疹炎症减轻或不适当处理后病程较久发展而来,有急性和慢性湿疹的混合特征。皮损形态以红肿及渗出减轻,但仍可有丘疹及少量丘疱疹,皮损呈暗红色,可有少许鳞屑及轻度浸润。可有剧烈瘙痒。

(3)慢性湿疹:常因急性反复发作不愈而转为慢性湿疹;也可开始即为慢性湿疹。表现为患处皮肤粗糙、抓痕、结痂、浸润肥厚,呈苔藓样变、色素沉着,皮损多较局限,中至重度瘙痒。常见于小腿、手、足、肘窝、腘窝、外阴、肛门等处。病程不定,易复发。

2. 组织病理　急性期表现表皮细胞有浆液渗出,海绵形成,真皮血管周围淋巴细胞浸润;慢性期明显角化过度,不规则棘层肥厚和真皮乳头层胶原束增厚(彩图 8-1)。

3. 鉴别诊断

(1)接触性皮炎:有明确的接触史,临床表现为接触部位出现红斑、丘疹、水疱、糜烂、渗液等,病程呈自限性。

(2)神经性皮炎:皮损呈苔藓样变,周围有散在孤立的扁平丘疹,剧痒,好发于易受摩擦的部位,慢性经过,易于复发。

4. 辅助检查

(1)血常规检查:可有嗜酸性粒细胞增多,部分患者有血清 IgE 增高。

(2)斑贴试验有助于诊断接触性皮炎。

【治　疗】

1. 西医治疗

(1)一般治疗:去除病因及诱因,避免各种外界刺激。

(2)局部治疗:根据皮损情况选用适当剂型和药物。

①急性湿疹。无渗出时,用粉剂或洗剂为宜,如炉甘石洗剂,每日 3～4 次,可改善皮肤的血液循环,消除患处的肿胀与炎症;渗出不多者,可用氧化锌油;渗出多者,局部用生理盐水、3% 硼酸或 1:2 000～1:10 000高锰酸钾溶液冲洗、湿敷,促其炎症消退。

②亚急性湿疹。如无糜烂渗液,可用洗剂、霜剂,等有痂皮时先涂以软膏软化后再用外用药物,使药物易吸收,如糠酸莫米松软膏,每日 1 次;如少量渗出可用氧化锌糊剂,每日 2～3 次。

③慢性湿疹。应用合适的糖皮质激素霜剂、焦油类制剂或免疫调节药,如丙酸氯倍他索、他克莫司软膏、樟脑软膏等;顽固性局限性皮损可用糖皮质激素类制剂做皮损内注射。

(3)全身治疗

①抗组胺药。氯苯那敏 0.35mg/kg 或赛庚啶 0.15～0.25mg/kg,每日 1 次,口服;或氯雷他定,12 岁以上儿童 10mg,2～12 岁体重＞30kg 者 10mg,体重≤30kg 者 5mg,均每日 1 次,口服,2 岁以下及孕

妇禁用;或西替利嗪,12 岁以上儿童 10mg 每日 1 次,口服;或咪唑斯汀,12 岁以上儿童 10mg 每日 1 次,口服;小儿可用 0.2％苯海拉明糖浆 1ml/kg,分 3 次口服。

②抗生素。继发感染时,应在用抗过敏药物的同时,加用抗生素。

2.中医治疗

(1)辨证施治

①湿热浸淫证

主症:主要为急性湿疹。症见丘疱疹密集,色红,局部灼热,瘙痒剧烈,有明显渗出,浸渍成片,伴身热不扬,胸闷,纳呆,尿黄,舌红,苔黄腻,脉滑数。

治则:清热解毒,利湿止痒。

方药:龙胆泻肝汤合三妙丸加减。龙胆泻肝汤(龙胆草 3g,黄芩 9g,栀子 9g,泽泻 12g,车前子 9g,当归 3g,生地黄 9g,柴胡 6g,生甘草 6g);三妙丸加减(苍术 15g,黄柏 10g,牛膝 6g)。

用法:每日 1 剂,水煎分 2 次服,7 剂为 1 个疗程。

②脾虚湿蕴证

主症:多见于亚急性湿疹。症见皮损潮红,搔抓后糜烂渗出,伴有鳞屑,伴神疲乏力,腹胀纳呆,便溏,舌淡胖,苔白腻,脉濡缓。

治则:健脾利湿止痒。

方药:参苓白术散加减。白扁豆 9g,白术 15g,茯苓 15g,甘草 6g,桔梗 3g,莲子 6g,党参 15g,砂仁 3g,山药 9g,薏苡仁 9g。

用法:每日 1 剂,水煎分 2 次服,7 剂为 1 个疗程。

③血虚风燥证

主症:多见于慢性湿疹。症见皮损反复发作,色暗或色素沉着,或粗糙肥厚,瘙痒剧烈,遇热或肥皂水后加剧,舌淡苔白,脉细。

治则:养血祛风止痒。

方药:当归饮子加减。当归 15g,川芎 15g,白芍 15g,生地黄

15g,防风 15g,刺蒺藜 15g,荆芥 9g,何首乌 15g,黄芪 15g,甘草 6g。

用法:每日 1 剂,水煎分 2 次服,7 剂为 1 个疗程。

(2)外治

①急性湿疹,可用 10%黄柏溶液外搽;或选用苦参、地肤子、荆芥、野菊花等煎汤外洗。

②亚急性湿疹,可用三黄洗剂、3%黑豆馏油外涂。

③慢性湿疹,可用青黛膏、5%硫黄软膏、10%黑豆馏油软膏外涂。

④防风 3g,金银花 6g,地肤子 6g,白鲜皮 6g,蒲公英 9g,甘草 3g。水煎取汁,熏患处。

【预　防】

(1)去除病因及促发因素,如热水烫,暴力搔抓,以及对患者敏感的物质等。

(2)避免服用易致敏和刺激性食物,如鱼、虾、浓茶、酒、辛辣食品。

(3)保持皮肤清洁,防止皮肤感染。

(4)根据患者皮肤性质与环境情况,选择适宜的润肤品,使皮肤保持湿润。

第二节　接触性皮炎

接触性皮炎指皮肤或黏膜单次或多次接触外源性物质后,在接触部位和(或)以外的部位发生的炎症性反应。致病因素主要有动物性,如皮毛;植物性,如杧果皮、生漆(毒漆树属植物);化学性,如金属及其制品(皮革制品、服装、装饰品的镀铬层)及镍酸盐服装、装饰品、香料、染料、化妆品等,其中化学性致病多见。发病机制分为原发性刺激和变态反应型,病程呈自限性。

【诊断要点】

1. 临床表现

(1)一般起病较急,有明确的接触史,有一定潜伏期:刺激性皮炎经数分钟至数日,变态反应从数小时至数十日不等,再次接触于24~48小时发病。

(2)急性接触性皮炎的皮炎部位与接触物接触的部位基本一致,境界清楚,皮损形态单一。轻者局部为境界清楚的充血红斑,重者红肿明显并相继出现丘疹、水疱、大疱、糜烂渗出、坏死、溃疡等损害;发生于疏松组织处皮损呈弥漫性,界限不清;机体高度敏感时,可泛发全身;亚急性和慢性接触性皮炎,是在反复长期接触后发病,表现为轻度红斑、丘疹,境界不清楚,呈各型湿疹样改变,皮损轻度增生及苔藓样变。

(3)不同程度的瘙痒、灼热、甚至痛感,少数可有全身症状。

2. 鉴别诊断 接触性皮炎需与湿疹相鉴别。湿疹皮损以红斑、丘疹、水疱为主,边缘不清,皮肤粗糙、抓痕、结痂、浸润肥厚,呈苔藓样变。自觉剧烈瘙痒。

3. 辅助检查 斑贴试验对寻找过敏物有一定帮助。

【治 疗】

1. 西医治疗

(1)一般治疗:立即除去刺激物,避免再次接触。

(2)局部治疗:根据皮损特点选择适当的外用药。

①急性阶段。红斑、丘疹为主者,用洗剂、霜剂或油膏,如炉甘石洗剂、振荡洗剂、曲安奈德霜、哈西奈德霜、氟轻松霜等;也可使用含有松馏油、糠馏油、氧化锌的油膏外涂。红肿明显,伴水疱、糜烂和渗液者,可做开放性冷湿敷,湿敷溶液有3%硼酸溶液、1:2醋酸铝溶液、1:8 000高锰酸钾溶液;如有脓性分泌物者,用0.02%呋喃西林溶液或0.5%依沙吖啶溶液湿敷,时间不宜过长,通常湿敷2~3日,待渗液停止,肿胀消退后,可停止湿敷,改用霜

剂或油膏外涂。

②亚急性阶段或慢性阶段。以霜剂及油膏外用为主,可用糖皮质激素类软膏,也可用松馏油膏、氧化锌油膏等;如有脓性分泌物,可在油膏中加入抗生素。

(3)全身治疗:抗组胺类药物,如赛庚啶、苯海拉明、氯苯那敏、西替利嗪、地氯雷他定等;大剂量维生素 C 口服或静脉注射;10%葡萄糖酸钙注射液,静脉推注。

2. 中医治疗

(1)辨证施治

①风热蕴肤证

主症:起病急,皮损好发于头面部,色红,肿胀较轻,舌红,苔薄黄或薄白,脉浮数,指纹浮紫。

治则:疏风清热止痒。

方药:消风散加减。当归 6g,生地黄 6g,防风 6g,蝉蜕 6g,知母 6g,苦参 6g,胡麻仁 6g,荆芥 6g,苍术 6g,牛蒡子 6g,石膏 6g,甘草 3g,木通 3g。

用法:每日 1 剂,水煎分 2 次服,7 剂为 1 个疗程。

②热毒湿蕴证

主症:起病突然,皮损泛发,色红肿胀,上有水疱或大疱,溃破后渗出糜烂,灼热瘙痒,伴发热、口渴,舌红,苔黄,脉滑数,指纹紫红。

治则:清热解毒祛湿。

方药:龙胆泻肝汤和化斑解毒汤加减。龙胆泻肝汤(龙胆草 3g,黄芩 9g,栀子 9g,泽泻 12g,车前子 9g,当归 3g,生地黄 9g,柴胡 6g,生甘草 6g);化斑解毒汤加减(玄参 9g,知母 9g,石膏 9g,黄连 3g,升麻 9g,连翘 9g,牛蒡子 9g,甘草 3g)。

用法:每日 1 剂,水煎分 2 次服,7 剂为 1 个疗程。

③血虚风燥证

主症:病情反复,迁延不愈,皮损肥厚干燥,表面有鳞屑,或呈苔藓样变,瘙痒剧烈,可有抓痕及结痂,舌淡苔薄白,脉细弱,指纹色淡。

治则:养血祛风止痒。

方药:当归饮子加减。当归 15g,川芎 15g,白芍 12g,生地黄 15g,防风 9g,刺蒺藜 12g,荆芥 9g,何首乌 15g,黄芪 15g,甘草 6g。

用法:每日 1 剂,水煎分 2 次服,7 剂为 1 个疗程。

(2)外治

①急性期可外搽三黄洗剂或青黛散或 10%黄柏溶液湿敷。

②亚急性期可用青黛膏外涂。

③慢性期可用 3%黑豆馏油外涂。

【预　防】

(1)避免接触刺激性物质。

(2)接触刺激性物质后应尽快用流动清水冲洗。

第三节　特应性皮炎

特应性皮炎又称遗传性过敏性皮炎、IgE 皮炎、特应性湿疹,为内源性皮炎的代表病种,是一种与遗传有关的、具有严重 IgE 倾向的慢性复发性、瘙痒性、炎症性皮肤病。患儿或其家属常有哮喘、过敏性疾病(如过敏性鼻炎)及荨麻疹等病史。本病的发病原因与机制至今不明。一般认为,与遗传、环境、感染及 T 细胞亚群(Th1/Th2)比例失衡有关(彩图 8-2)。

【诊断要点】

1. 临床表现

(1)皮肤特点:皮损对称分布,好发于屈侧、颈部、眼睑、前额、面、口周、耳周、唇部、四肢关节、躯干、腕和手足背部。急性期可见红斑、丘疹、丘疱疹、渗出、糜烂、鳞屑、结痂等,慢性期可见浸润性红斑、苔藓样变、皲裂、痒感。瘙痒是本病最突出的临床症状,瘙痒常发生于皮疹出现之前,分为全身性和局限性。临床分期可分为婴儿期、儿童期、青少年期或成人早期。婴儿期亦称婴儿湿疹,表现为渗出型和干燥型。儿童期表现为湿疹型和痒疹型。青少年期或成人早期表现以慢性期为主。

(2)其他表现:色素异常、眶下褶、鱼鳞病、掌纹症、干燥症等。

2. Williams 诊断标准　确定诊断:主要标准 + 3 条或 3 条以上次要标准。

(1)主要标准:皮肤瘙痒。

(2)次要标准

①屈侧皮炎湿疹史,包括肘窝、腘窝、踝前、颈部(10 岁以下儿童包括颊部皮疹)。

②哮喘或过敏性鼻炎史(或在 4 岁以下儿童的一级亲属中有特应性疾病史)。

③近年来有全身皮肤干燥史。

④有屈侧湿疹(4 岁以下儿童面颊部、前额和四肢伸侧湿疹)。

⑤2 岁前发病(适用于 4 岁以上患儿)。

3. 实验室检查　血液嗜酸性粒细胞增加,变应原皮内试验或皮肤点刺试验可呈阳性反应,血清中总 IgE 增高和特异性 IgE 增高,抑制性 T 淋巴细胞减少。

4. 鉴别诊断　特应性皮炎需与湿疹相鉴别。湿疹皮损以红斑、丘疹、水疱为主,边缘不清,皮肤粗糙、抓痕、结痂、浸润肥厚,呈苔藓样变。自觉剧烈瘙痒,无家族遗传过敏史,无血清学异常。

【治　疗】

1. 西医治疗

(1)一般治疗:建议特应性皮炎患儿以纯棉衣物为佳,宽松柔软为宜,床上用品亦以天然棉织品为好;避免剧烈搔抓和摩擦;不宜用热水、肥皂水洗浴,浴后外涂保湿剂起到滋润作用;尽量减少生活环境中的变应原,保持居室环境凉爽、通风、清洁及合适的湿度;避免饮酒和辛辣食物,避免食入致敏食物,观察进食蛋白性食物后有无皮炎和瘙痒加重。

(2)局部治疗

①急性期或亚急性期。若有渗出,可选用2%～3%硼酸溶液或复方醋酸铝溶液湿敷。无渗出时,给患儿尽量选用中弱效糖皮质激素,或用润肤剂适当稀释糖皮质激素类乳膏,在数日内迅速控制炎症,症状控制后可过渡到钙调神经磷酸酶抑制药,但儿童宜用0.03%他克莫司软膏。也可外用炉甘石洗剂或单纯扑粉。继发感染时,外用抗微生物制剂,以1～2周为宜。

②慢性期。可用糖皮质激素制剂,如0.1%丁酸氢化可的松软膏、0.1%曲安奈德霜、曲安奈德尿素软膏;对肥厚性皮损可选用封包疗法,病情控制后停用封包,并逐渐减少激素使用次数和用量。

(3)全身治疗

①抗组胺类药物治疗,同湿疹。

②一般不宜用或少用糖皮质激素类药物,对病情严重、其他药物难以控制的患者可短期应用。

③对顽固难治的患者,可试用免疫抑制药,如环孢素、硫唑嘌呤等。以环孢素应用最多,起始剂量每日2.5～3.5 mg/kg,分2次口服,一般每日不超过5mg/kg,病情控制后可渐减少至最小量维持。用药期间需要监测血压、肾功能变化。

④免疫调节药,如胸腺素0.05～0.1mg/kg,每周2次,肌内注射;或卡介菌多糖核酸及转移因子。

(4)物理疗法:光疗适用12岁以上儿童、长波紫外线和窄波紫外线安全有效,使用较多,光疗后应注意使用润肤剂。

2. 中医治疗

(1)辨证施治

①风热夹湿证

主症:多见于婴儿期。症见皮疹以红色丘疹、斑疹和斑丘疹为主,伴有少数小水疱或丘疱疹,瘙痒明显,大便干,小便黄,舌红苔黄,脉浮数。

治则:祛风清热,利湿止痒。

方药:祛风利湿汤。防风 10g,荆芥 10g,钩藤 10g,刺蒺藜 10g,蝉蜕 6g,金银花 10g,生地黄 10g,土茯苓 10g,茵陈 10g,甘草 3g。

用法:每日 1 剂,水煎分 2 次服,7 剂为 1 个疗程。

②湿毒热盛证

主症:同湿疹,多见于儿童期。

治则:同湿疹。

方药:清热利湿解毒饮。鱼腥草 20g,紫草 10g,金银花 10g,土茯苓 20g,茵陈 20g,生地黄 10g,赤芍 10g,苦参 10g,白花蛇舌草 20g,甘草 5g。

加减:合并脓疱者,加蒲公英 10g,连翘 10 克;大便秘结者,加大黄(后下)10g。

用法:每日 1 剂,水煎分 2 次服,7 剂为 1 个疗程。

③脾虚湿困证

主症:多见于儿童期。症见皮损暗淡不红,或滋水清稀,或病久皮疹反复发作,轻度肥厚粗糙,搔抓后易滋流清水,面色萎黄,胃纳差,大便稀溏,小便清,舌淡胖苔白腻,脉缓或濡。

治则:健脾利湿止痒。

方药:参苓白术散。党参 15g,白术 12g,山药 20g,大枣 12g,苏叶 10g,陈皮 10g,薏苡仁 20g,防风 12g,茯苓 15g,甘草 3g。

加减:病情缓解期,宜重在补脾健脾,可重用党参,加黄芪。

用法:每日 1 剂,水煎分 2 次服,7 剂为 1 个疗程。

④阴虚血燥证

主症:病情日久,反复发作至成年期。症见四肢躯干皮肤干燥、肥厚、粗糙,色素加深,脱屑瘙痒,口干食少,体瘦,大便干结,舌淡红少苔,脉细弱。

治则:滋阴养血止痒。

方药:滋阴养血止痒汤。太子参 15g,玉竹 20g,淮山药 15g,麦冬 12g,乌豆衣 12g,胡麻仁 12g,蝉蜕 10g,防风 10g,甘草 3g。

(2)外治湿敷方

组方:萆薢 20g,椿根皮 10g,苦参 10g。

功效主治:清热解毒,除湿止痒。主治特应性皮炎糜烂较重的皮损。

制法用法:水煎后置凉,湿敷或外洗。

处方来源:中国中医科学院西苑医院黄尧洲主任验方。

【预 防】 寻找和避免可能的外界刺激及致敏原,避免搔抓和摩擦。注意饮食和消化功能。

第四节 药物性皮炎

药物性皮炎又称药疹,是药物通过各种途径,如注射、口服、吸入、栓剂、外用药物吸收等进入人体后引起的皮肤黏膜炎症反应。近几年,药物性皮炎发病率有逐渐上升趋势。药物性皮炎是过敏反应最常见的类型。据临床统计,抗生素、磺胺类、镇静类及解热镇痛类药物引起者占药物性皮炎的 3/4。由于药物种类繁多,药物性皮炎的表现形式可多种多样,病情轻重不一,重者累及多个系统,甚至危及生命。

【诊断要点】

1. 临床表现

(1)本病的表现形式根据药物种类和患儿个体差异而所不同,但一定都有用药史。有一定潜伏期,首次用药 4～20 日发病;已致敏者再用此药,可在数分钟至 24 小时出现症状。

(2)自觉瘙痒,可伴发热、头痛、乏力等全身症状。重者可累及全身各个系统,过敏性休克可导致死亡。

(3)药物性皮炎类型多样,各型药物性皮炎都有自己的发生规律和临床特点。固定型药物性皮炎每次发病几乎均在同一部位,一般好发于口腔和生殖器皮肤-黏膜交界处,四肢和躯干也可累及。其他药物性皮炎大部分发病急,分布对称,泛发全身和颜色鲜亮的特点。临床上死亡率较高的有重症多型红斑形药物性皮炎、大疱性表皮松解型药物性皮炎及剥脱性皮炎型药物性皮炎。

2. 鉴别诊断

(1)麻疹:麻疹是儿童最常见的急性呼吸道传染病之一,有很强的传染性,在人口密集而未普种疫苗的地区易发生流行。临床上以发热、上呼吸道炎症、眼结膜充血及皮肤出现红色斑丘疹和颊黏膜上有麻疹黏膜斑,疹退后遗留色素沉着伴糠麸样脱屑为特征。常并发呼吸道疾病(如中耳炎、喉-气管炎、肺炎等),麻疹脑炎,亚急性硬化性全脑炎等严重并发症。

(2)猩红热:多见于小儿,尤以5~15岁居多。无服药史,发病突然。A群溶血性链球菌感染引起的急性呼吸道传染病,全身中毒症状明显。其临床特征为发热、咽峡炎、全身弥漫性鲜红色皮疹和疹退后明显的脱屑。冬春之季发病为多。

3. 辅助检查

(1)实验室检查:嗜酸性粒细胞增多,白细胞总数可增多,个别情况白细胞减少。

(2)皮内试验:皮内试验准确率较高,阴性不能完全排除。药物激发试验有一定危险性,儿童多考虑用斑贴实验较为安全。

【治　疗】

1. 西医治疗

(1)一般治疗:首先停用致敏药物、可疑药物和结构类似药物,加速药物排泄,防止和治疗并发症。

(2)局部治疗:根据皮损的情况选用无刺激性外用药物和剂型。

①无渗出的皮损,可选用炉甘石洗剂。

②有渗出者,可用3‰硼酸溶液或1∶8 000高锰酸钾溶液湿敷;有糜烂面可用氧化锌油。

③有大疱时,先用无菌注射器抽吸疱液;已有化脓者,脓疱宜剪去疱壁,暴露创面。

④皮肤干燥,脱屑,可选用糖皮质激素类软膏或霜剂。

⑤注意保护创面清洁,婴幼儿尤其要防止压疮的发生。

(3)全身治疗

①轻型药物性皮炎。多数皮疹在停用致敏药物后可自愈。可给予抗组胺药、维生素C,必要时可给予小剂量泼尼松,每日1～2mg/kg,皮疹消退即可停药。

②重型药物皮疹。及早使用足量糖皮质激素,一般使用氢化可的松,每日5～10mg/kg,静脉滴注;或者地塞米松,每日5～10mg/kg,维生素C 1～2g,加入5%～10%葡萄糖注射液内,静脉滴注。

③支持疗法。防治继发感染,这是关键措施之一;加强支持疗法,维持水、电解质平衡,补充白蛋白、输血或血浆等支持疗法;加强护理及外用药物治疗。

2. 中医治疗

(1)辨证施治

①风热侵袭证

主症:发病急,皮损集中于上半身,为红斑,丘疹,风团,局部红肿明显,痒甚,可伴有发热恶寒,头痛身楚,舌红,苔薄白或薄黄,脉浮数,指纹浮紫。

治则:疏风清热解毒。

方药:消风散加减。当归6g,生地黄6g,防风6g,蝉蜕6g,知母6g,苦参6g,胡麻仁6g,荆芥6g,苍术6g,牛蒡子6g,石膏6g,甘草3g,木通3g。

用法:每日1剂,水煎分2次服,7剂为1个疗程。

②湿毒蕴肤证

主症:起病急,可有丘疹,红斑,风团,渗出,糜烂,表皮剥脱,瘙痒剧烈,伴胸闷烦躁,便秘或便溏,舌红,苔黄腻,脉滑数,指纹紫红。

治则:清热利湿解毒。

方药:萆薢渗湿汤加减。萆薢15g,薏苡仁30g,土茯苓15g,滑石15g,鱼腥草15g,牡丹皮12g,泽泻9g,通草12g,防风9g,黄柏9g,蝉蜕3g。

用法:每日1剂,水煎分2次服,7剂为1个疗程。

③热入营血证

主症:皮疹鲜红或紫红,可有血疱,瘀斑,局部灼痛,伴高热,口渴,大便干结,小便短赤,甚或神昏谵妄,舌红绛,少苔或镜面舌,脉洪数,指纹深紫。

治则:清营凉血解毒。

方药:清营汤加减。犀角(水牛角代)9g,生地黄15g,玄参9g,淡竹叶3g,麦冬9g,金银花9g,连翘6g,黄连3g,丹参6g。

加减:神昏谵妄者,可加安宫牛黄丸或紫雪丹。

用法:每日1剂,水煎分2次服,7剂为1个疗程。

④气阴两虚证

主症:见于严重药物皮疹后期,病损处大片脱屑,伴有低热,口渴咽干,气短乏力,舌红少苔,脉细数,指纹色淡。

治则:益气养阴清热。

方药:增液汤合益胃汤加减。增液汤(玄参15g,麦冬15g,生地黄15g);益胃汤加减(北沙参9g,麦冬15g,生地黄15g,冰糖3g,玉竹6g)。

用法:每日1剂,水煎分2次服,7剂为1个疗程。

(2)外治

①皮疹潮红无渗出者,可用大青叶或马齿苋煎汤外洗。

②皮疹潮红肿胀有渗出者,可用马齿苋煎汤湿敷,或青黛散调油外敷。

③有脱屑者,可用紫草油外涂。

【预　防】　药物皮疹的预防是治疗的关键。首先对于已发病的患儿自身和患儿的监护人要树立防范观念,每次看病时主动告知医生习惯用药及药物过敏史,避免滥用药物。用药期间如突然出现不明原因的瘙痒、红斑、发热等表现,要立即停用药物并密切观察。

第五节　尿布皮炎

尿布皮炎又称新生儿红臀,是由粪便中的氨生成菌在湿尿布上分解尿而产生氨,在氨的刺激下发生的炎症。在新生儿的肛门附近、臀部、会阴部等处皮肤发红,有散在斑丘疹或疱疹。

【诊断要点】

1. 临床表现　多见于婴幼儿,损害发生在尿布遮盖区;皮损为界限清楚的大片潮红斑,可有少数小丘疹,严重的可见水疱、糜烂,甚至浅溃疡。

2. 鉴别诊断　尿布皮炎需与念珠菌性间擦疹相鉴别。后者多见于小儿和肥胖多汗者,常累及光滑皮肤相互直接摩擦的部位,如腋窝、乳房下、腹股沟、肛周、臀沟、会阴、阴茎、脐窝等处,局部有界限清楚的、湿润的糜烂面,基底潮红,边缘附领口状鳞屑。外周常有散在红色丘疹、疱疹或脓疱。

【治　疗】

1. 一般治疗　保持局部干燥、清洁;排便后用温水清洗,扑粉,勤换尿布。

2. 局部治疗　红斑损害时,可外用硼酸滑石粉、氧化锌粉或炉甘石洗剂;糜烂渗液时,先用3%硼酸溶液湿敷,待渗液停止后再涂搽氧化锌油或含抗菌药物的炉甘石洗剂。

【预　防】

(1)保持局部干燥、清洁。

(2)勤换尿布。

第六节　荨麻疹

荨麻疹俗称"风疹块",是一种常见的瘙痒性过敏性皮肤病,是由于皮肤、黏膜小血管反应性扩张及渗透性增加而产生的一种局限性水肿反应。临床上以皮肤黏膜突然出现风团,发病位置不定,时隐时现,剧痒,消退后不留任何痕迹为特征。慢性者可反复发作。多数患儿不能找到确切原因,尤其慢性荨麻疹(彩图8-3)。

【诊断要点】

1. 临床表现　可分为急性荨麻疹、慢性荨麻疹及特殊类型荨麻疹。

(1)急性荨麻疹

①起病急,常有进食某种食物或者接触某些物品的病史。

②瘙痒部位出现大小不等的红色风团,可孤立分布或者扩大融合成片,呈橘皮样外观,皮损持续时间一般不超过24小时,皮损消退可不留痕迹,但新皮损可此起彼伏,不断发生。

③部分患儿累及胃肠道黏膜时,可出现恶心、呕吐、腹痛和腹泻等症状;累及喉头、支气管时,可出现呼吸困难,甚至窒息。

(2)慢性荨麻疹:全身症状轻,常可反复发作,一般持续6周以上,偶可急性发作。大多数患儿找不到病因。

(3)特殊类型荨麻疹

①皮肤划痕症。又称人工荨麻疹,表现为用手搔抓后,沿划痕出现条状隆起,伴瘙痒,不久后自行消退。无特殊治疗方法,一般持续数月或数年,常可自愈。

②寒冷性荨麻疹。分为家族性和获得性两种。前者是常染色

体显性遗传病,婴幼儿期发病,持续终生;后者较为常见,表现为遭受冷风或冷水刺激后,数分钟内接触部位出现风团或斑块状水肿,保暖后缓解。患有该病的患儿要禁食冷饮,以免引起口腔和喉头水肿。

③胆碱能性荨麻疹。多见于青年,多数由于运动、受热、情绪紧张诱发。皮损特点多为风团样小丘疹,1～3mm 大小,周围有程度不一的红晕,常散发于躯干及四肢近端,互不融合。以 1∶5 000 乙酰胆碱做皮试或划痕试验,可在注射处出现风团。

④日光性荨麻疹。较少见,表现为日光照射数分钟后在暴露部位出现荨麻疹,1 小时内消失。

⑤压力性荨麻疹。发病机制不明,压力刺激作用后 2～6 小时产生瘙痒性、烧灼样或疼痛性深部水肿。

2. 组织病理　荨麻疹的病理变化主要表现为真皮水肿,毛细血管和小血管扩张充血,淋巴管扩张和血管周围轻度炎细胞浸润。

3. 辅助检查　急性荨麻疹实验室检查示血常规有嗜酸性粒细胞增高。

4. 鉴别诊断

(1)丘疹性荨麻疹:多见于小儿,多与蚊虫叮咬有关,多在春夏季发病,好发于躯干和四肢。一般幼儿患者红肿显著,并可见大疱,常因剧痒而影响睡眠,5～10 日消退。

(2)多形性红斑:可发生于任何年龄,好发于四肢伸侧、手足背及掌跖部,亦可累及黏膜。皮损多形,如红斑、水疱、风团及丘疹。前驱症状有头痛、发热、四肢倦怠、食欲缺乏、关节和肌肉酸痛等症状。

【治　疗】

1. 西医治疗

(1)一般治疗:祛除病因,避免诱发因素。

(2)局部治疗:以止痒、安抚为主。可选用止痒液,炉甘石洗剂,或糖皮质激素类止痒乳膏。

（3）全身治疗

①抗组胺药。首选没有镇静作用的 H_1 受体拮抗药治疗。有镇静作用的第一代 H_1 受体拮抗药主要用于较严重的荨麻疹或影响儿童夜间睡眠者，可与维生素 C 联用；慢性荨麻疹主要是用抗组胺药，为防止耐药性，可酌情更换药物种类。氯雷他定，12 岁以上儿童每次 10mg，2～12 岁体重＞30kg 者，每次 10mg，体重＜30kg 者每次 5mg，均每日 1 次口服，2 岁以下禁用；或西替列嗪，12 岁以上儿童 10mg，每日 1 次，口服。

②抗交感神经药。主要用于病情严重、伴有休克、喉头水肿及呼吸困难患儿的急救。

③糖皮质激素。地塞米松 5～10mg，肌内注射或静脉注射。

2. 中医治疗

（1）辨证施治

①风寒外束证

主症：风团色淡，得温则减，遇寒加重，恶寒较甚，口淡不渴，舌淡红，苔薄白，脉浮紧，指纹淡红。

治则：疏风散寒止痒。

方药：麻黄桂枝各半汤加减。桂枝 6g，白芍 3g，生姜 3g，炙甘草 3g，麻黄 3g，杏仁 3g，大枣 4 枚。

用法：每日 1 剂，水煎分 2 次服，7 剂为 1 个疗程。

②风热袭表证

主症：风团色红，灼热，剧痒，遇冷则减，遇热加重，发热重，恶寒轻，口渴咽痛，舌红，苔薄黄或薄白，脉浮数，指纹浮紫。

治则：疏风清热止痒。

方药：消风散加减。当归 6g，生地黄 6g，防风 6g，蝉蜕 6g，知母 6g，苦参 6g，胡麻仁 6g，荆芥 6g，苍术 6g，牛蒡子 6g，石膏 6g，甘草 3g。

③胃肠湿热证

主症：大片红色风团，瘙痒剧烈，伴胃脘胀满，纳呆，或恶心呕吐,便秘或腹泻,舌红,苔黄腻,脉滑数,指纹紫红。

治则:通腑泄热,解表止痒。

方药:土茯苓茵陈汤。土茯苓 30g,茵陈 30g,金银花 15g,生山楂 10g,炒枳实 10g,厚朴 10g,连翘 10g,炙甘草 5g。

用法:每日 1 剂,水煎分 2 次服,7 剂为 1 个疗程。

④气血两虚证

主症:病情反复,迁延日久,皮疹色淡红,劳累时加重,伴神疲乏力,舌质淡,苔薄白,脉沉细,指纹色淡。

治则:益气养血,息风止痒。

方药:八珍汤加减。党参 6g,白术 10g,茯苓 9g,炙甘草 6g,熟地黄 12g,当归 12g,川芎 9g,白芍 9g。

用法:每日 1 剂,水煎分 2 次服,7 剂为 1 个疗程。

(2)外治

①苦参、芒硝、荆芥、蚕沙各 20g,煎汤外洗。

②可在神阙穴拔罐,每次 10～15 分钟,每日 1 次。

③荆芥 10g,防风 10g,蝉蜕 6g,炒刺蒺藜 10g,蜜麸炒苍术 10g,蛇床子 10g,苦参 10g,紫草 10g,土茯苓 15g,白鲜皮 10g,关黄柏 10g,地肤子 10g。水煎后熏蒸患处。适用于慢性荨麻疹。

【预 防】

(1)家中要少养猫、狗之类的宠物。避免儿童接触花粉类物质,避免在树底、草丛等处活动。

(2)注意天气变化,做好保暖工作,以免引起寒冷性荨麻疹。

(3)对食物或药物过敏引起者,禁食此类食物或药物。

第七节　丘疹性荨麻疹

丘疹性荨麻疹又称荨麻疹性苔藓、婴儿苔藓,是婴幼儿及儿童常见的过敏性皮肤病,已经证实为虫咬皮炎,流行于昆虫活动的季节。发病主要由蚊子、臭虫、蚤、虱、螨、蠓等叮咬后引起的变态反应,一般为Ⅳ型变态反应;也可能与消化障碍、某些食物及内分泌障碍有关。

【诊断要点】

1. 临床表现

(1)好发于学龄儿童、幼儿,成年人、老年人亦可发病。

(2)起病突然,为风团样损害,绿豆至花生仁大小略带纺锤形的红色风团样损害,有的可有伪足,顶端常有小水疱,有的不久便成为半球形隆起的紧张性大水疱。

(3)皮损多发于躯干、四肢伸侧,群集或散在。

(4)常有剧痒而影响睡眠。常复发,一般无全身症状。

2. 鉴别诊断 丘疹性荨麻疹需与荨麻疹相鉴别。后者为单纯性风团,此起彼伏或忽起忽消,大小不等,形态不一。

【治 疗】

1. 西医治疗

(1)局部治疗:0.5%～1%薄荷炉甘石洗剂或酚炉甘石洗剂外涂;若有继发感染,可在洗剂中酌加 0.5%依沙吖啶或 0.2%呋喃西林等,必要时口服抗生素。

(2)全身治疗:口服抗组胺药、维生素 C。

2. 中医治疗

(1)辨证施治

①风热证

主症:皮损发生于四肢,为散在性风团、丘疹,状如虫咬,痒甚,舌红,苔薄黄,脉浮数。

治则:疏风清热,宣肺止痒。

方药:银翘散加减。金银花 15g,连翘 10g,蝉蜕 3g,炒牛蒡子 6g,防风 6g,荆芥 6g,地肤子 6g,生地黄 9g,牡丹皮 6g,火麻仁 6g,蒲公英 15g。

加减:皮疹以水疱为主者,酌加车前子9g,薏苡仁9g。

用法:每日1剂,水煎分2次服,7剂为1个疗程。

②湿热证

主症:皮损多发于腰骶部,丘疱疹、水疱较多,部分搔抓糜烂,伴腹胀、纳差,或脐周疼痛,病程较长,常反复发作,舌质淡,苔白或微黄腻,脉滑数。

治则:清热化湿,疏风止痒。

方药:枳术赤豆饮加减。炒白术6g,炒枳壳6g,赤芍6g,蝉蜕3g,防风6g,茯苓6g,荆芥10g,赤小豆12g,茵陈9g,泽泻9g,生甘草6g。

加减:有感染者,加蒲公英9g,菊花9g,玄参9g;痒加重者,加苍耳子6g,地肤子10g。

用法:每日1剂,水煎分2次服,7剂为1个疗程。

③虫毒证

主症:多由昆虫叮咬引起,风团大,顶端水疱液多,有时较混浊,皮损色淡,瘙痒剧烈,伴发热,心烦,口渴,舌质淡红,舌薄黄,脉细数。

治则:清热解毒,泻心清火。

方药:解毒泻心汤加减。黄连3g,牛蒡子6g,防风6g,荆芥6g,黄芩10g,栀子10g,玄参10g,石膏9g,知母9g,灯心草4g,生甘草6g。

加减:热入营血者,加生地黄12g,紫草9g。

用法:每日1剂,水煎分2次服,7剂为1个疗程。

(2)外治

①药浴方

组方:苦参、地肤子、蛇床子各30g,百部、白芷、金银花、野菊花、黄柏、防风、干姜、甘草各20g,大黄10g,紫花地丁15g。

功效:清热解毒,疏风止痒。

用法:上药加水 3 000ml,煮沸 20 分钟,过滤加凉水至水温30℃左右,药浴,每日 1 次,连用 3～5 次。

②虫咬洗方

组方:百部 50g,白鲜皮 20g,苦参 20g,蛇床子 20g,白矾 20g。

功效:清热利湿止痒。

用法:将上药(除白矾外)用纱布包在一起,加水适量水煎,煮沸后煎 15 分钟,待温度降至温和时,加白矾溶解。用纱布蘸药液洗患处,每日 2 次,每日 1 剂。

(3)中成药(防风通圣丸)

组方:防风、荆芥穗、薄荷、麻黄、大黄、芒硝、栀子、滑石、桔梗、石膏、川芎、当归、白芍、黄芩、连翘、白术、甘草。

功效:清热解毒,解表通里。

使用方法:每次 6g,每日 2 次,口服,儿童酌减量。

【预　防】

(1)避免昆虫的叮咬,避免冷、热、风、光等刺激。

(2)避免精神过度紧张。

第九章 红斑及红斑鳞屑性皮肤病

第一节 多形性红斑

多形性红斑是一种以靶形或虹膜状红斑为典型皮损的急性炎症性皮肤病,常伴黏膜损害。病因复杂,无明显诱因,近几年发现该病与单纯疱疹病毒感染有关。多累及儿童、青年女性。春秋季易发病,病程自限性,但常复发。

【诊断要点】

1. 临床表现 起病急,前驱症状有头痛、发热、畏寒、四肢倦怠酸痛、扁桃体炎及呼吸道感染等症状。皮损呈多形性,有风团、红斑、丘疹、斑丘疹、水疱、大疱和紫癜。根据皮损状态可分为红斑-丘疹型、水疱-大疱型及重症型。

(1)红斑-丘疹型:常见,发病较轻,全身症状不重,但易复发。好发于面颈部和四肢远端伸侧皮肤。典型皮损为暗红色斑或风团样皮损,中央为青紫色或为紫癜,严重时可出现水疱,如同同心圆状靶形皮损或虹膜样皮损,融合后可形成回状或地图状。自觉瘙痒或灼热。皮损2～4周消退,可留有暂时性色素沉着。

(2)水疱-大疱型:常由红斑-丘疹型发展而来,伴全身症状。皮损常发展为浆液性水疱、大疱或血疱,周围有红晕,渗出较为严重。

(3)重症型:发病一般有前驱症状,发病急骤。皮损为水肿性红斑,迅速扩大,其上有水疱、大疱或血疱,泛发全身。多累及口鼻黏膜和眼结膜,也可累及呼吸道、消化道和生殖器黏膜。若不及时抢救,短期内可进入衰竭状态,危及生命。

2. 组织病理 主要表现为表皮有明显变性坏死,表皮下水疱,真皮上部水肿,血管扩张,红细胞外渗,血管周围以淋巴细胞浸润为主(彩图 9-1)。

3. 辅助检查 重者可有血沉增快、白细胞计数增高,蛋白尿、血尿及尿素氮增高。

4. 鉴别诊断

(1)药物皮疹:有服药史,经停药和适当处理后可消除,红斑孤立存在。

(2)冻疮:多见于冬季,多见于裸露部位和四肢,遇热自觉瘙痒。

(3)红斑狼疮病:此病多见于青年女性,儿童少见。多为面部蝶形红斑,实验室检查抗核抗体阳性、狼疮带试验和抗双链 DNA 抗体阳性等。

【治 疗】

1. 西医治疗

(1)一般治疗:积极祛除可疑病因,同时抗感染,维持内环境稳定。

(2)局部治疗:以消炎、收敛、止痒及预防感染为原则。无糜烂者,可外涂炉甘石洗剂;渗出糜烂者,可用 3% 硼酸溶液或生理盐水湿敷;局部破溃者,外用新霉素霜防止感染。

(3)全身治疗:轻者口服抗组胺药;重症病例可给予糖皮质激素和抗生素治疗,必要时静脉滴注丙种球蛋白(每日 400mg/kg,1～3 日),并给予高蛋白质饮食。

2. 中医治疗

(1)辨证施治

①寒湿阻络证

主症:多发于冬季。皮损好发于肢体末端,皮疹色暗,痒痛兼作,遇寒加重,恶风重,形寒肢冷,或有腹痛腹泻,舌淡苔白,脉濡缓,指纹浮红。

治则:温经散寒,活血通络。

方药:当归四逆汤合桂枝汤加减。当归四逆汤(当归 12g,桂枝 9g,白芍 9g,细辛 3g,通草 6g,大枣 8 枚,炙甘草 6g);桂枝汤加减(桂枝 9g,白芍 9g,生姜 9g,大枣 9g,甘草 6g)。

用法:每日 1 剂,水煎分 2 次服,7 剂为 1 个疗程。

②湿热蕴结证

主症:多发于春夏。皮损为水疱、大疱等,周围红晕明显,可有黏膜损害,痒痛显著,发热,咽痛,关节肿胀、酸痛,纳呆,恶心,舌红,苔黄腻,脉弦滑,指纹色紫。

治则:祛风解毒,清热利湿。

方药:消风散和龙胆泻肝汤加减。消风散(当归 6g,生地黄 6g,防风 6g,蝉蜕 6g,知母 6g,苦参 6g,胡麻仁 6g,荆芥 6g,苍术 6g,牛蒡子 6g,石膏 6g,甘草 3g);龙胆泻肝汤加减(龙胆草 3g,黄芩 9g,栀子 9g,泽泻 12g,车前子 9g,当归 3g,生地黄 9g,柴胡 6g,生甘草 6g)。

用法:每日 1 剂,水煎分 2 次服,7 剂为 1 个疗程。

③毒火炽盛证

主症:起病突然,全身泛发红斑,水疱,大疱,糜烂,出血,黏膜损害,高热寒战,头痛,恶心,呕吐,关节肿痛,大便秘结,小便短赤,舌红苔黄,脉洪数,指纹青紫。

治则:清热解毒凉血。

方药:清瘟败毒饮合导赤散加减。清瘟败毒饮[生石膏 15g,生地黄 9g,犀角(水牛角代)3g,黄连 3g,栀子 9g,桔梗 3g,黄芩 9g,知母 9g,赤芍 9g,玄参 9g,连翘 9g,甘草 3g,牡丹皮 9g,竹叶 6g];导赤散加减(生地黄 6g,木通 6g,生甘草梢 6g,淡竹叶 6g)。

用法:每日 1 剂,水煎分 2 次服,7 剂为 1 个疗程。

(2)外治

①红斑、丘疹、水疱、糜烂为主的皮损,可用三黄洗剂外搽;水疱、大疱破溃渗液者,可用马齿苋、黄柏煎汤湿敷。

②口腔黏膜损害者,可予蒲黄液含漱,然后用青吹口散外吹。

第二节　环形红斑

环形红斑是指一组环状、离心性扩大的红斑性皮肤病。可发于任何年龄,青少年多见。病程慢性,反复发作,好发于夏季。病因不明。

【诊断要点】

1. 临床表现

(1)好发于躯干和四肢近端,手足和面部很少累及。

(2)初起是孤立的红色丘疹,逐渐向外扩大,形成环形,中央消退或成正常皮肤,边缘上有糠秕状细小鳞屑附着。

(3)通常无自觉症状,有时有轻度瘙痒。

(4)皮损一般数周后自行消退,但可反复发作,但预后良好。

2. 组织病理　淋巴细胞、组织细胞围绕血管浸润。

3. 鉴别诊断

(1)多形性红斑:皮疹多形性,如红斑、丘疹、水疱为典型皮损。

(2)荨麻疹:为水肿性风团,瘙痒剧烈,发病多急骤。

【治　疗】

1. 西医治疗

(1)一般治疗:祛除病因,如感染、虫咬、吸入物及药物致敏。

(2)药物治疗:局部外用炉甘石洗剂或糖皮质激素类乳膏;可口服抗组胺药;红斑反复不愈者,可口服小剂量糖皮质激素类药。

2. 中医治疗　此病多为湿热证,治宜清热化湿,方用消风散加减;外用三黄洗剂。

第三节　结节性红斑

结节性红斑是一种主要累及皮下脂肪组织的血管炎症性疾病。典型表现是双下肢前侧疼痛性红色结节和斑块。好发于中青年女性,儿童少见。病因尚不明确,但与溶血性链球菌的感染关系密切。

【诊断要点】

1. 临床表现

(1)对称分布于小腿伸侧,偶可累及大腿及臀部。

(2)发疹前数天可出现上呼吸道感染、发热及关节疼痛等前驱症状。

(3)皮损为红色结节,大小不一,数目不定,局部温度升高,自觉疼痛和压痛,不破溃,2~4周自行消退,不留痕迹,但易反复发作。

2. 组织病理　特征性病变是间隔性脂膜炎。脂肪小叶间隔内水肿,红细胞外渗,血管周围中心粒细胞,淋巴细胞浸润(彩图9-2)。

3. 辅助检查　血常规检查示白细胞计数增高或正常,血沉增快。

4. 鉴别诊断

(1)硬结性红斑:此病起病缓慢,常伴结核病史,长发生在小腿屈侧,一般数目较少,可融合成块,可形成破溃。

(2)变应性皮肤血管炎:此病主要累及真皮浅层小血管及毛细血管的炎症性疾病。主要是下肢以紫癜、破溃和结节为主的多形性皮损。

【治　疗】

1. 西医治疗

(1)一般治疗:去除病因,急性期应卧床休息。

(2)药物治疗:疼痛严重者,加非甾体类解热镇痛药,如吲哚美辛、阿司匹林;重者予以糖皮质激素;有感染病灶者,可适当选用抗生素或磺胺类药。

2. 中医治疗

（1）辨证施治

①湿毒蕴结证

主症：多见于急性期。皮损颜色多鲜红,灼热,肿胀,疼痛,可伴发热,咽痛,口干口苦,下肢肌肉关节酸痛,大便干结,小便黄赤,舌红,苔黄腻,脉弦数或滑。

治则：清热凉血。

方药：四妙勇安汤加减。忍冬藤 20g,玄参 15g,当归 10g,甘草 10g,延胡索 15g,鸡血藤 15g,白鲜皮 15g,生地黄 15g。柴胡10g,丹参 20g,薏苡仁 20g,蒲公英 15g,薄盖灵芝 10g,乌梅 10g,紫草 15g,牛膝 10g。

用法：每日 1 剂,水煎分 2 次服,7 剂为 1 个疗程。

②血瘀证

主症：病程较长。皮损颜色暗红,遇寒加重,此起彼落,缠绵不愈,伴畏寒肢冷,关节疼痛,腹胀,便溏,小便清长,舌淡苔薄白,脉沉缓或迟。

治则：舒经通络。

方药：桃红四物汤加减。光桃仁 6g,熟地黄 15g,制女贞子10g,蒲公英 10g,浙贝母 10g,红花 6g,赤芍 10g,墨旱莲 15g,生丹参 10g,皂角刺 10g。

用法：每日 1 剂,水煎分 2 次服,7 剂为 1 个疗程。

（2）外治：如意金黄散调香油,外敷局部。

第四节　儿童银屑病

银屑病可见于任何年龄,儿童银屑病是儿童时期发病的银屑病,多与遗传有关。银屑病俗称"牛皮癣",是一种常见且常易复发的慢性炎症性疾病。儿童银屑病往往有很明显的家族患病史,部分儿童患病也有可能与环境因素、精神因素和免疫因素有关。反反复复,预后不良(彩图9-3)。

【诊断要点】

1. 临床表现

(1)儿童在发病前常有上呼吸道感染的前驱症状,尤其是扁桃体炎多见。一般在上呼吸道感染后2~3周,全身出现细小红疹,很快变成豌豆大小的红斑,表面出现银白色的皮屑,称为点滴状银屑病。由于发病比较突然,发展又比较快,所以也称为"发疹型银屑病"。

(2)皮损可发生在全身各处,以头皮和四肢伸侧多见。皮损表现与成年人相同。典型皮损是境界清楚、形态、大小不一的红斑,表面覆盖银白色层积性鳞屑,刮除鳞屑如同刮蜡滴,称为蜡滴现象;刮去鳞屑后可出现淡红色半透明薄膜,称为薄膜现象;再刮去薄膜可出现小出血点,称为点状出血现象。上述三种现象对银屑病具有诊断价值。

(3)如果在进行期的皮损有外伤或针孔伤常可出现新皮损,称为同形反应。在静止期皮损稳定,无新皮损出现。退行期皮损缩小或变平,炎症基本消退,原皮损期有色素沉着。若皮损在头皮,则头皮鳞屑较厚,可超过发际线,头发呈束状,但不会脱落。

(4)儿童银屑病还可导致其他并发症,如内脏肿瘤、眼结膜损害及儿童骨发育不良。

2. 组织病理 儿童银屑病以寻常型多见,镜下显示角化过度伴角化不全,角化不全的细胞间隙疏松,夹杂空气,以致肉眼下看见的是银白色鳞屑。角化不全区可见中性粒细胞构成的小脓肿(Munro微脓肿),颗粒层变薄,棘层增厚。毛细血管扩张充血,周围可见淋巴细胞、中性粒细胞浸润(彩图9-4)。

3. 鉴别诊断

(1)脂溢性皮炎:多见于青少年男性,与家庭遗传有关,皮损为边缘不清的红斑,头皮常有油脂鳞屑,束状发不明显,毛发稀疏脱落。

（2）慢性湿疹:主要与发生在屈侧的肥厚性银屑病相鉴别。湿疹多发生在屈侧,有剧痒及色素沉着,鳞屑少,往往是由于搔抓造成,局部皮肤肥厚,有苔藓样变。

（3）头癣:多见于儿童。皮损上灰白色糠状鳞屑,有断发和脱发,易查到真菌。

【治　疗】

1. 西医治疗

（1）一般治疗:本病只能近期治疗,不能防止复发。发病期禁食辛辣食物,儿童杜绝烟酒等刺激物。

（2）局部治疗:糖皮质激素类乳膏效果明显,但长期应用要防止不良反应;维A酸类乳膏、维生素 D_3 不宜用于面部和皮肤皱褶处。另外,也可选用一些角质促成药,如蒽林软膏、水杨酸软膏。

（3）全身治疗:适当补充多种维生素可以改善患儿体质;抗生素一般用于银屑病伴上呼吸道感染,可选用青霉素、头孢菌素类治疗;甲氨蝶呤抑制表皮细胞分裂,小儿口服用量为每周 $0.2\sim$ $0.4mg/kg$;维A酸类调节表皮增殖和分化及免疫功能也有一定疗效;糖皮质激素用于严重者,一般不主张用于儿童,容易出现反跳现象,应缓慢减量;免疫抑制药,一般也不主张用于儿童。

2. 中医治疗

（1）辨证施治

①血热蕴结证

主症:多见于进行期。皮损发展迅速,不断增多,多呈点滴状,色鲜红,鳞屑多,下有筛状出血点,瘙痒剧烈,口舌干燥,心烦易怒,大便干结,小便黄赤,舌红,苔薄黄,脉弦数,指纹色紫。

治则:清热凉血。

方药:消风散和犀角地黄汤加减。消风散（当归 6g,生地黄 6g,防风 6g,蝉蜕 6g,知母 6g,苦参 6g,胡麻仁 6g,荆芥 6g,苍术

6g,牛蒡子 6g,石膏 6g,甘草 3g);犀角地黄汤加减[犀角(水牛角代)3g,生地黄 24g,白芍 12g,牡丹皮 9g]。

用法:每日 1 剂,水煎分 2 次服,7 剂为 1 个疗程。

②湿毒蕴结证

主症:多见于脓疱型。皮损多发于皱褶部位,如腋窝、腹股沟等,糜烂,结痂黏厚,或掌跖脓疱、红斑、脱皮,可伴关节肿痛,下肢沉重,舌红,苔腻,脉滑。

治则:解毒利湿。

方药:萆薢渗湿汤加减。萆薢 15g,薏苡仁 15g,土茯苓 15g,滑石 15g,鱼腥草 15g,牡丹皮 12g,泽泻 12g,通草 12g,防风 12g,黄柏 6g,蝉蜕 6g。

用法:每日 1 剂,水煎分 2 次服,7 剂为 1 个疗程。

③风寒湿痹证

主症:多见于关节型。皮疹色淡,鳞屑较厚、易落,关节肿痛,活动不利,伴形寒肢冷,舌淡,苔白腻,脉濡滑。

治则:祛风散寒除湿。

方药:独活寄生汤加减。独活 9g,桑寄生 6g,细辛 6g,秦艽 6g,防风 6g,肉桂 3g,牛膝 6g,杜仲 6g,熟地黄 6g,当归 6g,川芎 6g,白芍 6g,党参 6g,茯苓 6g,甘草 6g。

用法:每日 1 剂,水煎分 2 次服,7 剂为 1 个疗程。

④火毒炽盛证

主症:全身泛发,大量脱屑,或有稠密的小脓疱,伴高热寒战,头痛口渴,大便干结,小便短赤,舌红绛,苔黄腻,脉弦数,指纹深紫。

治则:清热泻火,凉血解毒。

方药:清瘟败毒饮加减。生石膏 15g,生地黄 9g,犀角(水牛角代)3g,黄连 3g,栀子 9g,桔梗 9g,黄芩 9g,知母 9g,赤芍 9g,玄参 9g,连翘 9g,甘草 3g,牡丹皮 9g,淡竹叶 6g。

用法:每日 1 剂,水煎分 2 次服,7 剂为 1 个疗程。

⑤气滞血瘀证

主症:见于静止期或消退期。病情反复,皮疹多呈斑块,色暗红,鳞屑较厚,舌质紫暗,有瘀点,脉细涩,指纹紫滞。

治则:行气活血解毒。

方药:桃红四物汤加减。熟地黄 15g,当归 15g,白芍 9g,川芎 9g,桃仁(打碎)9g,红花 9g。

⑥血虚风燥证

主症:见于静止期,病程日久。皮损多呈淡红色斑片,鳞屑较少,皮肤干燥皲裂,伴口渴咽干,舌淡苔少,脉沉细。

治则:养血润肤,息风止痒。

方药:当归饮子加减。当归 12g,川芎 12g,白芍 12g,生地黄 12g,防风 12g,刺蒺藜 12g,荆芥 12g,何首乌 15g,黄芪 15g,甘草 6g。

用法:每日 1 剂,水煎分 2 次服,7 剂为 1 个疗程。

(2)外治

①进行期,可用黄连膏外涂。

②消退期和静止期,可用内服方药的药渣煎水浸泡皮损处。

【预 防】

(1)儿童期发病,一定要注意儿童的心理,给予正确引导,消除精神压力,创造一个良好的成长环境。

(2)少食红肉,多食新鲜蔬果,增强体质锻炼,防止病毒性感冒和精神压力对精神的刺激。

(3)一定要综合治疗,谨慎合理用药,尤其是激素类药物,易造成反弹。患儿父母要每日检查和给予患儿搽药。

第五节 白色糠疹

白色糠疹又称单纯糠疹或面部干性糠疹,是一种原因不明的慢性皮肤病,表现为边缘模糊的色素减退斑,组织病理示黑素细胞减少。有人认为,可能与特异性体质或感染因素(如糠秕孢子菌感染)有关。

【诊断要点】

1. 临床表现

(1)儿童及青少年易发,多见于颜面,尤以两颊部多见。

(2)皮损为干燥鳞屑性圆形淡红色或苍白色斑片,边界清楚,边界略高起,上附有细小鳞屑。

(3)一般无自觉症状,有时轻度瘙痒。

2. 组织病理 黑素细胞减少。

3. 鉴别诊断

(1)白癜风:是一种常见的后天性限局性或泛发性皮肤色素脱失病。由于皮肤的黑素细胞功能消失引起。全身各部位可发生,常见于指背、腕、前臂、颜面、颈项及生殖器周围等。女性外阴部亦可发生,青年妇女居多。

(2)花斑癣:是由马拉色菌感染表皮角质层引起的一种浅表真菌病。本病呈慢性,有轻度的炎症,通常无自觉症状。损害特征为散在或融合的色素减退或色素沉着斑,上有糠秕状的脱屑,好发于胸部、背部、上臂、腋下,有时也波及面部。

(3)继发性白斑:继发性白斑病也叫药物性白斑,是因药物而诱发白斑,表现为特殊的蜗纹状排列,呈各种图形,可单侧或双侧分布,活检示黑素细胞正常或减少,黑素体数目少。

【治　疗】

1. 西医治疗

(1)一般治疗:该病经过一段时间可以自愈,局部避免各种刺激。

(2)全身治疗:口服 B 族维生素和维生素 C 等。

(3)局部治疗:以润肤为主,如凡士林油、维生素 B_6 软膏、2.5%～5%硫黄软膏、海普林软膏等。

(4)物理治疗:紫外线疗法、日光浴疗法或光化学疗法。

2. 中医治疗

(1)辨证施治

①风热蕴肤证

主症:颜面可见淡红色斑片,上覆糠秕状鳞屑,微痒,舌红,苔薄,脉数。

治则:疏风清热,和胃止痒。

方药:消风散加减。荆芥、炒牛蒡子、杭菊花、浮萍、连翘、牡丹皮各6g,生地黄10g,白茅根6g,蝉蜕3g,黄芩、焦栀子各4.5g。

用法:每日1剂,水煎分2次服,7剂为1个疗程。

②脾失健运证

主症:面部淡白斑,搔之白屑,纳谷不香,胃脘不适,舌红,舌腻,脉滑。

治则:健脾和胃,佐以杀虫。

方药:香砂六君子汤加减。广木香、党参、炒白术、茯苓各10g,砂仁、荆芥、防风、槟榔、使君子各6g,蝉蜕3g。

用法:每日1剂,水煎分2次服,7剂为1个疗程。

(2)外治

①局部用药。酌情使用5%硫黄霜、大枫子油、黄连膏或雄黄膏。

②消风玉容散洗面。绿豆面90g,白菊花、白附子、白芷各30g,食盐15g,冰片1.5g。上药除冰片外,共研细末,加冰片研匀收贮,每日洗面。

第六节　硬化性萎缩性苔藓

本病又名硬皮病样扁平苔藓、白色苔藓、白点病、萎缩性慢性苔藓样皮炎,是一种病因未明的少见病,可发生于任何年龄,多见于女性。女性中约 50％病例损害局限于肛门、生殖器部位,其他病例仅他处有皮损。女性常于绝经期前后发病,但也有报道发生于 1～13 岁女性者。本病与遗传、性激素和自身免疫有关。也可能与感染、局部刺激及外伤有一定关系,女性患者青春期后可自然好转。

【诊断要点】

1. 临床表现

(1)起病隐袭,常无自觉症状,初发损害为火柴头至豌豆大小的角状粉红色丘疹,稍高起,质软,后为典型丘疹,呈瓷白色,质地坚实,逐渐平伏。

(2)损害常对称分布,好发于颈侧、锁骨上窝、胸、背上部、腹部,特别好发于脐周、腋窝、手腕屈侧,少见于口腔黏膜。

(3)好发于女性小阴唇、大阴唇、阴蒂和会阴部,有时甚至可延伸至股内侧。损害可单发于女阴,呈椭圆形香烟纸样皱缩,上有毛细血管扩张;损害边缘,特别是肛门周围损害,为象牙色萎缩性丘疹,表面伴有毛囊性角化过度角栓;晚期可出现萎缩性白斑;患者常感到剧烈瘙痒或疼痛,但有时在儿童可无自觉症状。萎缩为本病特点之一,女阴可呈大面积皱缩,阴道口可因此变狭窄。部分病例可继发癌变。发生于儿童者预后较佳,相当大一部分病例可痊愈。发生于成年人者不能根除。

(4)偶尔可发生于口腔黏膜损害,常见于颊黏膜及舌,为蓝白色斑片,有时呈网状或表浅溃疡。

2. 组织病理 表现为角化过度伴角栓,表皮突明显减少或消失伴基底细胞液化变性,真皮浅层胶原纤维早期明显水肿,后期均质化,真皮中部有炎症细胞浸润,以淋巴细胞为主。

3. 鉴别诊断

(1)萎缩性扁平苔藓:损害表现为红色或紫红色扁平丘疹,瘙痒剧烈,硬化不显著,无羊皮纸样变化,组织病理显示致密浸润在真皮上层而不在中层。

(2)女阴白斑:表现于小阴唇内侧黏膜白色斑点,扩大融合成白色斑片,不累及大阴唇外侧及肛周,大小阴唇不发生萎缩;组织病理显示颗粒层增厚,棘层不规则增生,可见角化不良细胞。

(3)点滴状硬皮病:为界限清楚的斑状或点滴状水肿硬化性损害,无多角形扁平象牙色丘疹,无毛囊角质栓。

【治　疗】

1. 西医治疗

(1)对症治疗:对瘙痒严重者,可用抗组胺药或镇静药。

(2)局部治疗:外用强效或超强效糖皮质激素,待症状缓解后改用中低效糖皮质激素。维A酸霜可用于外阴部位皮损。

(3)聚焦超声治疗或光动力治疗:应用聚焦超声治疗有效率可达94.7%。

(4)手术治疗:上述治疗无效,有不典型增生、粘连或癌变可能者,可手术切除。

2. 中医辨证施治

(1)肝郁气滞证

主症:初发为白色扁平丘疹,界限清楚,有光泽,表面有黑头粉刺样毛囊性角质栓,触之较硬,伴口苦咽干,心烦,溲赤,舌质红,苔薄黄,脉弦数。

治则:疏肝清热,凉血活血。

方药:疏肝活血汤加减。柴胡9g,陈皮6g,赤芍12g,连翘12g,紫草12g,牡丹皮12g,生地黄12g,生石膏15g,川芎9g,香附9g,板蓝根15g,蒲公英15g,生甘草6g。

用法:每日1剂,水煎分2次服,7剂为1个疗程。

(2)肝肾不足证

主症:发病日久,皮损出现羊皮纸样萎缩,融合成界限清楚的白色斑片或萎缩为略微凹陷的瘢痕,女性外阴干枯、剧痒,男性龟头和包皮干燥皱缩,伴头昏目眩,手足心热,并口渴欲饮,失眠健忘,苔剥舌红,脉细数。

治则:补益肝肾,滋阴降火。

方药:知柏地黄汤加减。知母 12g,黄柏 12g,茯苓 15g,山药 15g,生地黄 15g,牡丹皮 9g,泽泻 12g,栀子 10g,枸杞子 12g,玄参 15g,石斛 6g,甘草 3g。

加减:阴虚盛者,加女贞子 15g,墨旱莲 15g,覆盆子 9g,麦冬 9g;疹色暗淡者,加益母草 15g,丹参 15g;大便干燥者,加肉苁蓉、郁李仁各 9g,火麻仁 20g。

用法:每日 1 剂,水煎分 2 次服,7 剂为 1 个疗程。

第七节　石棉状糠疹

石棉状糠疹又称石棉状癣,是一种发生于头皮厚积的类似于石棉状的鳞屑性损害,为感染或化学性刺激、外伤所引起的一种特殊反应。好发于儿童和青壮年,预后良好。

【诊断要点】

1. 临床表现

(1)一般局限于部分头皮,亦可蔓延至全头皮甚至颈部。

(2)头皮发生厚层灰白色鳞屑,堆集如板状,状如石棉,粘着于头皮,头发因厚积鳞屑而呈束状,毛发本身不受侵犯,仅暂时性脱发。

(3)皮损基底一般无炎症,如发生湿润、渗液或继发感染时,可呈轻度潮红,并散发难闻臭味。

(4)病程缓慢,常持续多年,预后良好。

2. 组织病理　组织病理学无特殊改变,毛囊口角质增生,有时可见皮脂腺退化。

3. 鉴别诊断

(1)银屑病:头皮银屑病皮损基底炎症浸润较明显,不倾向湿润,身体他处有银屑病损害,刮屑可见薄膜反应和筛状出血点现象。

(2)白癣:早期可有丘疹小疱,鳞屑较薄,有高位断发,发干下部有白色菌鞘,真菌检查阳性,滤过性紫外线灯检查呈亮绿色荧光。

【治　疗】

1. 全身治疗　内服 B 族维生素,如有感染可用抗生素(如红霉素)。

2. 局部治疗　以清洁、抗菌及脱屑为主。

(1)局部可用酮康唑洗剂洗去鳞屑,每日外涂二硫化硒混悬液、5%~10%硫黄煤焦油软膏、5%氧化氨基汞软膏或抗生素软膏;或用复方酮康唑软膏或与硫黄软膏交替外用。

(2)有渗液者,可湿敷 1∶2 000 醋酸铝溶液或高锰酸钾 1∶20 000溶液。

【预　防】

(1)禁食辛辣食物,少吃油腻和甜食,多食蔬菜水果,保持大便通畅。

(2)局部不用刺激性强的肥皂及洗涤剂洗涤,避免机械性刺激,洗头不宜过勤。

第八节　摩擦性苔藓样疹

本病又名儿童性丘疹性皮炎,病因不明。可能与儿童在活动中频繁接触粗糙物质有关,如玩沙土、玩具等;也有认为,与日晒、病毒感染有关,但尚待实验证明。

【诊断要点】

1. 临床表现　多发生于夏季。好发于 3~12 岁儿童,男性多见。常累及手背、前臂、肘、膝等易受摩擦刺激部位,偶见累及腕、足和躯干。皮损为直径 1~3mm,多角形或圆形苔藓化小丘疹,密集成群但不融合,对称分布,呈正常皮色或淡红色,覆有细微糠秕状鳞屑。一般无自觉症状,也可轻度瘙痒。本病具有自限性。

2. 鉴别诊断 摩擦性苔藓样疹需与儿童丘疹性肢端皮炎相鉴别。后者皮损为较大而扁平丘疹,呈暗紫红色,瘙痒明显,伴有淋巴结肿大及肝脏病变。

【治　疗】 外用药物以对症治疗为主,可用糖皮质激素或焦油类制剂。

【预　防】 应避免不良刺激,减少摩擦。

第九节　光泽苔藓

本病是一种慢性原因尚未明确的丘疹性皮肤病,好发于 12 岁以下儿童。本病由 Pinkus 首先报道,多数为男性,损害主要发于阴茎。目前认为,它非结核性而系扁平苔藓的一异型。丘疹的形态、脐形凹陷、同形反应及环状排列均与扁平苔藓相似。但也有学者认为是一独立疾病。

【诊断要点】

1. 临床表现

(1)好发于 12 岁以下儿童。

(2)皮损形态为一致性针尖大至针头大小圆顶或平顶的坚实发亮的小丘疹,呈皮肤颜色或淡白色,均为孤立存在,不融合,但往往密集成群,侵犯甲部可见点状凹,纵嵴,甲板可增厚,变脆。

(3)好发部位为阴茎、颈项部、上肢屈面,也可分布于全身任何部位,偶可出现于口腔黏膜。

(4)抓后有同形反应。

(5)无任何自觉症状。

(6)病程不定,有的于数周自行消退,也可持续多年。

2. 组织病理 主要为真皮乳头体内局限球形浸润灶,其中以组织细胞、淋巴细胞为主的少数成纤维细胞、浆细胞与噬色素细胞,偶见朗汉斯巨细胞,每个浸润灶只占据一个真皮乳头体,病灶两旁的表皮突呈环抱状,虽有结核状结构,但无真正的结核结节或干酪样坏死,俗称"狮抱球"。基底细胞有时液化变性(彩图9-5)。

3. 鉴别诊断

(1)瘰疬性苔藓:丘疹与毛囊口一致,呈圆形,有成群倾向。在组织学上,虽也有球形浸润灶,但无毛细血管扩张,也很少有噬色素细胞。

(2)扁平苔藓:丘疹呈紫红色,好发于腕屈面和下肢内侧,自觉瘙痒,组织学上也较易区分,唯黏膜损害较难区分,有时两病亦可同时存在。

【治　疗】　一般认为,该病有自限性,不需治疗。但病程持久、泛发者,可局部给予糖皮质激素治疗。

第十节　玫瑰糠疹

本病为急性、病程自限性皮肤病,皮损为大小不等的圆形或椭圆形的玫瑰色斑疹,表面附有糠状鳞屑,多发生在躯干及四肢近端。男女性别无明显差异,也有报道称女性较多见。本病好发于春秋季。似乎与病毒感染相关,但至今未分离得病毒(彩图9-6)。

【诊断要点】

1. 临床表现

(1)本病多见于中青年,以10~40岁多见,春秋两季好发。

(2)常先发一母斑,1~2周后其余损害陆续成批发出。皮损为椭圆形玫瑰色的斑疹,中心略带黄色,表面附有糠秕状鳞屑。在胸背部的皮损,其长轴与皮纹平行。可伴轻至中度瘙痒。少数病例可有丘疹、风团,甚至水疱、紫癜等损害。

(3)皮损泛发,多发于躯干和四肢近端部分,偶见有局限于某一部位者,如颈、腋、股等。

(4)少数病人可有轻微先驱症状,如低热、全身不适、头痛、咽喉痛、淋巴结肿大等。

(5)病程有自限性,一般在 4～6 周自愈,少数可持续 2～6 个月,一般不复发。

2. 组织病理 表现为非特异性炎症,表面局限性角化不全及棘层轻度肥厚,有细胞内水肿及海绵形成,或有小水疱出现。真皮上部水肿及毛细血管扩张,并有密集的淋巴细胞浸润(彩图 9-7)。

3. 鉴别诊断

(1)脂溢性皮炎:可表现为玫瑰糠疹样,但无母斑,皮损发展缓慢,好发于皮脂腺旺盛处,如头皮、眉部、躯干中线部分,鳞屑较油腻,除玫瑰糠疹样损害外,尚可有小的鳞屑性毛囊性丘疹,若不治疗,皮损持续存在而不会自行消退。

(2)点滴状银屑病:基本损害为丘疹,上覆银白色鳞屑持续时间长。

(3)药物皮疹:可有玫瑰糠疹样表现,有服药史,急性发病,无母斑,皮损瘙痒,有苔藓样变倾向者提示为药疹,应详细询问服药情况。

(4)母斑需与体癣鉴别:后者常发生于躯干,边缘有鳞屑,丘疹及小水疱,呈环形或多环形,真菌镜检可找到真菌菌丝。

【治 疗】

1. 西医治疗 轻者可无自觉症状,病程有自限性,可不治疗,或一般对症治疗,如抗组胺药物内服,以及止痒的保护性药物外用,如炉甘石洗剂、樟脑霜、硫黄霜等。不宜用刺激性强的外用药,亦可内服复方青黛胶囊。

2. 中医治疗

(1)辨证施治

①风热蕴肤证

主症:起病急,皮损呈淡红色圆形或类圆形斑片,中央有细微的皮纹,表面覆盖糠秕状鳞屑,伴口渴,发热,烦躁,舌红,苔薄黄或薄白,脉浮数,指纹色紫。

治则:疏风清热止痒。

方药:消风散加减。当归6g,生地黄6g,防风6g,蝉蜕6g,知母6g,苦参6g,胡麻仁6g,荆芥6g,苍术6g,牛蒡子6g,石膏6g,甘草3g。

用法:每日1剂,水煎分2次服,7剂为1个疗程。

②风热血燥证

主症:病损范围较大,疹色鲜红或紫红,鳞屑多,痒甚,常有抓痕、血痂等,舌红少苔,脉细数。

治则:疏风清热,养血润燥。

方药:当归饮子加减。当归9g,防风9g,刺蒺藜9g,制何首乌9g,白芍12g,玄参12g,白鲜皮15g,鸡血藤30g,甘草6g。

用法:每日1剂,水煎分2次服,7剂为1个疗程。

(2)外治:三黄洗剂外搽;5%硫黄软膏外涂;蛇床子、苦参各30g,川椒、白矾各12g,煎汤外洗。

第十一节 新生儿毒性红斑

新生儿毒性红斑又名新生儿变应性红斑,或新生儿荨麻疹。是一种原因不明,发生于出生后2周内新生儿的红斑、丘疹和脓疱性暂时性皮肤病,发病率为30%～70%。

本病病因不明。有学者认为,属于速发型过敏反应,机制可能是某种变应原或母体分泌物进入新生儿体内,或是出生后非特异性接触物的机械性刺激所致;也有学者认为,是对皮脂中的刺激性物质的反应或对阴道分泌物的反应,或与病毒感染有关。

【诊断要点】

1. 临床表现

(1)本病多在出生后4日内发病,少数出生即有,最迟为出生后 2 周。

（2）通常表现为先有弥漫性暂时性红斑,随后出现坚实的基底有红晕的直径 1～3mm 淡黄或白色的丘疹和脓疱。有时出现数量不等的暗红色斑点或斑片,最大直径达 3cm,形状不规则,偶可融合成大片,红斑压之可褪色。

（3）好发于臀、背、肩等受压处,除掌跖外,全身皮肤均可累及。

（4）皮损可在数小时后消退,但可成批反复出现。不伴有全身症状,也无瘙痒,病程自限,7～10 日自愈,复发罕见。

2. 辅助检查 约 2/3 患儿外周血嗜酸性粒细胞增高达 5%。脓疱液细菌培养为阴性,内容物为大量嗜酸性粒细胞。

3. 组织病理 红斑处真皮上部轻度水肿,血管周围有少量嗜酸性粒细胞、中性粒细胞和单核细胞浸润。丘疹性损害示组织显著水肿和较多嗜酸性粒细胞浸润,脓疱位于角层下,或在表皮的毛孔或汗孔内,其内为大量嗜酸性粒细胞。

4. 鉴别诊断 新生儿毒性红斑需与葡萄球菌性脓皮病相鉴别。后者脓疱群集于四肢屈面,疱液细胞以中性粒细胞为主,细菌培养阳性。

【治 疗】 本病病程自限,不伴有全身症状,常无并发症,不具传染性。红斑处单纯扑粉或外用炉甘石洗剂即可。发疹期间应注意保暖,防止热能从皮肤过度散失。

第十二节 线状苔藓

线状苔藓又名带状皮病、苔藓样营养神经病,为良性多发性自限性常见儿童皮肤病。依据其典型的临床表现易于诊断。多在 3～10 岁发病,很少发生于婴儿、青春期及成年人。女性比男性患病率高 1～2 倍。病因不明。

【诊断要点】

1. 临床表现

(1)初起为疏散分布、小的、平顶多角形丘疹,粉红色或红色,覆有灰白色鳞屑,数日后皮损融合成单侧性线条状排列,沿整个肢体伸展,甚至沿及躯干部,可连续或中断。在某些部位,如臀部可扩展呈斑片,宽达数厘米,初为淡红色,后为暗红色,一般不呈紫色。肤色较深的患者身上表现为相对的色素减退。

(2)损害依次见于下肢、上肢和躯干,偶见有一条以上的损害,或双侧性损害。

(3)甲变化少见,表现为甲板条纹、纵嵴、甲营养不良、远端甲脱离等。

(4)本病于数日或数周内发展至顶峰,病程有自限性,多数病例在 3 个月内消退。一般无自觉症状,偶有瘙痒。

2. 组织病理　主要为真皮乳头下血管周围又致密的淋巴细胞和组织细胞浸润。皮肤附件周围的浸润可导致毛囊或皮脂腺破坏。表皮的变化显示继发性,通常为棘层增厚和角化不全,细胞内和细胞间水肿。在粒层和角层中可见有少数角化不良细胞,类似毛囊角化病中所见的圆形细胞,但形状较小。电镜检查示内胞质几乎完全自溶。淋巴细胞可侵入表皮中(彩图 9-8)。

3. 鉴别诊断

(1)线状痣:呈疣状,常为色素沉着,出现较早而持续不退。

(2)带状扁平苔藓:较痒,好发于成年人,在其他部位尚可有扁平苔藓损害,中央常有脐窝,表面可有 Wickham 纹,典型损害呈紫色。组织病理也不同,线状苔藓的浸润更呈血管性,真皮上部浸润和表皮变化更呈斑点状,且常有角化不良细胞可见。

(3)带状银屑病:他处尚有银屑病损害,临床表现不同。

(4)带状神经性皮炎:较痒,持续时间较长,在其他部位尚可见有神经性皮炎损害。

【治　疗】　大多数病例可自行消退,无须处理。有症状或持续不退者,可对症治疗,使用糖皮质激素类和维生素 A 软膏等。

第十三节　小棘苔藓

小棘苔藓又名小棘毛发苔藓、小棘角化病,是以成片的毛囊性丘疹伴中央角质性纤维状突起为特征的皮肤病。病因尚不清楚,可能与遗传有关,属常染色体显性遗传。因部分患者用维生素 A 治疗有效,故认为该病可能与维生素 A 缺乏有关。

【诊断要点】

1. 临床表现

(1)本病主要见于儿童,男性多于女性,好发于颈、臀、股、腹、腘窝、臂伸侧等处,对称性分布。

(2)损害为针头大小的毛囊性丘疹,初起可为淡红色,通常表现为肤色,丘疹中央有一根纤维状角质小棘突起,丘疹密集不融合,可呈圆形、卵圆形或不规则形簇集分布。

(3)无自觉症状或可有轻微痒感。

(4)病程慢性,一般经过数月自行消退,少数皮损长久不退,致使病程迁延。

2. 组织病理　表皮角化过度,毛囊口扩大,毛囊中央有角栓形成,毛囊周围有轻度淋巴细胞浸润。

3. 鉴别诊断

(1)毛周角化症:起病于儿童或青春期,皮损为淡褐色针头大丘疹,有毛囊性角质栓,不如小棘苔藓突起明显,稀疏散在分布,不密集成片,主要分布于四肢伸侧。

(2)毛发红糠疹:儿童、成年人均可发病,损害为边缘清楚的红斑鳞屑性斑片和圆锥形毛囊角化性丘疹,有角栓及头皮脂溢性皮炎样表现,常伴掌跖角化过度。

【治　疗】

1. 局部治疗　患处外用5％硫黄水杨酸软膏或用0.025％维A酸软膏,可软化角质,促进角栓消退。

2. 全身治疗　口服维生素A可改善皮肤角化过度,一般儿童用量为每日2.5万～5万U;婴幼儿对该药较为敏感,一般每日0.5万～2.5万U;新生儿每日0.1万～0.15万U。

第十四节　小儿丘疹性肢端皮炎

本病是以面部、四肢出现无瘙痒性红斑丘疹,伴发浅表淋巴结肿大及急性肝炎为特征的一组综合病征,无黄疸型肝炎。有学者认为,本病与HBsAg阳性有关。

【诊断要点】

1. 临床表现

(1)发病年龄为6个月至15岁,以2～6岁儿童居多。

(2)好发于四肢远端伸侧,躯干少见。皮损对称性分布,呈播散性,互不融合,在易受刺激的肘部、膝部、手背及足背,皮损有时融合呈线状排列。

(3)全身浅表淋巴结肿大,不痛,于腋窝、腹股沟处明显,可持续2～3个月有轻度发热。

(4)一般在皮疹同时或皮疹后1～2周发生肝炎,表现为肝大、肝功能异常,但无压痛或自觉症状。

2. 组织病理　表皮有轻、中度棘层肥厚和过度角化。真皮上部水肿,毛细血管扩张,周围有淋巴细胞及组织细胞浸润。淋巴结内有严重的弥漫性网织细胞增生。

3. 辅助检查　丙氨酸氨基转移酶(ALT)、天门冬氨酸氨基转移酶(AST)增高,血清HBsAg阳性。

4. Gianotti诊断标准　面部、四肢无瘙痒的红斑丘疹,持续

20～25 日,不复发;浅表性淋巴结肿大;急性无黄疸性肝炎至少持续 2 个月,亦可迁延至数月或数年;皮疹发生后数月血清 HBsAg 阳性。

5. 鉴别诊断

(1)与其他发疹性疾病相鉴别:见病毒性发疹性疾病。

(2)发疹性药疹:为药物过敏反应,多有服用药物史,多见于成年人,皮疹似麻疹样或猩红热样,对称性、向心性分布,以躯干部为多。不伴急性肝炎,可并发中毒性肝炎。

(3)传染性单核细胞增多症:本病起病急缓不一,常有咽痛、高热,皮疹呈现多形性。常在患病后数日出疹,好发于躯干及前臂伸侧,黏膜有特征性针尖大瘀点或出血点,血有异型淋巴细胞,嗜异性抗体滴度 1∶160 以上。

【治　疗】　有一定的自限性。仅对症治疗,可外用糖皮质激素制剂,如丁酸氢化可的松乳膏、炉甘石洗剂或润滑剂,如尿素软膏。血清 HBsAg 阳性者,可口服阿昔洛韦。

第十章　大疱性皮肤病

第一节　幼年类天疱疮

　　类天疱疮是一种获得性自身免疫性大疱性皮肤病。本病好发于老年人,尤其多见于 60 岁以上的老年人,儿童少见。幼年型类天疱疮,50％的病例发病年龄在 5 岁以下,偶尔也见于出生仅数周的婴儿。类天疱疮抗原(BPAG)有两种:一种主要抗原为 BPAG1,位于基底细胞内半桥粒附着斑处,为高分子量的多肽,由 6 号染色体短臂基因编码,其双螺旋结构中螺旋柱的 C-末端是抗体结合部位,亦是自体凝集反应及与中间细丝相互作用的区域;第二种次要抗原为 BPAG2,是低分子量(180kD)的跨膜结构蛋白,由 10 号染色体长臂编码。目前认为,相对于抗原,抗体也有两种:主要为 IgG,分别为抗 BPAG1、抗 BPAG2 的抗体。两种抗体间存在性别差异。自身抗原与抗体结合后激活细胞引起炎症级联反应,吸引白细胞、肥大细胞和嗜酸性粒细胞聚集,并释放细胞因子及黏附因子等炎性介质和溶酶体酶、蛋白水解酶等,溶解靶抗原,破坏半桥粒导致水疱形成。目前公认的类天疱疮的临床类型有:局限型类天疱疮,汗疱疹样类天疱疮,小疱型类天疱疮,增殖型类天疱疮,结节型类天疱疮,红皮病型类天疱疮。

【诊断要点】

1. 临床表现

　　(1)急性起病,初次发作的皮损较复发的严重,皮损与成年人大疱性类天疱疮相似,在正常皮肤或红斑基础上,突然发生成批水疱,直径 $1\sim 2cm$,呈半球形,疱壁紧张,疱液澄清或为出血性,久之因纤维蛋白凝固混浊呈胶样,尼氏征阴性。

(2)疱疹反复发作,融合及扩展,常形成环状或多环状的外形。水疱破裂后糜烂面不扩大且愈合较快,也可表面结薄痂呈脓疱疮样,偶为湿疹样表现,痊愈后常留有色素沉着,罕见瘢痕。

(3)疱疹无集簇倾向,好发于四肢屈侧、腋下、腹股沟和下腹部等处,部分患者可有黏膜损害,多在皮疹泛发期或疾病后期发生,也表现为完整的大疱。肛周、阴道、食管黏膜亦可受累。幼年型类天疱疮黏膜损害较成年患者更为常见,症状也较严重。

(4)本病为慢性病程,复发和缓解交替,持续 $3\sim 4$ 年可自行缓解。

2. 组织病理　表皮下大疱,疱内含有嗜酸性粒细胞、中性粒细胞、淋巴细胞,偶见乳头微脓疡,主要为嗜酸性粒细胞组成。红斑性皮损血管周围有明显的炎细胞浸润,浸润细胞主要为嗜酸性粒细胞、中性粒细胞及淋巴细胞。

3. 辅助检查

(1)免疫荧光:直接免疫荧光检查,基底膜带有 90% 的患者可见 IgG,100% 的患者见到补体 C3 呈线状沉积,也可有 C1q、C4、B 因子和备解素沉积;间接免疫荧光检查,在活动性患者血清中可检测出抗正常人基底膜抗体。

(2)电子显微镜:电镜下可见表皮下基底膜透明板分离。

4. 鉴别诊断

(1)线状 IgG 大疱性皮病(LABD):类天疱疮和线状 IgG 大疱性皮病在临床表现上难以鉴别,主要依靠免疫病理检查方能确诊。线状 IgG 大疱性皮病的直接免疫荧光为 IgA 呈线状沉积于基底膜区。

(2)幼年型疱疹样皮炎:此病为多形性皮疹,水疱成群排列,对称分布,剧烈瘙痒,多伴有谷胶敏感性肠病,病理检查见真皮乳头有颗粒状 IgA 和 C3 沉积,控制谷胶摄入后,皮疹及肠道病变均能改善。

(3)遗传性大疱性表皮松解症:皮疹的特点为皮肤在受到轻微摩擦或碰撞后出现水疱及血疱,好发于肢端和四肢关节的伸侧。

【治　疗】

1. 糖皮质激素　糖皮质激素为首选药物,通常推荐量为泼尼松每日 0.5～1mg/kg,在控制病情后维持起始量 2 周再逐渐减量,每 2 周减量 15%,总疗程约 1 年。

2. 免疫抑制药　一些传统的免疫抑制药(如硫唑嘌呤等)已被证实治疗类天疱疮有效,但治疗的同时伴有很多不良反应,尤其是儿童。在用药期间,应 1～2 周检查白细胞 1 次。硫唑嘌呤每日 1.5～3mg/kg,分 2 次口服,用药 8 周无效即停用。维持量为每日 0.5mg/kg。白细胞减少、肝肾功能损害者忌用。

3. 氨苯砜　每日 2mg/kg,一般不超过 25mg,每日 2 次,口服。

4. 血浆置换疗法　此法能降低体内致病性自身抗体水平,但其机制尚未阐明。

5. 静脉内注射免疫球蛋白　有学者认为,免疫球蛋白是治疗 BP 的有前景的药物,特别是对常规治疗无效的患者。

6. 外用糖皮质激素　对局限性及轻中度类天疱疮有效,多与系统治疗联合使用。

第二节　幼年型疱疹样皮炎

疱疹样皮炎是一种慢性复发性皮肤病,皮疹以水疱为主,呈多形性,集簇分布,瘙痒剧烈。患者常伴谷胶过敏性肠病,但临床可无明显消化道症状。本病多见于 HLA-B8、HLA-DR8 和 HLA-DQw8,可伴有各种不同的自身免疫性疾病。谷胶过敏性肠病患者摄入的谷胶或蛋白质产生的 IgA 抗谷胶抗体或特异性抗体,能与皮肤的正常或异常组织抗原分子结合,形成抗原抗体免疫复合物,并通过补体替代途径激活补体系统,导致中性粒细胞聚集及其蛋白酶的释放,引起真皮乳头胶原溶解,最终导致表皮水疱的形成。

【诊断要点】

1. 临床表现

(1)基本损害为群集性水疱、红斑性丘疹及荨麻疹样风团。水疱疱壁紧张饱满,疱液清澈,直径 5~20mm,尼氏征阴性。皮损常集簇成群,或排列成环状、匐行性。

(2)好发于面、躯干、骶部、四肢伸侧和掌跖。

(3)病程长,皮疹反复出现和消退,退后可留明显的色素沉着和色素减退。

(4)患儿一般情况好,无发热等全身症状,自觉瘙痒,有时感烧灼或疼痛。

2. 组织病理 表皮下水疱,早期水疱呈多房性,36 小时后可为单房性,最重要的病理特征为真皮乳头层可见由中性粒细胞组成的微脓疡,其间或可混杂噬伊红细胞。偶见血管炎细胞。

3. 辅助检查

(1)免疫荧光:直接免疫荧光检查,皮损区域或周围未受累皮肤,真皮乳头层顶端有 IgA 和补体 C3 呈颗粒状沉积。偶见 IgM 和 IgG 沉积。

(2)电镜观察发现基板和真皮之间有裂隙,基板被破坏。免疫电镜发现在紧贴基板下方有 IgA 沉积,并与锚丝纤维结合,部分 IgA 可沉积在透明板内。

(3)血液中嗜酸性粒细胞常增高,分离计数可高达 0.4。

(4)用 2%~50%碘化钾软膏做斑贴试验,多数患者 24 小时内局部出现红斑、水疱,阳性结果有助于诊断。氟、氯、溴元素做贴斑试验有同样作用。

(5)谷胶敏感性肠病患者,90%有 IgA 抗肌内膜抗体,36%患者有抗网状纤维抗体 IgG,2/3 患者有抗麦角蛋白抗体,在未限制谷胶食物时,其阳性率和滴度均增高,无谷胶食物后则会消失。

(6)白细胞 HLA 测定发现,HLA-B8、HLA-DR3 和 HLA-DQW2 阳性率比正常人明显增高。

4. 鉴别诊断　需与天疱疮、类天疱疮、多形红斑和大疱性表皮松解症相鉴别。

【治　疗】

1. 一般治疗　避免服用含有碘和溴剂的药物和食物(如紫菜和海带)等。

2. 局部治疗　以止痒、消炎和预防继发感染为主。

3. 全身治疗

(1)氨苯砜:是治疗本病的首选有效药物,每日 2mg/kg,在服药数小时至数日症状即迅速改善,也常以此疗效作为本病的诊断根据之一。应用砜类药物时,要定期检查血常规(血红蛋白),警惕发生溶血性贫血,并应选用最小剂量,这在儿童患者尤为重要。一般不超每次 25mg,每日 2 次。

(2)砜类药物不显著者,可应用磺胺吡啶,每次 0.25g,每日 2 次,或加服泼尼松治疗。

(3)抗组胺药对止痒、控制症状有益。

第三节　儿童线状 IgA 大疱性皮病

儿童线状 IgA 大疱性皮病,也可称为儿童良性慢性大疱性皮肤病,临床上较为少见,发生于学龄前儿童,临床表现类似于幼年型疱疹样皮炎或类天疱疮,目前视为一种独立疾病。病因和发病机制尚未明了。许多文献报道称,与自身免疫性疾病、胃肠道疾病、恶性肿瘤、感染和药物有密切关系。

【诊断要点】

1. 临床表现

(1)主要发病年龄为 12 岁以内的儿童,常在 10 岁前发病,学龄前儿童多见。女性发病率多见于男性。

(2)起病急,往往突然感觉瘙痒,并在正常皮肤或红斑上出现内含浆液或血液的张力性大疱,尼氏征阴性。皮疹有群集倾向,边缘以小疱或丘疹,形成"领圈样"改变,水疱形成时间长,破裂后迅速愈合,留有色素沉着,无瘢痕形成。

(3)皮损好发部位为躯干下部、腹股沟、大腿内侧和外生殖器,以股内侧和臀部为最多。面部损害多集中在口周。四肢皮疹不以关节伸面为主,可与疱疹样皮炎相鉴别。

(4)本病周期性发作与缓解,起病从数月至 2 年可自行消退,一般不会迁延至青春期。

2. 组织病理 表皮下水疱,真皮乳头水肿。真皮乳头可见嗜酸性粒细胞和嗜中性粒细胞浸润,或为混合炎细胞浸润,组织学表现可为疱疹样皮炎样或类天疱疮样病理改变(彩图 10-1)。

3. 辅助检查

(1)免疫荧光:直接免疫荧光检查,病变皮肤基底膜带有 IgA 和补体 C3 呈均质线状沉积,有重要意义;间接免疫荧光检查,60％患者血清中可测到循环 IgA 抗基底膜抗体。

(2)免疫电镜观察发现,IgA 同时沉积在透明板和致密板下呈线形,形成两条不相交的平行线状。

4. 鉴别诊断

(1)疱疹样皮炎:皮疹对称性分布,瘙痒剧烈,常有谷胶敏感性肠病。直接免疫荧光真皮乳头有颗粒状 IgA 沉积。

(2)大疱性类天疱疮:表皮基底膜带为 IgG,呈线状沉积,而不是 IgA;循环抗基底膜带抗体为 IgG,而不是 IgA。

【治　疗】 本病为自限性,多在发病 2 年内缓解,极少数病人偶可持续到青春期,但症状与初发时相比逐渐减轻。可选择如下治疗。

1. 口服药物

(1)氨苯砜(DDS)每日 2mg/kg,对本病有效,多数患者应用 DDS 数日即可控制皮损;或与小剂量糖皮质激素联合应用。

(2)磺胺吡啶每日 2.5~3g 也有效。

(3)疗效不显著者,可加用糖皮质激素,如泼尼松每日 1~2mg/kg。

2. 局部用药　可外用糖皮质激素霜。

第四节　婴儿肢端脓疱疮

本病病因不明,为一种发生于婴儿四肢的无菌性脓疱疮(彩图 10-2)。

【诊断要点】

1. 临床表现

(1)本病好发于 2~10 个月婴儿,男性多见。

(2)好发部位为掌跖、手足背、腕部、踝部等四肢远端。

(3)初起为针头大小红色丘疹,1~2 日发展为小疱疮,伴瘙痒,历时 1~2 周,脓疱干枯,褐色痂皮脱落后缓解,数周后可复发。冬重夏轻,脓液细菌培养阴性。

2. 组织病理　组织病理示脓疱位于角层下或表皮内,疱内有较多中性粒细胞及凝固的浆液,疱底棘层受压萎缩。真皮乳头水肿,血管周围有淋巴细胞及少量中性粒细胞及嗜酸性粒细胞浸润。

3. 鉴别诊断　本病应与汗疱疹、新生儿一过性脓疱性黑变病、掌跖脓疱病相鉴别。

【治　疗】　本病可口服抗组胺药对症处理,保持局部干燥,预防感染。一定年龄可自行缓解。必要时可在医师指导下给予氨苯砜,每日 1mg/kg,1~2 日即可奏效。

第十一章　瘙痒性皮肤病

第一节　小儿痒疹

　　小儿痒疹又称 Hebra 痒疹或早发性痒疹,是一种急性或慢性炎症性皮肤病,以风团样丘疹、苔藓样结节和继发性丘疹、瘙痒剧烈为特征。本病的原因不明,多认为以变态反应为主,有的患儿有家族过敏史。有的患儿有丘疹性荨麻疹病史,则痒疹与昆虫叮咬有关。营养不良及卫生条件差易患本病,营养、卫生条件改善后可自行痊愈。也有的学者认为,本病是外界致敏性接触物,日光,食物及药物的过敏所致。此外,内分泌的变化、消化系统功能障碍、遗传、病灶的感染、体内的恶性肿瘤、神经精神因素等,都可能与本病的发生有关。

【诊断要点】

1. 临床表现

　　(1)多发于 3 岁以前的儿童,特别是 1 周岁婴儿。

　　(2)好发于四肢伸侧,但背部、臀部、头面部等均可发生,严重者可泛发全身。皮损开始多为红色丘疹、丘疱疹,粟粒至绿豆大小,也可以是风团或丘疹样荨麻疹样皮疹,反复发作,逐渐扩散至全身,以后风团样皮损消退,转变为孤立、肤色质硬丘疹。自觉瘙痒剧烈,由于反复搔抓,皮疹表面常有剥脱、血痂,皮肤粗厚,苔藓样变,色素沉着和继发感染。

　　(3)本病常有腋窝与腹股沟处淋巴结肿大。因慢性经过,患儿可出现失眠、烦躁不安、消瘦,严重影响其生活质量。少数患儿一直延续至成年。

2. 组织病理 表皮角化不全和轻度角化过度,棘层肥厚,偶有海绵形成及小水疱,真皮上部结缔组织水肿,血管周围有淋巴细胞等炎症细胞浸润。

3. 鉴别诊断

(1)丘疹性荨麻疹:春秋季节发病多,病程短,皮损呈梭形的红色水肿性丘疹,中央可有小水疱,非对称性分布,不伴有腹股沟淋巴结肿大。

(2)疥疮:无一定发病年龄,好发于皮肤薄嫩处,如大腿内侧、腋窝下、手指缝、乳房、小腹部、会阴部、生殖器部位等,常出现粟米大小的丘疹或丘疱疹。夜间瘙痒加剧,有传染性,镜下可查到疥虫。

(3)疱疹样皮炎:是一种较为少见的大疱性皮肤病,皮疹形态多样,在荧光显微镜下可见患者的皮损和正常皮肤真皮层有颗粒状免疫物质沉积。

【治 疗】

1. 西医治疗

(1)一般治疗:尽可能寻找和祛除致病因素,避免不良刺激,注意改善个人卫生状况(如勤洗澡、勤换衣物、床单被褥勤晾晒),远离猫狗等小动物,少去虫多的草地、沙坑等处以防止虫咬。对营养不良者加强营养,保证患儿充足的休息同时嘱乳母在此期间禁食敏感饮食如鱼虾等易致敏及油腻食物,合理喂养婴幼儿,避免环境过潮过湿、保持干燥、空气流畅。对有胃肠功能失调症状者应该尽早纠正。

(2)局部治疗:止痒、消炎为主。炉甘石洗剂外用,每日2～3次;或糖皮质激素制剂(如糠酸莫米松,每日1次),具有抗过敏、止痒及减少渗出的作用;5%～10%煤焦油软膏。

(3)全身治疗:根据病情酌情选用抗组胺药、钙剂、维生素C、B族维生素等,对于有精神因素的患儿,可适当给予镇静类药物。

(4)物理治疗:可在睡前行全身浴(如硫黄浴、焦油浴)可缓解瘙痒,每周2～3次;另外有文献表明,还可在糠酸莫米松乳膏和莫匹罗星软膏以 1:1 的比例混合外涂同时应用的同时,用红外线光谱照射治疗,每日 1 次,连续 2 周,取得良好效果,并且复发率低。

2. 中医治疗

(1)辨证施治

①血虚风燥证

主症:反复发作,剧烈瘙痒,有抓痕、血痂、色素沉着、苔藓样变,舌质红,脉细涩。

治则:养血祛风润燥。

方药:生地黄 15g,白芍 9g,当归 12g,白僵蚕 9g,鸡血藤 15g,白鲜皮 9g,刺蒺藜 9g,珍珠母(先煎)15g,黄柏 12g,甘草 6g。

加减:兼气虚表现者,加黄芪 15g,党参 9g;大便秘结者,加生大黄 3g。

用法:每日 1 剂,水煎分 2 次服,7 剂为 1 个疗程。

②风热夹湿证

主症:发病急,风团性丘疹色淡红或黄褐色,质较硬,剧烈瘙痒,苔薄白,脉浮数。

治则:祛风清热。

方药:牛蒡子 9g,荆芥 9g,蝉蜕 6g,桑叶 6g,白鲜皮 9g,连翘 12g,茵陈 9g,车前子(包)9g,黄芩 10g,蒲公英 12g,刺蒺藜 9g,土茯苓 9g。

加减:湿象重者,加茯苓 10g,黄柏 10g;痒甚者,加蛇床子 15g,地肤子 15g;瘙痒反复难愈者,加乌梢蛇 6g;伴发热、咽痛者,加金银花 15g。

用法:每日 1 剂,水煎分 2 次服,7 剂为 1 个疗程。

(2)外治

①金银花洗剂

组方:金银花、蒲公英、紫花地丁、白鲜皮、黄柏、马齿苋各 20g。

功效主治:用于治急性期红色斑丘疹或丘疱疹、剧烈瘙痒者,疗效明显。

制法用法:煎水取汁适量,待温时外洗患处,每日1～2次。

②百部洗剂

组方:百部30g,地榆30g,马齿苋30g,蛇床子20g。

功效主治:清热燥湿止痒。用于痒疹。

制法用法:煎水外洗,每日2次。

③刺蒺藜洗剂

组方:刺蒺藜30g,皂角刺50g。

功效主治:祛风止痒。用于痒疹。

制法用法:水煎外洗,每日1次。

(3)中成药处方:湿毒清胶囊。

组方:地黄、当归、蝉蜕、丹参、黄芩、土茯苓、白鲜皮、苦参、甘草。

功效主治:养血润燥,化湿解毒,祛湿止痒。用于痒疹。

使用方法:每次4粒,每日3次,口服,儿童酌减。

第二节　瘙痒症

瘙痒症是一种自觉瘙痒而临床上无原发性皮肤损害的皮肤病。其发生原因比较复杂,致病因素包括内因或外因。内因多导致全身性瘙痒症,与某些疾病有关,如糖尿病、肝病、肾病、肠道寄生虫、网状细胞增多症、自身免疫病、内脏肿瘤、神经精神性瘙痒等;小儿患者多与外界因素刺激有关而导致局限性瘙痒症,如寒冷,温热,季节,生活习惯(使用碱性过强的肥皂、穿着毛衣或化纤织物等),摩擦刺激,皮肤干燥等。此外,全身内在因素亦可引起局限性皮肤瘙痒症。其发病机制尚不确切。

【诊断要点】

1. 临床表现

(1)全身性瘙痒症:患者全身各处皆有痒的感觉,但不是全身同时发痒,往往局限于一处,继而扩展至全身。多为阵发性,常在情绪变化、进食辛辣食物、睡前及气候变化后诱发,以夜间为重。发痒的程度不尽相同,严重者常搔抓至出血疼痛,痒觉才暂时减轻,因发痒影响睡眠。发作时无原发性皮肤损害,由于剧烈瘙痒,不断搔抓,可以出现抓痕、血痂或条状的抓伤,有时有湿疹样改变、苔藓样变或色素沉着等继发性皮肤损害。抓伤的皮肤也容易感染而发生疖肿、毛囊炎、脓疱疮、淋巴管炎等。患儿常伴精神委靡、食欲缺乏等症状。

(2)局限性瘙痒症:多局限于身体某些部位,也可数处同时发生。小儿好发背部,也见于肛周、阴囊及女阴、头皮、小腿、外耳道等处。儿童肛门瘙痒症一般是由蛲虫病引起。由于经常搔抓,局部皮肤可有浸润肥厚、皲裂、浸渍、湿疹样改变及苔藓样变等继发损害。

2. 鉴别诊断

(1)疥疮:好发于指间、腕部、腹股沟等皮肤柔嫩部位,常有家庭成员同时发病史,虽然也有夜间剧烈皮肤瘙痒,但皮损为丘疹、丘疱疹、隧道及阴囊、阴茎、大阴唇的结节,局部可找到疥虫。

(2)阴囊湿疹:有时很难鉴别,仔细追问病史,可有急性湿疹的过程,可见丘疹、丘疱疹、水疱、渗出等多形性原发皮肤损害,苔藓化不甚明显。

【治　疗】

1. 西医治疗

(1)一般治疗:忌用热水烫洗,忌食刺激性饮食和药物;避免搔抓、摩擦、精神紧张;保持心情舒畅,适当的休息;尽力找出发病原因,包括潜在的全身性疾病和局部刺激因素,积极治疗原发病。

(2)局部治疗:常用外用药 1%薄荷脑、炉甘石洗剂加 1%麝香草酚、1%达克罗宁洗剂、5%糠馏油霜或糖皮质激素类软膏(如糠酸莫米松乳膏等)减轻瘙痒;肛门瘙痒症的患儿应使用含刺激性小的药物。

(3)全身治疗:主要为镇静止痒。抗组胺药物应用氯雷他定、西替利嗪(片剂 5mg,2~6 岁儿童,每次 2.5mg,每日 1 次;6 岁以上儿童,每次 5mg,每日 1 次);全身瘙痒者,可静脉注射葡萄糖酸钙或选用普鲁卡因注射液静脉封闭;症状严重明显影响睡眠者,可口服镇静药。

(4)物理疗法

①UVB 照射对局限性瘙痒症、尿毒症性瘙痒症及原发性胆汁淤积引起的瘙痒等有一定疗效。

②糠浴、矿泉浴、淀粉浴及小苏打浴等有一定疗效。

③对于全身性瘙痒病,氧气疗法亦起到一定作用。

2. 中医辨证治疗

(1)血热风燥证

主症:周身瘙痒剧烈,干燥脱屑,抓破出血,秋冬季好发,遇热痒剧,得凉则安,身热心烦,口燥咽干,大便干结,舌质红,苔黄干,脉数。

治则:疏风润燥,清热凉血止痒。

方药:祛风润燥汤。桑叶 15g,蝉蜕 10g,麦冬 15g,沙参 15g,生地黄 20g,白芍 15g,防风 12g,刺蒺藜 15g,紫草 15g,牡丹皮 10g,甘草 3g。

用法:每日 1 剂,水煎分 2 次服,7 剂为 1 个疗程。

(2)湿热困阻证

主症:周身瘙痒剧烈,抓痕处常有黄水流出,好发于夏秋季节,口干心烦,小便色黄,大便干结,舌红苔黄腻,脉滑数。

治则:清热祛湿止痒。

方药:土茯苓利湿汤。土茯苓 30g,茵陈 30g,金银花 15g,生地黄 20g,泽泻 15g,淡竹叶 10g,薏苡仁 20g,防风 12g,连翘 10g,甘草 6g。

用法:每日 1 剂,水煎分 2 次服,7 剂为 1 个疗程。

（3）血虚风燥证

主症：皮肤瘙痒，发无定处，夜间尤甚，难以入眠，周身皮肤干燥脱屑，抓痕累累；经久不愈，冬重夏轻；伴倦怠无力，大便艰涩，面色无华；舌质淡，苔薄，脉细无力。

治则：滋阴养血、祛风润燥止痒。

方药：养血祛风汤加减。生地黄、熟地黄、麦冬、天冬、当归、赤芍、白芍、防风、苦参各 10g，黄芪、鸡血藤、刺蒺藜各 15g。

用法：每日 1 剂，水煎分 2 次服，7 剂为 1 个疗程。

第十二章　营养与代谢障碍性皮肤病

第一节　维生素A缺乏症

维生素A缺乏症又称蟾皮病,系因体内缺乏维生素A而引起的营养障碍性疾病。维生素A是一种脂溶性醇,被可逆的氧化为视黄醛,11-顺式视黄醛与视蛋白结合构成视觉细胞内感光物质原料视紫红质。天然维生素A在动物肝脏尤其在鱼肝油中含量很高,其前身类胡萝卜素存在于多种植物中,主要为β-胡萝卜素,吸收后在肠黏膜内裂解成维生素A,一部分在肝脏和其他组织中进行转变;慢性腹泻、摄入脂肪不足及吸收不良、肝胆疾病时,均能影响其和胡萝卜素的吸收或后者的转化;或因重症消耗性疾病使维生素A消耗过多时,均能导致缺乏症。多数病理改变经治疗后都可能逆转而恢复。

【诊断要点】

1. 临床表现

(1)本病多见于儿童和青年。

(2)皮损首先见于大腿前外侧和上臂侧,以后扩展至其他部位,重的累及整个背部。早期表现干燥、脱屑,逐渐形成毛囊性角化性丘疹,无炎症和自觉症状;面部皮疹类似痤疮;毛发干枯,易脱落,指(趾)甲脆薄多纹,出现横沟、纵嵴,易折断。

(3)眼部可较早出现眼干燥不适、夜盲症;暗光下视力减退;在角膜周围的结合膜处可出现局限性干燥区,偶尔形成白色斑点即毕脱斑(Bitot 斑),呈三角形,尖端朝向眼角。严重者可出现眼干燥症、角膜软化,甚至穿孔。

2. 组织病理 表皮中度角化过度,毛囊上部扩张,有大的角栓与卷曲毛发,皮脂腺、汗腺有不同程度萎缩及小汗腺分泌细胞的鳞状化生。

3. 鉴别诊断

(1)毛周角化症:多有家族史,多位于皮脂腺溢出部位,皮损与维生素 A 缺乏症类似而无其他伴发症状。

(2)小棘苔藓:好发于儿童的颈后、肩、臀部,皮损为聚集成片的毛囊性丘疹,但无干眼症状,发病快,常数月后痊愈。

4. 辅助检查

(1)暗适应试验异常,中心视野生理盲点面积扩大。角膜上皮细胞学检查,见角质上皮细胞。

(2)血浆维生素 A 水平低于 $0.35\mu mol/L$(正常 $0.7\sim1.4\mu mol/L$)。

【治 疗】

1. 一般治疗 去除有关发病因素,给予富含维生素 A 及胡萝卜素的食物,如动物肝脏、牛奶、蛋黄、胡萝卜。

2. 药物治疗

(1)轻症者每日口服 1 万 U 维生素 A,重症者每日 5 万～8 万 U 维生素 A;若口服吸收不良,可改肌内注射,同时补充维生素 E,症状改善后逐渐减量。

(2)有皮肤症状者,可外用水杨酸软膏、15%～20%尿素霜或 0.05%～0.1%维 A 酸软膏。

(3)眼部症状(如角膜软化,穿孔和夜盲症)者,应及时治疗,大剂量补充维生素 A 或口服 β-胡萝卜素。

【预 防】

(1)饮食方面应充分供给含维生素 A 的食物。

(2)婴儿时期须注重母乳喂养,若母乳不足,可适当给予含脂的牛奶、豆类食品、胡萝卜泥、蛋黄、菠菜汤、番茄汁等食物。但因未成熟幼儿吸收维生素 A 能力较弱,宜早授浓缩维生素 A 。

第二节 维生素C缺乏症

维生素 C 缺乏症又称坏血病,是一种因维生素 C 缺乏所致的营养障碍性疾病。乳母膳食长期缺乏维生素 C、未添加富含维生素 C 辅食的婴儿,慢性消耗性疾病,婴儿和早产儿生长发育快,需要量增多等易致该病。维生素 C 是一种水溶性维生素,是一很强的还原剂,在体内参与多种羟化反应和氧化还原的反应,缺乏时可致胶原纤维形成障碍、细胞间质减少、牙质及骨样组织形成停滞、毛细血管脆性及管壁渗透性增加等一系列病变。

【诊断要点】

1. 临床表现

(1)特征表现为出血、毛囊角化过度、疑病症和血液学异常。

(2)毛囊周围的瘀点是特征性表现,皮下瘀点和瘀斑多见于小腿和前臂申侧,还伴有触痛性结节和骨膜下出血,可导致儿童假性麻痹,还可出现木样水肿。

(3)皮肤的早期变化为毛囊口扩大,角质栓形成主要见于前臂屈侧、腹部和大腿后面。角质栓内有卷曲毛发,呈鹅颈样,称"螺旋钻发"。

(4)口腔病变包括牙龈肿胀、充血、有血疱,牙齿松动并有口臭,无牙区域不发生牙龈炎。

(5)还可出现鼻出血,贫血,小儿骨骼变化突出并有特征性,有骨膜下血肿、自发性骨折等,且先于临床症状出现前见到 X 线变化。

2. 组织病理 毛囊内见角栓与卷曲毛发,附近毛细血管周围有红细胞渗出,无炎症,陈旧损害的巨噬细胞内含外含铁血黄素沉积。

3. 鉴别诊断

(1)毛周角化症:多有家族史,仅有四肢伸面毛囊角化性丘疹,无毛周瘀斑和出血倾向。

(2)过敏性紫癜:一种常见的变态反应性出血性疾病,主要累及毛细血管,起病急,无其他出血倾向。

4. 辅助检查

(1)毛细血管脆性试验阳性、血清维生素 C 含量、维生素 C 负荷试验和饱和试验有异常或降低。

(2)骨骼 X 线检查有骨质疏松,皮质变薄,骨骺分离,长骨骨骺端钙化带密度变厚。

【治疗与预防】

1. 治　疗

(1)轻症口服维生素 C 100mg,每日 3 次;重症或口服吸收不良者,可改注射给药,一般 0.8～1g,静脉注射,每日 1 次,连续 7 日。

(2)皮肤症状可外用复方鱼肝油软膏或 0.25% 维生素 A 霜。

2. 预　防

(1)孕母及乳母应多食富含维生素 C 的食物,如新鲜水果、蔬菜。

(2)提倡母乳喂养,婴儿出生后 2～3 个月需添加富含维生素 C 的食物。

第三节　维生素 B_2 缺乏症

维生素 B_2(核黄素)缺乏症是因机体维生素 B_2 供给不足而发生的一种以阴囊、舌、唇和口角为主要损害的营养缺乏性皮肤病。维生素 B_2 为水溶性维生素之一,是体内黄酶类的重要组成成分,构成体内递氢体系中的辅酶。黄酶缺乏时,影响细胞氧化作用,与糖类、脂类和蛋白质的生物氧化有密切关系,从而发生代谢障碍。

以阴囊炎、舌炎、唇炎、口角炎或面部脂溢性皮炎的综合征为特征。一般为集体发病,个人单独发病少见。

【诊断要点】

1. 临床表现

(1)常有集体发病情况。

(2)阴囊炎为本病的主要损害,表现为阴囊一侧或对称性红斑,边缘清楚,或成片的黄豆大小丘疹,常覆以棕褐色薄痂,或有渗出、浸润,间有缝隙,患者可感瘙痒或疼痛。

(3)舌炎表现为舌尖或中部发红,早期乳头肥厚,晚期萎缩;裂纹深浅,纵横长短不一,可感疼痛。

(4)唇炎表现为唇干燥、脱屑、微肿或发红,间有裂隙。

(5)口角炎表现为口角糜烂、浸渍或裂隙,有灼痛感。

(6)面部皮肤干燥、缺乏滋润感,或有淡红斑和糠秕状鳞屑等脂溢性皮炎的表现。

2. 组织病理　阴囊皮损处表皮角化,真皮水肿,舌唇等上皮有角化,舌乳头萎缩。

3. 鉴别诊断

(1)阴囊湿疹:皮损以红斑、丘疹、渗液为主,有剧烈瘙痒,常反复发作,病程长,无舌炎、唇炎及口角炎。

(2)阴囊瘙痒症:初起无原发皮损,后出现苔藓样变,瘙痒剧烈,病程长,阵发性发作。

(3)剥脱性唇炎:以口唇部红肿、痒痛、干裂、溃烂、渗出为特征,无阴囊和皮肤损害。

4. 实验室检查

(1)维生素 B_2 水平降低,正常为 $150\sim600\mu g/L$,24 小时尿排泄维生素 B_2 减少。

(2)核黄素负荷试验:患者在治疗前尿中核黄素的排泄量为正常值的 1/4～1/2,治疗 6 日后恢复正常或较前增高。

【治　疗】

1. 全身治疗　首先应注意调整饮食计划结构,给予含维生素 B_2 丰富的食物,如动物肝脏、蛋、奶及豆类。维生素 B_2 儿童常规用量:口服给药,12 岁以下者,每日 3～10mg,数日后改为膳食所需剂量(即每千卡热能摄入 0.6mg);肌内注射 2.5～5mg。

2. 局部治疗　阴囊皮炎可用 1∶2 000 醋酸铝溶液外洗,或用复方硼酸软膏、氧化锌糊剂外涂。唇炎或口角炎,可以外用 1% 硝酸银溶液或 2% 甲紫溶液。

第四节　烟酸缺乏病

烟酸缺乏病又称糙皮病或陪拉格,由烟酸或其前身物质色氨酸缺乏引起。近年来,主要见于嗜酒、偏食或能引起和诱发营养不良的疾病,均可能引起此病。烟酸为水溶性维生素,是辅酶Ⅰ和辅酶Ⅱ重要组成部分,为细胞进行氧化还原反应所必需,与人体的能量交换及糖类、脂肪、蛋白质的代谢密切相关。因此,烟酸不足或缺乏时可引起细胞呼吸障碍并产生相应的临床表现。本病各年龄段均可发病,男多于女,有严重精神神经症状者预后差。

【诊断要点】

1. 临床表现

(1)主要表现:皮炎、腹泻及痴呆,但以皮炎最常见,三者同时存在较少见。

(2)皮肤黏膜损害:皮损多见于暴露部位对称性鲜红或暗红色斑,有烧灼和瘙痒感,继之皮损逐渐厚硬粗糙、皲裂及色素沉着。部分患者可累及口腔黏膜。

(3)胃肠道症状:腹痛和腹泻为主要表现,部分患者胃酸缺乏。

(4)神经系统症状:神经衰弱、痴呆及周围神经炎,严重者有谵妄、神志不清,甚至死亡。

2. 组织病理　皮肤组织病理改变无特异性。表皮出现角化过度,角化不全,棘层肥厚,基底层色素增加。

3. 辅助检查　全血和血清烟酸水平降低,尿烟酸排泄量减少。

4. 鉴别诊断

(1)蔬菜日光皮炎:有进食某些菜类和日晒史,春季发病,发病急,皮损为弥漫性实质性水肿,伴瘀点和瘀斑,自觉麻木和疼痛,无其他系统病变。

(2)迟发性皮肤卟啉病:有化学物质接触史和长期饮酒史,无消化道和神经症状,组织病理有特异性。

【治　疗】

1. 一般治疗　祛除病因,进食富含烟酸和色氨酸的食物,尤其是补充蛋白质。

2. 全身治疗　口服烟酸或烟酰胺,儿童每次 25~50mg,每日 2~3 次;每次 25~100mg,每日 2 次,缓慢静脉注射。

3. 对症治疗　有口腔炎者应注意口腔卫生,经常漱口,避免继发感染。症状明显者可给予维生素 B_2 口服;有皮炎者应避免日光照射,口服抗组胺药物,外用糖皮质激素类制剂。

【预　防】

(1)合理膳食,避免日晒。

(2)积极治疗原发疾病,排除药物影响。以玉米为主食的地区可在玉米粉中加入 0.6% 的碳酸氢钠,烹煮后结合型的烟酸可转化为游离型易为人体利用。同时,应进食富含烟酸和色氨酸的膳食,改善营养以保持丰富优质蛋白质的膳食,就有可能维持良好的烟酸营养。

第五节　血卟啉病

血卟啉病原称紫质病,是血红素合成途径中有关的酶缺乏导致卟啉和(或)卟啉前体合成和排泄增多,并在体内聚集的一种代谢性疾病。卟啉病的发病机制至今还不完全清楚,但在卟啉-血红素生物合成过程中某些酶的遗传缺陷常是各型皮肤卟啉病的主要原因。临床表现主要有光感性皮肤损害、腹痛及神经精神症状和血压增高。根据卟啉代谢紊乱的部位,分为红细胞生成性血卟啉病、肝性血卟啉病。卟啉的临床表现多种多样,下面主要介绍在儿童发病的两型。

【诊断要点】

1. 临床表现

(1)红细胞生成性原卟啉病:是最为多见的皮肤卟啉病,常有家族史,为常染色体显性遗传。发病以 4～10 岁居多,表现为急性光敏性反应,日晒数分后暴露部位有刺痒或灼痛感,继之肿胀、红斑,重者可有瘀斑、水肿、水疱或紫癜。避光数日后,症状可好转。长期反复发作,经搔抓等刺激后留有虫蚀状凹陷瘢痕,数年反复发作后皮肤渐见苔藓样增厚,卵石铺路样外观,口周出现放射状萎缩性裂纹。患者一般无全身症状。

(2)红细胞生成性卟啉病:又名先天性卟啉病,出生不久即可发病。先发现尿布被胎粪和尿污染成粉红色,可有多毛现象,日晒后随即在皮肤暴露部位出现红斑、水疱、大疱和血疱,可形成糜烂、溃疡,结痂后留有色素瘢痕。结膜、角膜及虹膜可有类似疱疹病变,能导致失明。牙齿染成棕色,在午氏灯下发出粉红色荧光。患儿常有不同程度的溶血性贫血,脾大。

2. 组织病理 真皮乳头上部毛细血管壁周围,可见大量均一嗜酸性物质沉积呈环状;表皮下疱,真皮乳头突入疱腔呈彩球状。

3. 鉴别诊断

(1)痘疮样水疱病:与红细胞生成性原卟啉病相鉴别,90%发生于儿童,男性多于女性,青春期后多数症状改善或自愈,有明显季节性,光试验对 UVA 反应异常。

(2)营养不良性大疱性表皮松解症:与红细胞生成型卟啉病相鉴别,前者损害也常致毁形,但其发生及皮损部位与外伤和碰撞有关而无光敏性,也无红齿和红尿。

4. 辅助检查

(1)红细胞生成性原卟啉病:血浆红细胞、粪中原卟啉增加,少数患者伴粪卟啉增加,尿中卟啉正常。荧光显微镜下可见发出亮红荧光的红细胞,若红细胞数的比例＞5%,有诊断意义。

(2)红细胞生成性卟啉病:血浆、红细胞及尿液均有过量的尿卟啉,尿液中尿卟啉Ⅰ浓度显著增加。

【治　疗】

1. 红细胞生成性原卟啉病

(1)目前无特殊治疗,应注意皮肤的防护,避免日光的直接照射。临床常采用口服 β-胡萝卜素治疗,可使患者对日光的耐受性增加。按每日 90～120mg(儿童)剂量连续服用 4～6 周,待出现掌跖、皮肤黄染后减量维持 2～3 个月。另外,维生素 B_6、维生素 E、烟酰胺及半胱氨酸也有一定的治疗作用。

(2)当肝脏出现并发症时,胆消胺和其他卟啉吸附剂(如药用炭)可能阻断原卟啉的肝肠循环,促进原卟啉随粪便排泄。

(3)中波紫外线(UVB)或窄谱 UVB 及补骨脂素长波紫外线(PUVA),均可用于提高患者对光的耐受。疗程根据诊疗指南和治疗效果而定。

2. 红细胞生成性卟啉病

(1)避免阳光照射和防止皮肤损伤:服用 β-胡萝卜素,推荐剂量为每日 90～120mg(儿童),可能有减轻光敏反应的作用。

(2)输血:可抑制红细胞系造血,可减少卟啉的蓄积。

(3)脾切除:可使溶血性贫血改善并可减轻部分患者的卟啉尿及皮肤光敏反应,适用于严重和长时间的溶血。

(4)骨髓和脐带血造血干细胞移植:可能是卟啉病治疗的新的

研究方向。

【预　防】　患者应避免暴露于日光下,外用对可见光和长波紫外线有较好效果的防晒制剂。

第六节　幼年黄色肉芽肿

幼年黄色肉芽肿也称痣黄色内皮瘤,是一种主要累及皮肤、眼部和眼眶的良性泛发性黄色肉芽肿。病因暂不明确,确切的发病机制还不清楚。有文献报道,可能是感染或是物理因素刺激的结果,也可能涉及组织细胞损伤增殖或是肿瘤反应的过程。本病与代谢无关,黄色肉芽肿患者几乎都无血脂异常。其治疗效果好,并有自愈倾向。

【诊断要点】

1. 临床表现

(1)最常出现于婴儿期和童年早期。

(2)6个月以下的婴儿头部和颈部常出现多发性皮疹,表现为散在的红黄色圆顶形丘疹和结节,表面可有毛细血管扩张,通常无症状。一般在3～6年自然消退。

(3)部分损害可侵及皮肤以外的深部软组织、眼、肺、肝、脾、心包膜等。

2. 组织病理　早期病变为单一形态的组织细胞浸润。细胞有丰富的嗜酸性胞质,成熟期病变包含泡沫细胞、异物巨细胞、图顿巨细胞,陈旧期出现大量纤维细胞及纤维化。

3. 辅助检查

(1)细胞学穿刺检查可发现泡沫状组织细胞、多核巨细胞、淋巴细胞和嗜酸性粒细胞。

(2)幼年黄色肉芽肿皮肤镜特征被形容为"夕阳外观",包括苍白黄色球形云,代表真皮浅层充满脂质的组织细胞,色素网状结构和白色条纹表示灶性纤维化。

4. 鉴别诊断

(1)播散性黄瘤:发病年龄大,皮损分布广泛、融合成片、持续存在,常并发有尿崩症。

(2)良性头部组织细胞增生症:好发于1岁以内的婴儿,皮损位于面颈部,组织学上无图顿巨细胞。

【治 疗】 除系统受累者需对症治疗外,本病有自限性,通常不需要治疗,在确诊本病后观察随访是最佳策略。

第七节 肠病性肢端皮炎

肠病性肢端皮炎是一种罕见的常染色体隐性遗传病,多在出生后几周或几个月发病,以断奶前后发病率最高。其临床特征为腔口周围及四肢末端对称性的皮炎、间歇性腹泻、脱发三联征。有研究表明,该病是一种锌代谢异常的遗传性皮肤病,致病基因SLC39A4,该基因突变导致肠道锌吸收功能障碍。

【诊断要点】

1. 临床表现

(1)起病隐匿,典型症状为四肢末端及腔口周围对称性皮炎、间歇性腹泻、脱发三联征,常不完全出现。

(2)皮损出现较早,好发于肢体末端(如肘、膝、踝、腕)及指(趾)关节表面,以及口、鼻、眼、耳及会阴等腔口周围,对称分布;皮疹为红斑、小水疱、脓疱、大疱,伴糜烂结痂、鳞屑形成,可呈银屑病样和(或)湿疹样改变。

(3)脱发较为常见,毛发稀疏,色黄,无光泽,严重时为全秃。

(4)胃肠道症状主要表现为顽固性、间歇性腹泻。

2. 组织病理 皮肤活检无特异性,表皮细胞间海绵状水肿、表皮内水疱,有时可见角化过度或角化不全及角质层肥厚,真皮上部及血管周围淋巴细胞和组织炎性浸润。

3. 辅助检查　血清锌水平降低。

4. 鉴别诊断

(1)大疱性表皮松解症:多见于摩擦部位,尼氏征阳性,无脱发、腹泻表现。

(2)掌跖脓疱病:中年女性多见,掌跖部位或成批出现绿豆大小的水疱、脓疱;组织病理为表皮内脓疱,无肠道及头发改变。

【治　疗】

1. 一般治疗　建议母乳喂养,补充锌治疗,加强支持疗法,注意皮肤清洁,控制继发性感染等。

2. 局部治疗　局部可外用15％氧化锌软膏,每日 2 次;如合并感染可应用抗生素软膏;如有念珠菌感染应用抗真菌软膏等。

3. 全身治疗　硫酸锌每日 2mg/kg,口服,一般用药一日内显效,2～3 周皮疹消失。某些患者需长期补充锌,每日 3mg/kg。

【预　防】

(1)出生后主张母乳喂养,及早并长期给予锌制剂,以预防本症发生。

(2)防止偏食、挑食等不良习惯。

(3)补充各种含锌丰富的食物,锌主要存在于动物性食物中,如瘦肉、肝、鱼、蛋黄等。

第八节　新生儿硬肿症

新生儿硬肿症是以新生儿皮肤、皮下脂肪硬化和水肿为主要特征的少见病。该病主要与新生儿皮下脂肪组织的饱和脂肪酸含量比不饱和脂肪酸多,熔点高,热能不足或受寒时易凝固;早产儿体内棕色脂肪量少,产热储备能力不足,受寒、感染、窒息、早产使棕色脂肪产热过程受抑制;新生儿尤其早产儿体温调节中枢未完善等因素相关。其发病机制尚不明确。本病预后差,病死率较高。

【诊断要点】

1. 临床表现

(1)寒冷季节多见,一般发病于出生后数周内,体温低下(体温常在 31℃～35℃,甚至更低)。

(2)皮肤变硬,初始小腿及大腿外侧,继至臀、面颊、上肢,呈干燥、蜡黄外观,严重者累及全身,可呈苍灰色或青紫色;患区皮肤和皮下组织变硬,触之如硬橡皮。

(3)患儿脉弱,活动受限,常有严重并发症,危及生命。

2. 组织病理 皮下组织增厚,脂肪细胞内有针状结晶,旋光显微镜下呈双折光。

3. 鉴别诊断

(1)新生儿水肿:有指凹性水肿,无皮下脂肪变硬,镜下见淋巴管、血管扩张。

(2)新生儿皮下脂肪坏死:全身一般情况较好,体温正常,皮损无痛性结节及斑块,可移动,界限清楚,压之不凹。镜下可见坏死性肉芽肿改变,预后较好。

【治 疗】

1. 西医治疗 在体内产热不足的情况下,通过提高环境温度,恢复和保持正常体温。

(1)采取逐渐复温方式,切忌加温过度。一般轻症者可先用温暖棉被包裹,置 24℃～34℃室温中,加置热水袋,温度一般为 50℃～70℃为宜,逐渐复温;重症者可直接送进预先加温到 27℃的温箱,逐步调节温度至 30℃～32℃,力争 24 小时内体温恢复正常。

(2)复温至 34℃,供给足够的热能有助于复温和维持正常体温。热能从每日 50kcal/kg 开始,逐渐增加至每日 100～120kcal/kg。喂养困难者,给部分或全静脉营养,液体量 1ml / kcal 计算;有心、肾功能损害者,应严格控制液体入量和输液速度。

（3）根据并发感染的性质及血培养和药敏的结果,选用敏感、肾毒性小的抗生素。

（4）纠正器官功能的紊乱,对并发心力衰竭、休克,凝血机制障碍、弥散性血管内凝血、肾衰竭或肺出血等的,给予相应的治疗。

2. 中医辨证治疗

（1）寒凝血滞证

主症:形寒肢冷,面颊、手臂、臀、小腿等处肌肤硬肿,肤色青紫,或红肿如冻伤,患儿哭声弱,反应尚可,指纹红滞。

治则:温经散寒,活血通络。

方药:当归四逆汤加减。当归 12g,桂枝 9g,白芍 9g,细辛 3g,通草 6g,大枣 8 枚,炙甘草 6g。

用法:每日 1 剂,水煎分 2 次服,7 剂为 1 个疗程。

（2）阳气衰微证

主症:浑身冰冷,全身肌肤板硬肿胀,肤色暗红,患儿僵卧,气息微弱,哭声低微,吮吸困难,少尿或无尿,面色和口唇苍白,指纹淡红,脉沉浮。

治则:益气温阳活血。

方药:参附汤合真武汤加减。参附汤(人参 15g,附子 3g);真武汤(茯苓 9g,白芍 9g,白术 6g,生姜 9g,附子 9g)。

用法:每日 1 剂,水煎分 2 次服,7 剂为 1 个疗程。

【预　防】

（1）做好围生期保健工作,加强产前检查,减少早产儿的发生。

（2）避免早产、产伤、窒息等,及时治疗诱发冷冻伤的疾病。

（3）寒冷季节和地区应为产房装配保暖设备,给予最适合的环境温度。

（4）尽早开始喂养,保证足够的热能供应,对新生儿出生后、高危儿做好体温监护。

（5）积极预防、早期治疗新生儿感染性疾病。

第十三章　皮肤血管炎

第一节　过敏性紫癜

过敏性紫癜又称 Henoch-Schonlein 综合征,是由多种病因引起的全身多个器官以小血管炎症为主要病变的系统性血管炎。可累及皮肤、胃肠道、关节、肾脏等多个系统,外周血中血小板计数在正常范围,好发于 3～10 岁儿童。至今该病的病因及发病机制仍未明确,感染、药物、遗传及某些食物为诱发因素。本病常可自愈,但易复发。愈后大多良好(彩图 13-1)。

【诊断要点】

1. 临床表现

(1)单纯型紫癜:儿童多见,典型皮疹为针尖至黄豆大小的瘀点、瘀斑,压之不褪色,单独或互相融合,对称性分布,以四肢伸侧多见,成批出现,经 2～3 周消退后复发。

(2)关节型紫癜:可有轻微疼痛到明显的关节红、肿、痛症状,病变常累及大关节。

(3)胃肠型紫癜:累及胃肠道可出现腹痛、呕吐、便血,多见于儿童。

(4)肾型紫癜:儿童发病率较高,主要表现为血尿、蛋白尿、管型尿、水肿及高血压等急性肾小球肾炎表现,严重时出现肾功能不全。

2. 组织病理　广泛的毛细血管及小动脉无菌性炎症反应,血管壁灶性坏死,纤维沉积中性粒细胞核脆裂,红细胞渗出,内皮细胞肿胀,血栓形成等。

3. 辅助检查

(1)血常规:一般无贫血,血小板计数正常,甚至升高。

(2)出凝血检查:出血和凝血时间正常,部分患儿毛细血管脆性试验阳性。

(3)尿常规:可有红细胞、蛋白、管型。

(4)粪隐血试验:阳性。

(5)其他:血沉正常或增快,血清 IgA 可升高。

4. 鉴别诊断

(1)血小板减少性紫癜:瘀斑可呈不规则分布,皮疹不隆起,无关节症状等。血小板计数减少,出血时间延长,骨髓象无改变。

(2)风湿性关节炎:关节肿痛者应与其相鉴别,后者常有风湿活动,血清抗"O"抗体及血沉明显增高和增快。主要表现急性游走性、不对称性多关节炎,有触痛,运动受限等。

(3)急腹症:腹痛型过敏性紫癜患者应与其相鉴别,前者一般无肌紧张及反跳痛,而急腹症除腹痛外,还有肌紧张及反跳痛等。

(4)急性肾小球肾炎:肾型过敏性紫癜应与其相鉴别,后者无皮肤紫癜、腹部及关节症状。

【治　疗】

1. 西医治疗

(1)对因处理:消除致病因素、抗感染、避免过敏性食物和药物等。

(2)抗组胺类药物:氯雷他定,12 岁以上儿童每次 10mg,每日 1 次;2～12 岁儿童体重＞30kg,每次 10mg,每日 1 次;体重≤30kg,每次 5mg,每日 1 次,口服。

(3)维生素 C 片每日 100～300mg,分次口服;或维生素 E 片,每日 5～30mg,分次口服。

(4)糖皮质激素:适用于关节型和胃肠型紫癜。泼尼松每日

1～2mg/kg,症状控制后逐渐减量。如持续用药2～3周后不见缓解,再试用其他类型皮质激素。

(5)免疫抑制药:适用于肾型紫癜,可用环磷酰胺、硫唑嘌呤、甲砜霉素等。

2. 中医辨证治疗

(1)湿热痹阻证

主症:紫癜多见于关节周围,尤其踝、膝附近,关节肿痛,活动不利,可有腹痛,泄泻,舌红,苔黄腻,脉弦滑数,指纹色紫。

治则:清热利湿止痛。

方药:四妙丸加减。苍术125g,牛膝125g,黄柏(盐炒)250g,薏苡仁350g。

用法:上药粉碎,过筛,混匀,用水泛丸,每次3～9g,每日2次,口服。

(2)血热妄行证

主症:起病急,瘀斑瘀点密集成片,色鲜红,可伴有其他部位出血,如鼻出血、牙龈出血,面赤,发热,渴喜冷饮,烦躁不安,舌红绛,苔黄燥,脉洪数,指纹深紫。

治则:清热解毒,凉血消斑。

方药:犀角地黄汤加减。犀角(水牛角代)30g,生地黄15g,白芍12g,牡丹皮9g。

用法:每日1剂,水煎分2次服,7剂为1个疗程。

(3)气不摄血证

主症:病程长,病情反复,紫癜隐隐散布,色淡紫,面白少华,头晕心悸,气少倦怠,纳呆,舌淡苔白,脉细无力,指纹色淡。

治则:补气摄血。

方药:归脾汤加减。白术9g,当归9g,白茯苓9g,黄芪9g,远志9g,龙眼肉9g,炒酸枣仁9g,人参15g,木香6g,炙甘草3g。

用法:每日1剂,水煎分2次服,7剂为1个疗程。

【预　防】

（1）注意休息，避免劳累、情绪波动及精神刺激，防止昆虫叮咬。

（2）注意保暖，积极防治上呼吸道感染。

（3）饮食有节，尽可能找出过敏源，应避免与花粉等过敏源相接触。

（4）急性期和出血多时，应限制患者活动。

第二节　先天性毛细血管扩张性大理石样皮肤

先天性毛细血管扩张性大理石样皮肤又称先天性泛发性静脉扩张、先天性网状青斑、Van Lohuizen 综合征，是一种先天性血管畸形，表现为出生时即发生广泛或局限性的青灰色网状斑点。主要由于毛细血管和静脉血管的畸形导致，小部分与常染色体显性遗传有关，但变异较大。最近还报道，本病与母亲怀孕时体内绒毛膜促性腺激素水平的升高和短暂的胎儿腹水有关。没有伴发其他先天性畸形者预后良好。

【诊断要点】

1. 临床表现

（1）本病多在出生后不久发生，女性患儿多见。

（2）皮损特征是青紫色、网状的血管扩张，泛发或节段性分布，易累及肢体，有时发生溃疡，坏死、局部瘢痕和萎缩。皮损可因哭喊、剧烈活动和寒冷而更加明显，但不会因温度变化而消失。

（3）可伴发动脉导管未闭、先天性青光眼和智力迟钝等多种先天性畸形。

2. 组织病理　病理可见明显扩张的毛细血管、静脉的扩张，血管内皮细胞肿胀，但也有病理变化没有异常或不明显。

3. 鉴别诊断

(1)新生儿红斑狼疮：出生后 3 个月内发病,好发于头面部,皮损对称分布,可伴有血小板减少、轻度贫血、血清免疫学改变和肝大。

(2)Bockenheimer 综合征：发生于儿童,表现为进行性发展的单侧肢体大静脉扩张,皮下组织肿胀,可形成静脉石和血栓,患肢有增长或缩短现象。

【治　疗】　部分皮损会自然消退,因此早期不需要治疗。对持续性的损害,可试用脉冲染料激光治疗。

【预　防】

(1)避免一切可促发和加重出血的因素,以及引起血容量增加、血压增高、血管扩张和促发出血的药物。

(2)合理饮食、忌食辛辣食物。同时补充多种维生素和微量元素。

(3)注意休息。

第十四章　黏膜疾病

第一节　口疮性口炎

口疮性口炎亦称为复发性阿弗他溃疡,是黏膜病中的常见病,为反复发作局限性的口腔黏膜溃疡性损害,伴有剧烈的烧灼痛。其病因及发病机制不明,可能由病毒感染、过敏反应及内分泌紊乱引起。近来有学者认为,本病是自身免疫疾病的一种重要表现。疲劳、牙咬伤、胃肠功能紊乱等常可诱发。该病有自限性。

【诊断要点】

1. 临床表现

(1)常初发于学龄儿童及青年期,好发于黏膜未角化或角化较差的组织。

(2)前驱期局部先有刺痛、烧灼、灼痛;疱疹期口腔黏膜出现直径在 2~10mm 的圆形或椭圆形红斑、丘疹或丘疱疹,继形成灰白色溃疡,渐扩大呈大疱,伴有疼痛;溃疡期水疱迅速破裂而形成溃疡,周围有红晕,表面凹陷呈碟状,被覆有灰黄成灰白色苔样假膜;愈合期红肿减退,溃疡变浅缩小愈合,不留瘢痕。通常 7~21 日可自愈,但可反复发作。

2. 组织病理　为坏死性炎症变化,黏膜破坏、覆以纤维素性和脓性渗出物及坏死组织,溃疡底部及边缘存在大量炎性细胞。

3. 鉴别诊断

(1)坏死性涎腺化生:好发于男性,是发生在小涎腺的良性、自限性病变,主要发生在硬腭或软、硬腭交界处,其他只要有黏液腺或浆液腺的部位均可发生。初起时为一隆起的肿块,渐之形成溃疡。确定诊断必须靠活检。

(2)疱疹性口炎:是单纯疱疹病毒Ⅰ型引起,婴幼儿多发,有全身症状,发热、寒战等。口腔出现簇状小疱疹,破溃形成成簇的浅表小溃疡。可位于角化和非角化黏膜上,牙龈红肿。组织病理可见气球样变细胞、多核巨细胞及核内包涵体。

【治　疗】　目前的治疗方法在于缓解症状,加速溃疡愈合。

1. 局部治疗　治疗目的在于镇痛、消炎、保护溃疡面、促进愈合。

(1)消炎镇痛:2%甲紫液含漱,每日4～5次;含有抗生素及可的松等药物的药膜贴于溃疡上,可减轻疼痛。0.5%～1%丁卡因液,涂于溃疡面上,连续2次;或0.5%达克罗宁、1%～2%普鲁卡因液,用于进食前暂时镇痛。

(2)腐蚀性药:先用2%丁卡因液表面麻醉后,隔湿,擦干溃疡面,再用5%～10%硝酸银液或10%～30%三氯醋酸液放于溃疡面上,可使溃疡面上蛋白质沉淀而形成薄膜保护溃疡面,促进愈合。

(3)激光治疗:用氦氖激光照射,可止痛并促进创面愈合。

(4)局部封闭:适用于重型复发性阿弗他溃疡。以2.5%醋酸泼尼龙混悬液0.5～1ml,加入1%普鲁卡因注射液1ml,做病变基底部浸润注射,每周2次,有加速溃疡愈合作用。

2. 全身治疗

(1)丙种球蛋白:每次10mg,3周内注射2次。适用于体液免疫功能减退者。不宜长期使用。

(2)转移因子:适用于细胞免疫功能降低或缺陷者,每次1mg,口服,每周1～2次。

(3)维生素:如维生素 B_1、维生素 B_2、维生素 C 等,均可酌情给予。口服有困难者可以注射给药。

（4）左旋咪唑：用于需增强细胞免疫作用者，每日 3mg/kg，口服，每 2 周用药 3 日，4～8 周为 1 个疗程。对某些病例有一定疗效。

（5）**糖皮质激素**：对重症患者可考虑口服糖皮质激素，如泼尼松，12 岁以下儿童，每日 1～2mg/kg，分 2 次口服；12 岁以上患者，每次 5～10mg，每日 3 次，口服。

【预　防】

（1）注意口腔卫生，避免局部刺激损伤口腔黏膜，忌食辛辣性食物。

（2）注意休息，避免过度疲劳，养成一定排便习惯，防止便秘。

第二节　传染性口角炎

传染性口角炎是口角部的一种慢性、对称性炎症，常有口角潮红、皲裂、糜烂、渗出等临床症状。主要与化脓性球菌或白色念珠菌感染有关，也可在缺乏维生素 B_2 的基础上继发感染。一般数周可愈，易反复发作。

【诊断要点】

1. 临床表现

（1）任何年龄均可发病，儿童多见。

（2）对称地发生于口角，可扩展至附近皮肤及唇内侧黏膜。口角处红斑，继而发生糜烂、浸渍、渗出、结痂，转入慢性时局部黏膜皮肤湿润、粗糙脱屑、皲裂，发生以口角向外的放射性皱纹。自觉灼热、干燥。

（3）舌苔可变厚，由白色念珠菌感染者，可在口腔黏膜，尤其是舌面上产生白色凝乳状假膜俗称鹅口疮；由化脓球菌感染者，可产生纤维素性假膜，称为膜性口炎。

2. 鉴别诊断　传染性口角炎需与维生素 B_2 缺乏症相鉴别。后者是由于体内维生素 B_2 缺乏所引起的阴囊皮炎、唇炎、舌炎和口角炎为主要表现的综合征。

【治 疗】 尽快祛除刺激因素。无渗出时,可用适量红霉素眼膏涂于创面上,每日1次;皲裂患儿,用0.02%氯己定溶液湿敷。由念珠菌引起者,可口含克霉唑片或外涂咪康唑霜。化脓性球菌感染者,可外用新霉素软膏,每日2~3次;亦可口服复合维生素B;维生素 B_2 缺乏时,可口服维生素 B_2 片,每次5mg,每日3次。

【预 防】

(1)主要食具消毒,避免接触传染,衣物、被褥等煮沸消毒。

(2)儿童在保证营养的基础上,注意培养良好习惯,也可补充多种维生素。

第三节 复发性坏死性黏膜腺周围炎

复发性坏死性黏膜腺周围炎又称口腔黏膜坏死性溃疡、阿弗他腺周炎,是复发性口疮的一种变异。临床特点为复发性、疼痛性溃疡,愈后常留下显著瘢痕。病因及发病机制不明,有认为属白塞病或血管炎,或为阿弗他口腔炎相似的疾病。本病有复发倾向,病程迁延可达数年之久。

【诊断要点】

1. 临床表现

(1)儿童及年轻人多见,通常发生于口唇、颊黏膜或舌、咽等部位,偶可发生在阴茎头或女阴黏膜上。

(2)初起为直径0.2~0.5cm、界清、表面光滑的红色小结节,渐增大,可深达黏膜下层腺体及腺周组织,直径可>1cm,周围组织红肿、微隆起,基底微硬,表面有灰黄色假膜或灰白色坏死组织,3~4日损害破溃,排出黄白色坏死组织,并形成漏斗状溃疡,边缘不整,增殖明显,高于黏膜面,剧痛难忍,影响进食。经7~10日愈合,愈后留下瘢痕。通常是1~2个溃疡。

2. 组织病理 表现为非特异性溃疡,炎症反应明显,早期以中性粒细胞浸润为主,并有灶性纤维素性坏死在黏膜部位形成溃疡;中期有多量淋巴细胞、浆细胞及一些嗜酸性粒细胞浸润,伴血管扩张、内皮细胞肿胀、管腔狭窄;腺体导管上皮增生、变性;炎症细胞消散后,结缔组织增生,溃疡修复。

3. 鉴别诊断

(1)疱疹性口炎:由单纯疱疹病毒Ⅰ型引起,婴幼儿多发,有发热、寒战等全身症状。口腔出现簇状小疱疹,破溃形成成簇的浅表小溃疡。可位于角化和非角化黏膜上,牙龈红肿。

(2)白塞病:成人男性多见,好发于脸颊、唇黏膜、舌前,口内损害为最早症状,轻重不等,局部有严重口痛,全身有血栓性静脉炎,结节红斑,眼、神经症状,复发性阴部溃疡等症状。

【治 疗】

1. 局部用药 目前尚无较好的疗法,局部可用糖皮质激素类软膏,或用1‰硝酸银、铬酸烧灼。采用激光或微波治疗可促进溃疡愈合。

2. 全身用药 屡次复发者,可试用干扰素、白介素等免疫调节药,亦可采用种痘或注射组胺球蛋白。

3. 手术治疗 长期不愈的溃疡或疑有癌变时,可以考虑手术切除,同时送病理检查,以排除癌性溃疡。

【预 防】

(1)去除口腔局部刺激因素,避免口腔黏膜创伤,保持口腔环境卫生。

(2)饮食清淡,少食辛辣食物,避免粗糙、硬性食物(膨化和油炸食品)和过烫食物对黏膜的创伤。

(3)注意休息、避免焦虑情绪。

第四节 白色海绵状痣

白色海绵状痣又称坎农综合征、先天性白色角化症、白色皱襞性齿龈口腔炎等,是口腔黏膜部位的常染色体显性遗传性角化综合征。常为家族性发病。多无自觉症状,经过良性,预后良好。

【诊断要点】

1. 临床表现

(1)婴幼儿期即可发病,至青春期达到高峰,以后不再发展。

(2)好发于颊黏膜、唇、口底、舌、牙龈,也见于阴道、阴唇、直肠等处,病损表现为珍珠样白色或灰白色的水波样皱褶或沟纹,表面呈小的滤泡状,形似海绵,扪之柔软,如海绵状硬度。

2. 组织病理 病变部位黏膜上皮明显增厚,表层为不全角化细胞。棘细胞增大,层次增多,上皮细胞空泡性变,胞核固缩或消失。上皮嵴增宽,有时相互融合,胶原纤维水肿、断裂,有少量炎细胞浸润。

3. 鉴别诊断

(1)白色水肿:属于发育性白色病变,多发生在面颊黏膜,表现为黏膜增厚发白,呈半透明状,较白斑软,弹性正常。

(2)扁平苔藓:好发于中年女性,皮损可见紫红色多角形丘疹,多对称分布,为白色网纹或条纹等,伴有瘙痒感。

【治 疗】 目前尚无较好的疗法,可试用冷冻或手术治疗。

第五节 地 图 舌

地图舌也称游走性舌炎、地图样舌、剥脱性斑状皮炎,是一种发生在舌黏膜浅层的慢性边缘剥脱性舌炎。病因及发病机制不明。有资料显示,可能与感染、神经营养障碍、遗传等相关。预后良好。

【诊断要点】

1. 临床表现

(1)儿童多见,特别是体弱的婴幼儿,病变好发于舌尖、舌背和舌缘。

(2)病变开始于舌侧缘,呈圆形或椭圆形红斑,单发或多发性,可向周围扩大或融合,形成境界清楚的环状或回环状红斑,每个损害都有狭窄的黄白色边缘,使舌宛如地图状,且斑块的位置和形状经常发生变化,即有"游走"史。

(3)周期性加重和损害,可以在同一部位长期保持不变是本病的一个特征;一般无任何症状,所以病情不易被发现。

2. 组织病理 组织学特征主要是中性粒细胞经表皮迁移并形成表皮海绵状脓疱及真皮上层的单核细胞浸润。

3. 鉴别诊断

(1)扁平苔藓:好发于中年女性,皮损可见紫红色多角形丘疹,多对称分布,为白色网纹或条纹状,病期较持久,可复发。

(2)黏膜白斑:中年男性多见,好发于颊、唇黏膜及舌,呈对称性病变为角化过度,呈点状或线状,病期持久。

【治　疗】 一般无须治疗,但局部应用0.1%维A酸溶液可使患者在4～6日恢复。

【预　防】

(1)应注意排除和避免可能诱发地图舌的刺激因素,少食辛辣食物。

(2)保持口腔卫生,去除口腔内的病灶。

(3)多吃富含维生素的食物。

(4)注意休息,保持心情舒畅。

第十五章　色素障碍性皮肤病

第一节　白癜风

白癜风是一种常见的后天性皮肤色素脱失病。由于损害表现为局部表皮真皮交界处黑素细胞内酪氨酸酶功能丧失，使酪氨酸氧化为多巴受阻，从而使黑素的形成发生障碍。病因不清，可能是自身免疫、自身细胞毒性、黑素细胞自毁、黏附素的缺陷造成的。

【诊断要点】

1. 临床表现

(1)本病为后天发生，各年龄均可发病，发病年龄在 20 岁以内者约占 50%，全身各部位皮肤均可发病，好发于受阳光照晒及摩擦损伤部位，如面部、颈部、前臂伸侧及手背部、腰腹及骶尾部、腋下及阴部、肘膝关节等部位，多对称分布，亦可沿神经节段(或皮节)分布呈带状排列，此类为单侧发病；皮损处色素完全脱失，常为乳白色，白斑界限清楚，外周色素较正常皮肤增加，病灶区无脱屑、萎缩、皮损大小形态不一，白斑内毛发正常或脱色；可因机械性刺激，其他局部刺激(如烧伤、晒伤、冻伤、射线等)而发生白斑。

(2)临床分型

①局限型(包括节段型)：单发或群集性白斑局限于某一部位，节段型对治疗抵抗，且发病较早，很少伴有其他自身免疫病。

②泛发型：较常见。皮损对称，最常受累的部位是面部、上胸部、手背部、腋窝和腹股沟，白斑的总面积超过 50%。

③肢端型：白斑初发于人体的肢端，如面部、口腔周围、手足指

（趾）等部位。

④全身型：指全身体表皮肤均脱色。

（3）眼内受累可引起相应的病变，包括虹膜炎、视网膜色素异常等，并且常合并糖尿病、斑秃、异位性皮炎、恶性贫血、自身免疫病、甲状腺病等自身免疫病。

2. 组织病理 表皮黑素颗粒的数量明显减少或消失，一般没有炎症反应，基底层缺乏多巴染色阳性的黑素细胞（彩图 15-1）。

3. 鉴别诊断

（1）贫血痣：自幼发病，好发躯干，尤其是胸背部，摩擦局部，浅色斑本身不发红，而周围皮肤发红且终身存在。

（2）花斑癣：损害发生于颈、躯干、上肢，为淡白色圆或椭圆形斑，境界不清，表面有细鳞屑，真菌检查阳性。

（3）无色素痣：在出生时或出生后不久发病，皮损为局限性淡白斑，不如白癜风明显，边缘呈锯齿状，无色素加深现象，持续终身。

【治　疗】

1. 西医治疗

（1）光化学疗法：白斑超过 20％ 体表面积，补骨脂素类加紫外线：8-甲氧沙林每次口服 0.3～0.6mg/kg；或三甲沙林 0.6～0.9mg/kg，每周服 2～3 次，至少连服 3 个月。服药 1.5～2 小时用中长波紫外线或阳光照射白斑，照射强度以出现轻度红斑为宜，照射时间据经验调整；皮损局限者可外搽 0.1％～0.5％ 8-甲氧沙林，30 分钟后照射中长波紫外线或阳光，需治疗数月。照射期间要防护好眼睛。

（2）光疗法：每周 2 次窄波 UVB 照射，约 50％患者的面部、躯干和四肢的皮损可以达到 50％以上的色素恢复。儿童疗效较成年人稍好。

（3）糖皮质激素：局部涂用糖皮质激素制剂仅适用于小面积皮

肤损害,并根据皮损部位和年龄选用:面部和黏膜部位选用弱效的(如 0.05％地奈德霜),其他部位选中效至强效的(如 0.05％卤美他松膏);幼小儿童选弱至中效,年长儿童可用强效的;长期应用会导致毛细血管扩张、皮肤萎缩等。

(4)钙调磷酸酶抑制药:有资料表明:0.1％的他克莫司软膏对儿童面部白癜风有显著疗效,其疗效同局部类固醇,但没有外用类固醇的不良反应。现在儿童一般用 0.03％他克莫司软膏。治疗开始于夏季的疗效较好。要维持疗效必须持续用药。

(5)自体表皮移植术:适用于局限性小面积白斑,但还需进一步观察。

2. 中医治疗

(1)辨证施治

①肝肾不足证

主症:多见于体虚或有家族遗传史的患儿。白斑局限或广泛,伴头晕耳鸣,发育迟缓,健忘,腰膝酸软,舌红少苔,脉细弱。

治则:滋补肝肾。

方药:六味地黄汤加减。熟地黄 12g,山药 12g,山茱萸 12g,泽泻 9g,茯苓 9g,牡丹皮 9g。

用法:每日 1 剂,水煎分 2 次服,7 剂为 1 个疗程。

②气滞血瘀证

主症:多有外伤史。白斑局限或广泛,边界清晰,可有刺痛,舌质紫暗,有瘀点,苔薄白,脉弦涩。

治则:活血理气。

方药:通窍活血汤。赤芍 3g,川芎 3g,桃仁 6g,大枣 7 枚,红花 9g,老葱 3 根,生姜 9g,麝香 0.15g。

用法:每日 1 剂,水煎分 2 次服,7 剂为 1 个疗程。

(2)**外治**:密陀僧散外扑患处;30％补骨脂酊外涂,配合光照射5～10 分钟。

第二节　雀　斑

雀斑是常见于面部的黄褐色或褐色的色素沉着斑,日晒可促发或加重此病。本病为常染色体显性遗传,经日光、X线、紫外线照射后,表皮中黑素体迅速变成氧化型,使皮疹颜色加深,形态变大,数目增多,形成雀斑。

【诊断要点】

1. 临床表现

(1)雀斑在3～5岁出现,多见于女性,一般冬轻夏重。

(2)好发于面部,特别是鼻和两颊部,手背、颈与肩部亦可发生,非暴露部位和黏膜无皮疹。皮损为针尖至米粒大,淡褐色到黑褐色斑点,数目不定,孤立不融合,对称分布。无自觉症状。

2. 组织病理　皮损处表皮基底层黑素增加,黑素细胞数目并不增加。但是黑素细胞的胞体变大,树突状增多,凸起明显,黑素小体数目增加,类似黑种人的黑素细胞,而表皮没有变化。

3. 鉴别诊断

(1)黑子:多见于儿童,但可发生于任何年龄,任何部位,为褐色或黑色斑点,颜色比雀斑要深,数目较少,日晒后颜色不加深,数目不增多。病理表现为真表皮交界处黑素细胞数目增多,真皮上部可有噬黑色素细胞。

(2)着色性干皮病:出生后不久发病,日晒后可发生急性晒伤样或较持久的红斑,冬季皮疹不消退。

【治　疗】

1. 西医治疗

(1)一般治疗:避免或减少日晒,夏季外出可用遮光剂外搽,如2%～5%二氧化钛霜。

(2)脱色疗法:常用3%氢醌霜,或3%过氧化氢溶液与10%

软肥皂水等混合的溶液,每日 1～2 次,暂时有效;也可小心涂搽 3％乳酸溶液,每日 1 次,搽至脱屑程度为止。

(3)剥脱疗法:25％石炭酸乙醚、三氯醋酸点涂。

(4)激光治疗:有报道,染料脉冲激光疗效肯定。

2. 中医外治

(1)鲜柿树叶 30g,紫背浮萍 15g,苏木 10g。水煎取汁,温洗患处,每日 2 次。

(2)玉容散或白玉容散调敷或涂抹患处,每日 1～2 次。

(3)五妙水仙膏局部外用也有一定疗效,但本药刺激性强,需要谨慎应用。

【预　防】

(1)应避免日晒,更应避免过度的日光暴晒,尤其夏季更应注意,应用适合的防晒剂、外出应遮阳。

(2)多食富含维生素 C 和维生素 E 的新鲜水果和蔬菜。

(3)忌食光敏性药物及食物。

第三节　蒙古斑

　　蒙古斑是一种先天性色素斑,发生于婴幼儿腰骶部的蓝灰色斑,黄种人婴儿常见。与遗传有关,系胚胎时黑素细胞从神经崤到表皮移行期间停留在真皮深部而引起,又称真皮黑变病。因色素颗粒位于真皮较深处,由于光线的延德耳效应,故透过皮肤时呈特殊的灰蓝色或蓝色。出生时即有,几年后自行消退。

【诊断要点】

1. 临床表现

(1)出生后即有,出生后一段时期内加深,以后色渐转淡,常于 5～7 岁自行消退不留痕迹,偶持续至成年期甚或扩大,特别是有多发性损害者。

(2)色素沉着斑通常局限于腰骶部及臀部,偶见于股侧甚或肩部,呈灰青、蓝或蓝黑色,圆形、卵圆形或不规则形斑,边缘不很明显,0.5~12cm 大小。多为单发,偶见多发。

2. 组织病理 表皮正常,真皮特别是其下半部充满黑素颗粒的黑素细胞,多巴染色阳性,这些细胞广泛散布在胶原纤维束之间与皮面大致平行,无噬黑素细胞。电镜下可见大部分黑素细胞含有完全黑素化的黑素体,少数黑素细胞含Ⅲ期Ⅳ期黑素体。

3. 鉴别诊断

(1)太田痣:常生长于面部,病变常呈斑驳状,混杂有褐色与蓝色斑点。

(2)蓝痣:蓝痣色较深、边界相当清楚、小的圆顶状结节,病理见噬黑素细胞。

【治 疗】 本病大部分可自行消退,不会恶变,不必治疗。

第四节　咖啡牛奶斑

咖啡牛奶斑是出生时即可发现的淡棕色的色素沉着斑,边界清晰,有时和神经纤维瘤合并发生。其发生机制、治疗等方面至今存在着颇多争议(彩图 15-2)。

【诊断要点】

1. 临床表现

(1)可在出生时出现,亦可在出生后逐渐出现,并随年龄增长皮损增多增大,多于面部和躯干,除掌、趾,身体的其他任何部位均可受累,不自行消退。

(2)损害边界清晰,形状、数目不一,大小在数毫米至 20cm 或更大的淡褐色斑。

(3)据调查显示,10%~20% 的健康人可发现此斑。Crowe 和 Schull 表明,此斑最大直径在 1.5cm 以上并超过 6 个时,即显示有神经纤维瘤存在。该病还可并发于结节性硬化和 Albright 综合征中。

2. 组织病理　皮损中黑素细胞增多,多巴染色阳性,黑素细胞及基底层的角质形成细胞中有散在的巨大黑素体,直径达数微米。

3. 鉴别诊断　咖啡牛奶斑需与雀斑相鉴别。后者斑点小,无大的斑片损害,主要发生在面部,基底层黑素细胞不增加。

【治　疗】　通常无须治疗,若为美容可用染料脉冲激光治疗。

第五节　色素痣

色素痣亦称痣细胞痣,是最常见的皮肤良性肿瘤。本病系发育畸形,即黑素细胞在由神经嵴的移行过程中,由于偶然异常,造成黑素细胞的局部聚集而成。痣属良性肿瘤,但在一些诱因的作用下,有些类型的色素痣可发生恶变,成为恶性黑素瘤。一旦恶变,则病程进展迅速,预后不良。

【诊断要点】

1. 临床表现

(1)几乎每个人均有,每个年龄段皆可发生,随着年龄增长数目增加,并在青春期明显增多。

(2)可发生于身体任何部位,其大小不一,由数毫米至巨大;皮损一般为斑疹、斑丘疹、乳头瘤状、疣状或结节状,多为圆形,常对称分布,界限清楚,色泽均匀。因痣细胞的色素含量不同,皮损可呈棕色、褐色、蓝黑色或黑色。根据痣细胞存在部位的不同,可将其分为交界痣、皮内痣和混合痣。

①交界痣。出生即有,可发生于身体任何部位,掌跖及生殖器的色素痣几乎均为交界痣。表现为平坦、无毛、扁平或稍隆起,表面光滑,淡褐色至深褐色斑疹。

②皮内痣。成年人多见,常见于头颈部,不发生于掌趾或生殖器部位,损害呈半球形隆起性的丘疹或结节,表面光滑或呈乳头状或有蒂,表面有或多或少毛发生长。

③混合痣。多见于儿童和少年,外观类似于交界痣,但可能更隆起。

2. 组织病理 交界痣的局限的痣细胞巢位于真、表皮交界处,无炎症细胞浸润,有时痣细胞位于表皮下,但仍与表皮相连呈"滴落"现象。皮内痣的痣细胞巢位于真皮内,呈巢状或条索状,其中可见多核痣细胞(彩图15-3)。真皮上部的痣细胞巢内含中等量黑素;中部的痣细胞分散排列,含少量黑素;下部痣细胞呈束状,嵌入周围疏松的胶原纤维内。混合痣细胞巢位于表皮内和真皮内。

3. 鉴别诊断

(1)黑子:儿童期交界痣与其相鉴别,交界痣随年龄增大且逐渐隆起,黑子一般持续不变。

(2)脂溢性角化病:混合痣和皮内痣与其相鉴别,后者为扁平而边界清楚的斑片,表面光滑或呈乳头瘤状,可形成一层油脂性厚痂。

(3)疣状痣:多为单侧性疣状隆起损害,表皮呈不同程度的增生,主要为角化过度,棘层肥厚,表皮嵴伸长,乳头瘤样增生,并可见颗粒层增厚及柱状角化不全,基底层黑素增多,但无痣细胞增生。

【治疗与预防】

1. 治 疗

(1)色素痣一般无须治疗。如需改善外观,必要时可行激光、微波、冷冻治疗。

(2)发生于掌、跖、肩等易摩擦部位,若痣在短期内迅速增大,色泽加深变黑,边缘发红不规则,表面出血、破损及周围出现卫星状损害,表明痣有恶变征象,应予手术切除,限时送病理检查。

(3)皮损较大者,切除后植皮;皮损较小且浅者,采用二氧化碳激光治疗,治疗要彻底,否则残留的痣细胞易复发。

2. 预防 减少摩擦及外来因素损害痣体。

第六节 蓝 痣

蓝痣又称蓝神经痣、色素细胞瘤,系由蓝痣细胞组成的一种良性瘤。在胚胎发育期间,黑素细胞由神经嵴向表皮移动的过程中,发生异位、聚集停留在真皮内。其蓝灰色调是由于延德耳效应,蓝色由于通过皮肤的光波分散所致,即当光波碰到黑素颗粒时,长波(红、橙、黄色)部分分散较少,可以继续通过;较短的光波(蓝、蓝靛、紫色)被分散到旁边,并返回皮肤表面,而在皮面上呈现出蓝色。蓝痣有两种不同类型:普通型蓝痣,细胞型蓝痣。细胞型蓝痣有恶变可能。

【诊断要点】

1. 临床表现

(1)普通型蓝痣:出生即有或儿童起病,女性多见,好发于面及四肢伸侧,尤其是手背及腰臀等处。皮损多为单个,偶或数个,直径一般为 2～10mm,呈蓝灰色或蓝黑色小结节,界限清楚。此型蓝痣一般不恶变,终身不褪。

(2)细胞型蓝痣:女性多见,最常见于臀部和骶尾部,偶可发生在先天性色痣上;表现为大而坚实的蓝灰色或蓝黑色结节或斑块,直径 10～30mm 或更大,界限清楚,呈分叶状,可以恶变。

2. 组织病理 在普通型蓝痣中,真皮黑素细胞数量较多,主要位于表皮深部,呈长梭形,其长轴方向常与皮面平行,常混杂有不等量成纤维细胞和噬黑素细胞。在细胞型蓝痣中显示真皮黑素细胞有树枝状,颗粒的细胞;真皮中下层主要为大量饱满的梭形细胞组成的细胞岛,核呈梭形、卵圆形或圆形,核仁明显,部分细胞含少量黑素颗粒(彩图 15-4)。

3. 鉴别诊断

(1)太田痣：是波及巩膜及受三叉神经支配的面部皮肤的青褐色斑状损害，病损为灰蓝色或蓝黑色斑片，斑点呈集簇分布，斑片中央色深，边缘渐变淡。

(2)色素痣：无特殊的蓝色，组织病理所见不同。

(3)蒙古斑：出生时即有，为斑状损害，颜色较蓝痣浅，几年内可自行消退或颜色变淡。

【治　疗】　一般蓝痣直径<10mm，稳定多年无变化者，通常无须治疗；对蓝色结节直径>10mm 或原有蓝色结节突然扩大者，应手术切除，并送组织病理学检查。

第七节　太田痣

太田痣又称上腭部褐青色痣，是一种波及巩膜及三叉神经支配区域皮肤的良性色素性皮肤病，可能是常染色体显性遗传。在胚胎发育期间，黑素细胞由神经嵴向表皮移行过程中停滞于局部所致。临床上以眼周围及面部皮肤褐青色斑块或斑片为特征。本病可终身存在。

【诊断要点】

1. 临床表现

(1)好发于有色人种，发病年龄在婴儿期及青春期有两个峰[期]，其中 1 岁以内发病占 61.35%，女性多见。

(2)损害最常见发于眶周、颞部、鼻部、前额和颧骨，即三叉神[经第]一支、第二支所支配的区域，多为单侧发病，5%病例为双侧[，呈]蓝色、青灰色、灰褐色、黑色或紫色的斑疹，呈网状、点[状]，着色不均匀，有时可轻度隆起，无毛，边界不清。基本[上]

[发病]同侧巩膜有蓝染或褐色斑点，有时睑结膜、角

膜也有色素斑,少数患者口腔和鼻黏膜亦可累及,偶可伴发青光眼或同侧感觉听觉减退,极少可发生恶变。

2. 组织病理　似蒙古斑,真皮胶原纤维之间散在黑素细胞,但其分布比蒙古斑浅表,有隆起和浸润的色素斑,其黑素细胞数目多,似蓝痣。眼部,包括眼眶骨膜等较深的结构中也可有显著细胞浸润。

3. 鉴别诊断

(1)黄褐斑:以中年妇女居多,在双侧面颊等部位出现蝶形融合成片的黄褐色斑片,表皮基底细胞黑素增加,真皮内有少数噬黑素细胞分布。

(2)蓝痣:为蓝黑色的丘疹或小结节,好发于手足背及腰臀部,组织像中黑素聚集成团。

(3)蒙古斑:出生时即有,不累及眼和黏膜。组织像中真皮内黑素细胞数量较少,位置较深,几年内可自行消退或颜色变淡。

【治　疗】　色淡而范围小者,可试用液氮冷冻、化学剥脱与皮肤磨削术等,部分病例可获较好效果。色深或范围较大者,可选用染料脉冲激光治疗,术后不留瘢痕,可达较好美容效果。激光治疗前,可先用 0.1%维 A 酸和含 7%乳酸的 5%氢醌霜,减少表皮黑素;或用扫描二氧化碳激光去除表皮后,再用红宝石激光治疗。

第八节　先天性巨形色素痣

先天性巨大色素痣是一种特殊类型的先天性痣细胞痣,直径可超过 10cm,不遗传。病因及发病机制不明。

【诊断要点】

1. 临床表现

(1)出生时即有,可随年龄增长而扩大,10%～13%患者可发生恶性黑素瘤,各年龄均可发生。

(2)好发于头发、肩部、肢体或躯干的大部分,颜色较深,常呈棕黑色或黑色,有浸润感,高出皮面,表面形态不规则,可有乳头状突起或形成结节,表面毛发浓密,外围可见散在、小的卫星状类似损害。

(3)头颈部巨型色素痣常并发软脑膜黑素细胞瘤,表现为癫痫、智力低下或神经定位症状。在脊椎部可并发脊柱裂或脑膜突出。其他尚可并发咖啡斑、纤维瘤、血管瘤、脂肪瘤或神经纤维瘤等肿瘤。

2. 组织病理 痣内有三种成分混合,但常以一种为主:混合痣或皮内痣、神经痣、蓝痣。前两者常见,类似蓝痣的成分少见,而且可扩散到硬脑膜和脑部。发生黑素瘤恶变者常起源于真表皮交界处,但少数也可从真皮发生,后者多有类似淋巴母细胞的未分化细胞组成,无或极少黑素。

【治　疗】 本病可恶变为黑素瘤,应定期进行随访。可能发生恶变时应尽可能切除,切除后常需植皮。

第九节　色素失禁症

色素失禁症是一种罕见的系统性疾病,属 X 染色体显性遗传病。已证实,由位于 X 染色体长臂的 Xq11(IP1)和 Xq28(IP2)突变引起,主要见于女性,男性患儿多在胎儿时期流产。病因是核因子-κB(NF-κB)基因调节体基因突变在抑制肿瘤坏死因子诱导的细胞凋亡中起作用。出生 2 周后即可发病,持续数年后消退,一般不留痕迹,或有轻微地色素脱失斑(彩图 15-5)。

【诊断要点】

1. 临床表现

(1)患儿在出生后 1 周左右,躯干两侧发生荨麻疹样、水疱样、疣状炎状改变。继发色素性斑疹,常好发于上臂、躯干和大腿。色素沉着如辣椒粉样或喷泉样,损害与皮纹或神经分布无关。

（2）临床分为三期

①第Ⅰ期。红斑和大疱。出生后即可发病,常累及躯干和四肢,但很少累及面部。

②第Ⅱ期。皮损主要表现为角化过度的疣状皮疹或斑块,大多数患儿都可发生,是继水疱后在相同的部位出现的皮疹。皮损类似线状表皮痣,这些损害多在1周岁消失。

③第Ⅲ期。为奇特的网状色素沉着,最显著部位在躯干。最有特征性表现为乳头处色素沉着过度;腹股沟和腋部色素沉着。

（3）同时还伴发其他一些症状,如眼睛、神经系统、牙齿和骨骼均可出现不同程度的异常。

2. 组织病理

（1）第Ⅰ期:水疱位于表皮,真皮有炎症细胞浸润。

（2）第Ⅱ期:表皮棘层增厚有不同程度乳头样增生,角化过度,真皮炎症细胞浸润减少。

（3）第Ⅲ期:真皮上层载黑素细胞有广泛的色素沉积(彩图15-6)。

3. 鉴别诊断

（1）大疱表皮松解症:这是一种发生于皮肤和黏膜的大疱性遗传性皮肤病。特征是轻微机械性损伤后,受压和摩擦部位可有皮肤和黏膜发生水疱或大疱。自幼年发病男性多于女性,与营养不良关系密切。

（2）儿童期大疱性天疱疮:大疱性天疱疮多见于老年人,儿童少见,易误诊。典型表现是外观正常的皮肤上出现紧张性不易破水疱或大疱。免疫病理显示基底膜带 IgG 或 C3 沉积。

【治　疗】　该病无特殊治疗方法,多于2岁后自行消退,此期间无明显不适。

第十六章　渐进性坏死性疾病

第一节　环状肉芽肿

环状肉芽肿是发生于真皮或皮下组织、临床上以环状排列的丘疹或结节性损害为特征的良性炎症性慢性皮肤病。本病的病因未明。有报道认为,该疾病与遗传易感因素、内分泌、自身免疫疾病、虫咬、结核杆菌感染、紫外线照射、肿瘤、化学刺激等因素有关。目前认为,其发病机制是免疫复合物性血管病和细胞介导的迟发性过敏反应。本病通常有自限性(彩图 16-1)。

【诊断要点】

1. 临床表现　临床分为局限型、泛发型、穿通型、皮下型、丘疹型及线状型环状肉芽肿等亚型,但同一患者可同时出现不同类型的皮损,部分皮损可持续存在 10 余年,有 19%～75% 的患者可在原部位或远端复发。

(1)局限型环状肉芽肿:为最常见的类型,多见于儿童和青年患者。皮疹好发于四肢远端伸侧,常累及足、膝、手等处,偶见于头皮、眼睑、眶周、掌跖等部位。皮损单发,也可多发,表面呈皮色、红色或紫红色,为圆顶、坚实的小丘疹组成的环状皮损,其中央趋于消退,周围排列紧密,直径可达 1～5cm,形成完整的环状或弧形,边缘质地坚实。儿童多为多发丘疹,无自觉症状。有时和皮下型或斑块型同时存在。

(2)泛发型环状肉芽肿:为少见,占环状肉芽肿患者的 8%～15%,女性好发,见于 50～60 岁的老年人、青春期或儿童期。主要分布于颈部和四肢。皮损呈正常肤色、粉红色、紫红色等,数目可从数十个至数百个,一般散发,部分皮疹形成小的环状、边缘隆起的弧形斑片或融合成片。

(3)穿通型环状肉芽肿:临床上少见,约占环状肉芽肿的5%,常发生于儿童和年轻人,女性多见。皮损表现为经表皮向外排出渐进坏死性胶原蛋白,通常局限于手背和手指,也可泛发于躯干和四肢,有时见于耳部、带状疱疹瘢痕和文身部位。皮损好发于四肢和手、足背,有局限型和泛发型。为表浅性丘疹,呈肤色或红色,直径2~4mm,以后逐渐扩大,丘疹中央出现脐凹并形成脓疱性丘疹,排出奶酪样液体,有时结痂,愈合后遗留有点状瘢痕。本病无自觉症状,但部分患者可伴有瘙痒或疼痛。发病可能与季节有关,冬轻夏重。

(4)皮下型环状肉芽肿:又被称为良性类风湿结节、假性类风湿结节。多见于2~5岁的儿童。首发皮损部位常有外伤史,好发于掌、臂和小腿部位,可累及骨膜,偶见于阴茎。临床表现为坚实、肤色、粉红色或紫红色真皮和皮下结节,浸润较深,与皮肤不一定粘连,皮损可孤立或群集,通常无症状,偶尔结节中央坏死,发生溃疡。数月内不发生变化,但也有个别患者的损害可在数周内迅速增大。约50%的患者皮疹可在2年内自行消退。

(5)丘疹型环状肉芽肿:好发于男性儿童手背,为肤色或浅肤色,直径1~3mm丘疹,散在或泛发,部分皮疹呈脐窝状,有时表面可出现鳞屑,皮疹不融合。

(6)线状环状肉芽肿:本型较少见,临床表现为左手食指外侧出现疼痛性皮损,可双侧分布。其病变可与间质性肉芽肿性皮炎相同,也可能是两种疾病重叠。

2. 组织病理　在病理上分为栅栏状肉芽肿型、散在性组织细胞浸润型、上皮样结节型、混合型。典型表现为栅栏状肉芽肿,渐进性坏死明显,中心胶原变性及纤维素沉积,可有黏蛋白沉积,外围见栅栏状组织细胞和少量淋巴细胞浸润,在栅栏状肉芽肿间有正常真皮区域;散在性组织细胞浸润型渐进性坏死轻微,胶原纤维不完全变性,周边淋巴细胞呈圈状浸润;上皮样结节型组织细胞聚集形成上皮样结节状浸润,可有多核巨细胞;混合型为上述一型以上混合改变(彩图 16-2)。

3. 鉴别诊断

(1)体癣:多发生于面、颈、躯干和四肢等处,自觉瘙痒,呈圆形或多环形损害,在四周有丘疹,水疱,结痂或鳞屑组成的高出于皮面的环状边缘,境界清楚,通过真菌学检查可找到菌丝。

(2)类脂质渐进性坏死:好发于小腿胫前,典型皮损为不规则浸润性黄红色斑片,表面常有鳞屑和明显扩张的毛细血管、纤维化明显的硬皮病样外观。组织病理常累及真皮深层和皮下组织,可见肉芽肿性血管炎,一般无黏蛋白沉积。

(3)结节病:多伴有肺及内脏等系统损害,血清中血管紧张素转化酶抑制药水平升高,病理有特征性的改变,表现为真皮内致密的非干酪样肉芽肿浸润,周围有结缔组织包裹,无干酪样坏死。

(4)类风湿结节:常位于关节隆突部及受压部位的皮下,多伴有关节病变,类风湿因子常为阳性且呈高滴度。组织病理上类风湿结节的结节位置比较深,多位于皮下脂肪组织内,结节中央常有纤维素沉积,而黏液较少。

【治　疗】　本病通常无自觉症状,并且皮损有时可自行消退,因此大多数轻型患者无须治疗。目前,许多关于环状肉芽肿的治疗都是个例报道或基于经验,不确定其有效性。

1. 局部治疗　液氮冷冻、光化学疗法、二氧化碳激光,外用他克莫司或糖皮质激素类软膏。若必要时,可选用糖皮质激素类药皮损内注射。近期的病例报道表明,外用他克莫司或吡美莫司、5‰咪喹莫特乳膏治疗环状肉芽肿有效,且不良反应轻微。儿童可试用1‰他克莫司软膏。

2. 全身治疗　泛发型环状肉芽肿多采用系统治疗,如糖皮质激素、维生素 E、异维 A 酸、抗疟药、氨苯砜、烟酰胺及碘化钾、英夫利昔单抗、补骨脂素等,均有一定的疗效,但疗效不一。若儿童系统用上述药可能对其产生不良反应,需要慎重选择。

第二节　皮下脂肪肉芽肿

皮下脂肪肉芽肿指皮下脂肪组织的局灶性炎症、坏死伴肉芽肿形成的慢性疾病,预后良好。

【诊断要点】

1. 临床表现　本病主要见于儿童,以皮下结节为特征,良性经过。表现为皮下结节和斑块,表面淡红色或正常肤色。常发生在头、面、臀部、腰部和四肢。结节分布散在,预后好,不留瘢痕。

2. 组织病理　组织病理学为小叶性脂膜炎。早期脂肪细胞变性坏死,组织细胞和淋巴细胞泡沫细胞浸润,晚期发生纤维化,组织内出现大小不一的囊腔,囊壁被结缔组织包裹,可见钙盐沉着。

3. 鉴别诊断　皮下脂肪肉芽肿需与 Farber 病相鉴别。后者又称 Farber 脂肪肉芽肿病,为一种常染色体隐性遗传的溶酶体病,由于酸性神经酰胺酶缺乏引起。临床特征除了皮肤结节外,还有声音嘶哑、慢性肺炎、关节周围肿胀、关节变形、智力和运动障碍、身材矮小等,在婴儿早期发病,多在 2 岁内死亡。

【治　疗】　本病预后良好,可无须治疗。

第十七章 结缔组织病

第一节 硬皮病

硬皮病是一种以局限性或弥漫性的皮肤增厚、纤维化为特征，并可累及内脏器官等多个系统损害的结缔组织病。其病因及发病机制复杂，至今仍不清楚。可能与自身免疫紊乱、胶原代谢异常、血管改变、细胞因子异常、遗传和环境因素等有关。根据受累范围、程度、病程，临床上分为局限性硬皮病和系统性硬皮病两类。前者预后良好；后者除皮肤受累外，还侵及内脏器官，病程缓慢，常因肺部感染、肾衰竭、心力衰竭而死亡。

【诊断要点】

1. 临床表现 任何年龄均可发病，男女比约为 1：3，80％发病年龄在 11～50 岁。

（1）局限性硬皮病

①硬斑病。斑块状硬皮病是最常见的一种类型，多发生在腹部、背部、四肢及面颈部，表现为圆形、椭圆形或不规则形的水肿性斑片，初起呈淡红色或紫红色，经数周或数月逐渐扩大硬化，颜色变为淡黄色或象牙色，表面平滑干燥，局部无汗，毛发脱落，有蜡样光泽，质硬，数年后转化为白色或淡褐色萎缩性瘢痕，大部分呈对称性。泛发性硬斑病少见，皮损呈多形性，部分或全部合并存在，分布广，伴有色素沉着，很少累及内脏，只有少数泛发者有关节痛、腹痛、乏力、精神障碍等全身症状，严重者甚至可过渡为系统性硬皮病。

②点滴状硬皮病。好发于颈、胸、肩背等处,少见,皮损为呈集簇性线状排列的不融合性斑点或斑片,中央可有凹陷,处于活动期时,周围绕以紫红色晕。

③带状硬皮病。好发于儿童,女性多于男性。发生于四肢者,常沿一侧肢体呈带状分布,可为单条或数条,发生在头皮、前额部的损害常伴有面部偏侧萎缩,一般呈条状,称"剑伤型硬皮病"。亦可累及深部皮下组织(脂肪、肌肉、骨骼)及导致关节挛缩、活动受限及肢体萎缩等损害。

(2)系统性硬皮病:分为肢端型硬皮病、弥漫型硬皮病及亚型CREST综合征。皮损均具有水肿期、硬化期、萎缩期三个阶段。多有雷诺现象、不规则发热、关节痛、食欲减退等前驱症状。水肿期患者表现为手指、手背和面部皮肤变厚、绷紧,呈非凹陷性水肿,手指活动受限,面部因表情丧失形成早期典型面具脸。进展至硬化期后,手指、手背发亮绷紧,表面有蜡样光泽,皮肤失去弹性不易捏起,变硬发僵固定,手指活动进一步受限,末节指骨变短、指尖坏死可出现溃疡、时有钙化。面部皮肤受累时可出现面部绷紧,口周出现放射性沟纹,张口困难。皮肤硬化区有色素沉着及色素减退斑。后期皮肤萎缩变薄如羊皮纸样,甚至皮下组织和肌肉亦萎缩,紧贴骨膜,患处毛发脱落、出汗减少,皮肤干燥,亦可见手、面躯干部毛细血管扩张,甲受累易碎、变薄、有皱襞。

①肢端型硬皮病。多见,雷诺现象是其首发症状,表现为指(趾)端遇冷或情绪波动时顺序出现颜色发白、青紫、变红三相改变及麻木感,取暖后症状可缓解;此型皮损通常从远端向近端发展,躯干、内脏累及少,病程进展慢,预后好。

②弥漫型硬皮病。病变由躯干向远端扩展,雷诺现象少,内脏受累严重,如吞咽苦难、胃肠动力功能低下、双肺基底部纤维化。心脏神经系统、肾脏均可受累。有报告显示,与成年人系统性硬皮病患者相比,儿童弥漫性硬皮病的肺纤维化较成年人少见,肾脏

损害发生率很低,但关节炎和心脏受累较成年人常见。

③CREST 综合征。指的是同时具有皮肤钙化、雷诺现象、食管异常、手指硬化和毛细血管扩张的特征,预后较好。

2. 组织病理　局限性和系统性硬皮病病理改变基本相同。局限性早期真皮间质水肿,胶原纤维束肿胀、均匀化,真皮及脂肪间隔小血管壁水肿,周围有淋巴细胞等炎性浸润,晚期真皮和皮下组织胶原纤维明显增生硬化,血管壁增厚,管腔狭窄,甚至闭塞,真皮与皮下组织界限不清,表皮、皮肤附属器及皮脂腺萎缩,汗腺减少,真皮深层和皮下组织钙盐沉着。内脏损害为间质及血管壁的胶原纤维增生与硬化(彩图 17-1)。

3. 辅助检查

(1)免疫学检测:抗核抗体阳性率＞90％,主要为斑点型和核仁型。约 20％抗 RNP 抗体阳性;CREST 患者抗着丝点抗体阳性率为 70％～90％(标记性抗体);抗 SCL-70 抗体对系统硬皮病患者的特异性高(标记性抗体),血清阳性率 20％～40％;30％患者类风湿因子阳性。病情活动与自身抗体水平没有相关性。

(2)甲皱毛细血管镜检查及血液流变学检测:多数毛细血管襻模糊,有水肿,血管襻数显著减少,而异常血管襻增多,血管支明显扩张和弯曲,血流迟缓,大多数患者伴有出血点。血液流变学检测异常,全血比黏度、血浆比黏度及全血还原黏度增高,红细胞电泳时间延长。

4. 鉴别诊断

(1)硬化萎缩性苔藓:与局限性硬皮病相鉴别,皮损为淡紫色发亮的扁平丘疹,大小不一,质地坚实,常聚集分布,但不互相融合,丘疹表面有毛囊角质栓,此时并不发硬,当融合成斑片状时,皮肤发硬,疾病后期,丘疹、斑片变平,逐渐出现皮肤萎缩。

(2)混合结缔组织病:是临床上表现为同时或不同时具有红斑狼疮、皮肌炎或多发性肌炎、硬皮病、类风湿关节炎等疾病的混合表现,而不足以诊断上述某种疾病,同时伴有高滴度抗核糖核蛋白抗体为特征。

(3)雷诺病:基本无皮肤硬化或骨改变,很少出现内脏系统受累,注意与系统性硬皮病的早期雷诺病相鉴别,需随访观察。

【治　疗】　本病的治疗困难,现在尚无特效疗法,目的主要是在控制病情发展,改善症状。

1. 一般治疗　去除感染病灶,在寒冷季节注意保暖,尽量避免精神刺激,保持心情舒畅。禁用能加重病情的药物,如β受体阻滞药及麻黄碱等。适当的肢体锻炼,如进行上臂的旋转运动以增进血液循环。加强营养,给予高蛋白、高纤维饮食。

2. 分型治疗

(1)局限性硬皮病

①局部治疗。可外用中强效糖皮质激素。另外,也可外用钙泊三醇软膏或他克莫司。有报道,钙泊三醇每日2次有效,夜间封包,持续9个月,最终缓解,未见不良反应。

②全身治疗。糖皮质激素口服或静脉给药,可单独或联合甲氧西林应用,联合治疗时激素可逐渐减量;也可用激素冲击疗法;或甲氨蝶呤,儿童每周0.3～0.5mg/kg,治疗期间每天补充叶酸。

③物理疗法。包括补骨脂素联合UVA照射法或单独低剂量UVA(20 J/cm²,总量为600J/cm²)。据文献报道,前者对于广泛性硬皮病和带状硬皮病有效,后者可缓解或治愈严重的局限性硬皮病。

(2)系统性硬皮病

①抗纤维化药物,如青霉胺、秋水仙碱、积雪苷。青霉胺开始时每日3mg/kg,最大剂量每日10～15mg/kg,有效连续服用2～3年,缓解后减量,有胃肠道、肾损害及骨髓抑制等不良反应,建议同时口服维生素B₆;秋水仙碱每日0.5mg/kg,连续服用数月至数年,雷诺现象、皮肤硬化及食管病变有一定疗效;积雪苷口服或肌

内注射,一般约 1 个月开始有效。

②免疫抑制药。环孢素、环磷酰胺对皮肤、关节、肾脏、肺部病变有一定疗效,与糖皮质激素联合应用,常可提高疗效,减少激素用量。如环孢素每日 2.5mg/kg,口服。

③血管活性物质。丹参及低分子右旋糖酐注射液、硝苯地平、尿激酶对皮肤硬化、关节僵硬及疼痛有一定的作用。

④非甾体类抗炎药。常用的有阿司匹林、吲哚美辛等,可缓解关节痛和肌痛的症状。

⑤自体干细胞移植。已有报道可改善肺部、硬皮病症状。

⑥物理疗法。音频电疗、热浴、按摩等可试用。

第二节　儿童皮肌炎

幼年型皮肌炎是儿童期发生的一种免疫介导的以横纹肌非化脓性炎症为主要特征并累及皮肤、胃肠道、心、肺等脏器的结缔组织疾病。是儿童特发性炎症性肌病中最常见的一种类型,占 85%。临床表现与成人型相似,较少并发恶性肿瘤,较多并发钙沉着。病因与发病机制不明,可能与遗传、自身免疫、感染及环境等因素相关。

【诊断要点】

1. 临床表现

(1)可发生在任何年龄。有文献报道,儿童皮肌炎发病的发病年龄一般<16 岁。与成人皮肌炎相比,儿童皮肌炎有其自身临床特点,引起软组织钙化、血管炎和脂肪营养不良更易见,而雷诺现象及并恶性肿瘤的发生率较低。一般为隐匿性起病,可有乏力、关节痛、易倦、低热或体温正常、厌食和体重减轻、全身不适等症状。

(2)皮损程度与肌肉病变严重程度不平行。典型的皮肤改变为以上眼睑为中心的水肿伴紫红色变性皮疹和 Gottron 征。

Gottron征表现为掌指关节和近端指关节伸面出现红色或紫红色皮疹,呈多角形、扁平形或尖顶立疹,米粒至绿豆大小,可融合成斑块,伴少量鳞屑或出现萎缩性丘疹和斑疹,以后会发展成为色素减退,也可见于肘、膝和内踝皮肤。在暴露阳光的四肢伸侧出现弥漫性线样红斑和前胸部 V 形疹及肩背部披肩征,一般无瘙痒。皮损的基本病变为血管炎。部分患者双手外侧掌表现为皮肤角化过度性皮损伴粗糙脱屑,被称之为"技工手"。除此之外,还可见甲周红斑、毛细血管扩张、雷诺现象、皮下水肿,甚至出现溃疡。儿童皮肌炎中皮肤溃疡发生率为 25%,严重者可见四肢皮肤的全层溃疡。

(3)20%～30%的儿童皮肌炎患儿可发生皮肤和肌组织的钙质沉着,可发生在全身任何部位,可伴随局部肌肉挛缩或形成溃疡,严重者可致残。

(4)任何肌群均可受累,以肢体近端肌群及颈前屈肌为甚,几乎所有患儿具有不同程度的对称性肌无力,有时伴受累肌群触痛。常首发于下肢近端肢带肌,渐累及肩带肌和双臂近端肌群。临床表现从行走、上下楼梯、下蹲后起立困难,到平卧抬头、竖颈困难或不能维持正常坐姿、上肢不能平举等,可至部分患儿喉部肌无力,造成发声困难、声哑,当咽、食管上端横纹肌受累时可引起吞咽困难,更甚者静息时呼吸困难,必要时须进行机械通气治疗。可将肌无力分为 6 级:0 级,完全瘫痪;1 级,肌肉能轻微收缩,不能产生动作;2 级,肢体能做平面移动,但不能抬起;3 级,肢体能抬离床面;4级,能抵抗阻力;5 级,正常肌力。

(5)呼吸系统主要以肺部受累为主,可并发间质性肺炎,少见,但儿童皮肌炎并发肺间质性病变病情较重。可发生吸入性肺炎、急性肺纤维化、胸膜炎。急性起病者多表现为发热、气促、发绀、干咳,最终导致呼吸衰竭。胃肠道受累者因食管及咽部肌无力可致吞咽困难和胃反流性食管炎,还可出现恶心、呕吐、阵发性腹痛和便秘,偶见致命的胃肠道溃疡。部分患儿可有关节肿痛和非侵蚀性关节炎,手指、肘、腕、和踝关节最常见。心脏受累可有心脏杂音、心包摩擦音及心电图的变化。严重肾损害少有报道。累及中枢神经系统可出现头痛、癫痫、意志障碍。伴发恶性肿瘤罕见。

2. 组织病理　皮肤改变表现为表皮变薄萎缩、基底细胞液化变性、真皮乳头层水肿、慢性炎性细胞浸润胶原纤维断裂与破碎。肌肉为局灶性和弥漫性炎症。最为典型的改变是在病程早期出现微血管病变或血管炎症,并且其内可发展成为钙化灶。肌纤维和小血管周围有淋巴细胞、浆细胞、组织细胞等炎症细胞环绕,肌纤维初期呈肿胀、横纹消失、肌浆透明化,由于肌束周围肌纤维小血管病变,使肌纤维粗细不等、呈不同程度变性,严重时甚至坏死。晚期肌纤维萎缩消失而被结缔组织取代,有时可见钙质沉着、小动脉及毛细血管数量减少、管壁内膜增厚、管腔狭窄,甚至栓塞。

3. 辅助检查与诊断标准

(1)辅助检查

①常规检查。急性期白细胞增多,血沉增快,α_2 和 γ 球蛋白增高,CD3 和 CD4 下降。心电图 ST-T 改变、T 波改变。

②血清肌酶。乳酸脱氢酶升高、天门冬氨酸氨基转移酶升高、肌酸磷酸激酶升高最明显。

③肌肉活检。均见肌束大小不等,肌纤维间质、血管周围有淋巴细胞浸润。

④24 小时尿肌酸、肌酐的测定。尿肌酸排泄增高,血肌酸增高,肌酐排泄下降。

⑤自身抗体。抗肌浆球蛋白抗体阳性率 90%,自身抗体[包括肌炎特异性抗体和肌炎相关性抗体,抗 Jo-1 抗体,抗 Mi-2 抗体和抗 SRP 抗体(信号认知颗粒)]可被检出,但阳性率都不高。Jo-1 抗体阳性常伴雷诺现象,易发生肺间质病变。抗 SRP 阳性患者易发生肌坏死,伴发心肌损害。部分患者抗核抗体、类风湿因子阳性。

⑥肌电图。是初始诊断标准之一,受累肌肉的肌电图典型改

变为肌源性损害。肌电图可协助选择活检部位。可引起疼痛和不适的肌电图检查目前已很少应用于儿童,现在已被磁共振扫描所取代。

⑦磁共振成像。可显示肌肉异常部位及范围,有利于确定肌酶不高的活动性肌炎的活检部位。可用于评估疾病活动性及治疗反应。

⑧超声。高频超声可通过炎症组织的血流变化发现活动性肌炎的部位。

(2)诊断标准:目前仍沿用 Bohan 和 Peter(1975)提出的诊断标准。首先排除其他肌病,诊断标准如下。

①对称性、进行性肢带肌和颈屈肌无力,伴或不伴吞咽困难和呼吸肌无力。

②血清肌酶升高,特别是肌酸磷酸激酶和天门冬氨酸氨基转移酶最有意义。

③肌电图异常,呈肌源性损害。

④肌活检异常,如单核细胞浸润,肌肉变性、坏死和再生。

⑤皮肤特征性皮疹,如向阳性皮疹、Gottron 征和 Gottron 疹。

符合上述第⑤条,再加第③条或第④条可确诊为皮肌炎;第⑤条加上第②条可能为皮肌炎;第⑤条加上第①条为可疑皮肌炎;符合第①至④条者可确诊多发性肌炎;具备上述第①至④条中的 3 条可能为多发性肌炎;只具备 2 条为疑诊多发性肌炎。

4. 鉴别诊断

(1)重症肌无力:骨骼肌明显疲乏无力,活动后症状加重,经休息后症状减轻,晨轻暮重。血清肌酶不升高、肌活检无肌纤维变性,血清抗乙酰胆碱受体抗体和新斯的明试验阳性。

(2)系统性硬化症:颜面、四肢末端以局限性或弥漫性皮肤增厚和纤维化为特征,部分病例首发症状为雷诺现象,皮肤组织病理检查为胶原纤维增多,呈均一化、硬化和萎缩,血管壁增厚,管腔缩小或闭塞。

(3)肌营养不良症:有家族遗传史,男性患病,起病隐袭,缓慢进展,肌无力从肢体远端开始,无肌痛,不伴皮疹,腰大肌受累,呈鸭形步态。血清肌酶正常或轻度增高。

【治　疗】

1. 一般治疗　急性期必须卧床休息,注意避免阳光照射、受凉、感染等。给予高蛋白、高纤维素、低盐饮食及对症处理。有呼吸困难、吞咽困难的患者,应加强呼吸道护理,注意心脏功能;在临床症状缓解时可开始适当训练。应进行适当的功能锻炼,可酌情进行按摩和体疗。

2. 药物治疗

(1)糖皮质激素:儿童皮肌炎的一线治疗药物,对大多数患儿是最有效的控制症状的药物。单用口服泼尼松剂量为每日1～2mg/kg,或者每日 0.5～1mg/kg 加间断冲击治疗。发病急、病情重或者危及生命的患者,早期应用甲泼尼龙冲击治疗,冲击治疗的剂量为每日 15～20mg/kg,每周 2～3 次,重复应用直至临床症状明显好转。病情有大的反复或者预后不满意者,每月 1 次冲击治疗。疾病控制后通常在 2～4 周糖皮质激素逐渐减量,须应用1～2年及以上,随后的 6 个月内间断冲击治疗,以避免大量口服泼尼松的不良反应。

(2)免疫抑制药:甲氨蝶呤每周用量 0.25～0.5mg/kg,硫唑嘌呤每日 0.5～3mg/kg,环磷酰胺每日 0.5～2mg/kg。甲氨蝶呤可控制肌肉的炎症,改善皮肤症状,用法简单,潜在不良反应少,可作为首选的免疫抑制药。主要不良反应有肝功能受损、骨髓抑制、口腔炎等。有报道,采用环磷酸胺每月 1 次冲击疗法治疗,对病情严重且常规疗法无效的患者有效。环孢素可以应用,每日 3～6mg/kg,分 2 次口服,但不良反应发生率高,注意检测血压和肾功能。

(3)静脉应用人免疫球蛋白:常应用于对糖皮质激素治疗产生抵抗的慢性迁延性肌炎。每日 0.4g/kg,连续应用 3～5 日后改为每月 1 次,至少应用 3～6 个月。IgA 缺乏者可能出现高敏反应。

(4)抗肿瘤坏死因子药物:有报道,用抗肿瘤坏死因子药物英利昔或依那昔普成功治疗常规疗法无效的病例。

(5)免疫抑制药与激素:对于重症或高危患儿及对甲氨蝶呤反应不佳、初始治疗效果不好及低龄幼儿的治疗,可采用激素联合丙种球蛋白、环孢素或硫唑嘌呤等二线药物或环磷酰胺、霉酚酸酯、他克莫司和利妥昔单抗等三线药物。激素与免疫抑制药的联用可提高疗效,利于糖皮质激素的减量,避免不良反应。

(6)自体干细胞移植:对于伴有身免疫重症和危及生命且治疗抵抗的患者,有潜在的治疗作用。

(7)对症治疗

①非甾体抗炎药。对于炎症性关节炎的病人早期治疗效果好。

②保护胃肠道的药物。质子泵抑制药和 H_2 受体阻滞药可治疗和预防疾病本身的胃肠道症状或药物引起的胃肠道不良反应。

③钙化的治疗。早期积极控制疾病的活动可能是预防钙化和关节挛缩最好的预防措施。

④皮肤病变。羟氯喹每日 3～6 mg/kg,分 2 次口服。

⑤其他。用药期间需定期检查眼底及用防晒剂,局部激素外用等。

第三节 儿童系统性红斑狼疮

系统性红斑狼疮是一种慢性进行性病情加重与缓解相交替的自身免疫性疾病。临床表现多样,除发热、皮疹外,可出现全身多系统、多脏器受损的表现。本病可发生于小儿各年龄期,但 5 岁以前发病者少见,约 96％于 7 岁后发病,至青春期明显增多。女性患者多于男性。随年龄增长，女性患者明显增加。本病的发病机制尚不明了。目前认为，是一种免疫介导的疾病，其中遗传因素起主要作用。系在遗传基础上经过环境因素的诱发引起的自身免疫疾病。自身抗体和（或）自身致敏淋巴细胞攻击自身靶抗原和组织，使其产生病理改变和器官组织障碍。影响狼疮患者预后的因素很多，性别、起病时年龄、种族、患者社会经济地位等，均与预后有关。但是，有无肾脏损害、肾活检组织病理改变的严重程度、肾功能异常程度（如血肌酐水平）、有无中枢神经系统损害、是否合并高血压（因狼疮性肾炎长期大剂量应用糖皮质激素）等，是影响患者预后最主要的因素。

【诊断要点】

1. 临床表现　儿童系统性红斑狼疮临床表现多样，一般呈慢性经过。受累脏器多，病程进展快。早期最常见的症状为不明原因的发热，多为低热，病情恶化时可有高热，常伴有纳差、全身不适、皮疹、关节痛等表现。

（1）皮肤黏膜症状：皮疹是常见的临床症状之一。30%～50%患儿可见特征性的蝶形红斑，即发生于双侧面颊通过鼻梁连接成对称性、轻度水肿的鲜红色斑，边缘清晰，状如蝴蝶。消退后遗留淡棕黑色沉着斑。少数患儿皮肤见浸润的暗红色、边界清楚、大小不一的鳞屑性斑片，愈后可有萎缩性瘢痕和色素沉着。皮肤血管炎症表现为甲周红斑、网状青斑、毛细血管扩张，以及指（趾）尖的紫红色斑点、瘀点、紫斑等。

（2）肌肉关节症状：约80%患儿在病程的某阶段出现关节症状，可表现为关节疼痛、肿胀、活动障碍或仅有关节痛。多见于膝、肘、腕及手指关节，一般不发生关节破坏、畸变，抗炎药物治疗效果良好，无症状性膝关节积液常见于活动性病变患儿。缺血性骨坏死常在应用糖皮质激素治疗过程中发生，是儿童系统性红斑狼疮的严重并发症之一。

（3）多器官的受累：尤以肾、心、肺等损害常见。肾损害可发生肾炎或肾病综合征，尿内出现红细胞、白细胞、蛋白质和管型；全身水肿，严重时出现少尿，无尿而导致尿毒症。心脏损害可发生心包炎和心肌炎，其中以心包炎多见，一般少量积液临床症状不明显，可由超声心电图检出；心内膜炎多发生于二尖瓣，有学者建议应常规进行预防细菌性心内膜炎的发生。肺损害可发生胸膜炎和间质性肺炎，出现胸闷、咳嗽、气促及呼吸困难等，严重时可致呼吸衰竭。

（4）感染：感染是儿童系统性红斑狼疮发病和死亡的主要原因，25％～85％死亡病例系细菌感染所致脓毒症。病毒、真菌及其他微生物感染亦较常见。推测可能与疾病本身和应用糖皮质激素及免疫抑制药有关。

（5）狼疮危象：由于广泛急性血管炎所致急剧发生的全身多系统受累的表现称为狼疮危象，儿童较成年人更易发生，是病情恶化的表现，常可危及生命。主要表现为：持续高热，全身极度衰竭伴剧烈头痛，剧烈腹痛，指尖的指甲下或甲周可见瘀斑，严重的口腔溃疡，进行性肾功能下降伴高血压，出现狼疮肺炎或肺出血，严重的神经精神狼疮表现。

2. 组织病理　组织病理学示表皮角化过度、毛囊角质栓塞、棘层萎缩及基底细胞液化变性等（彩图 17-2）。

3. 实验室检查　全血象减少，血沉增快，血清丙种球蛋白增高，免疫球蛋白 G 增高，红斑狼疮细胞阳性，抗核抗体阳性，抗双链 DNA 及可洗脱的核抗原（ENA）阳性。

4. 鉴别诊断

（1）皮肌炎：多始于面部，皮损为实质性水肿性红斑，伴有血管扩张，多发性肌炎症状明显，尿酸含量增加，肌酐排出量下降。

（2）风湿性关节炎：关节肿痛明显，可出现风湿结节，无红斑狼疮特有的皮损表现。红斑狼疮细胞核抗核抗体检查阴性，无光敏感史。

(3)类风湿关节炎:关节疼痛,类风湿因子阳性。无红斑狼疮特有的皮损改变,无红斑狼疮细胞。

(4)日光性皮炎:日晒后暴露部位皮肤出现弥漫性红斑。重者发生水疱,有灼痛感,无关节痛,无发热及内脏损害,抗核抗体检查阴性。

【治　疗】

1. 一般治疗　选用药物治疗时由强到弱,首先控制病情,稳定后逐步减药。急性期应卧床休息,避免日光照射。应避免应用可能诱发狼疮的药物,如磺胺类、保泰松、对氨基水杨酸等。

2. 非甾体类抗炎药　适用于轻症,可有效控制发热、皮疹、肌肉关节症状,易损伤肝肾。

3. 抗疟药　如羟氯喹及硫酸羟基氯喹等。对控制光敏、皮疹和轻度关节症状有效。羟氯喹每日 $5 \sim 6.5 \mathrm{mg/kg}$,每日 $1 \sim 2$ 次,口服,$4 \sim 8$ 周控制后减为每日 $0.2 \mathrm{g}$ 维持。长期用药应定期眼底检查。

4. 糖皮质激素　为治疗重症系统性红斑狼疮的首选药物,适用于急性和病情处于活动期的病例。重症系统性红斑狼疮的标准剂量为泼尼松每日 $1 \sim 2 \mathrm{mg/kg}$,连续服用不少于 4 周,病情缓解后逐渐减量,直至最小剂量维持。若用量足够,则在 $1 \sim 2$ 日发热、关节痛、中毒症状消失,一般情况好转;若用药 $3 \sim 5$ 日症状无改善,可加量,一般加至原剂量的 $1/4 \sim 1/2$。当临床症状改善,实验室指标好转,再持续治疗 2 周,并开始以 $1 \sim 2$ 周减 10% 的速度缓慢减量。

5. 免疫抑制药　不作为首选或单一治疗本病的药物,需与糖皮质激素联合用药。常用药物为环磷酰胺、甲氨蝶呤、硫唑嘌呤。环磷酰胺优于硫唑嘌呤对各类狼疮均有效。狼疮性肾炎首选环磷酰胺和硫唑嘌呤。环磷酰胺冲击疗法是减少肾组织纤维化,防止肾衰竭的一种有效方法,按 $0.5 \sim 1 \mathrm{g/m^2}$ 给药,每月 1 次,连续 7 次,如病情在 6 个月后仍然恶化则不主张继续治疗。有效者改用每 3 个月 1 次,连续 10 次,同时将泼尼松减量至每日 0.5mg/kg,环磷酰胺冲击治疗时要给予充分输液水化。

6. 其他　水杨酸类,包括吲哚美辛和阿司匹林等;免疫增强药,如左旋咪唑及胸腺素等;三磷腺苷、大剂量维生素 C 及维生素 E 等,均可配合选用。

第四节　混合结缔组织病

混合结缔组织病为一种具有多种结缔组织病特点的重叠综合征,临床特征为具有系统性红斑狼疮、硬皮病、皮肌炎和类风湿关节炎等症状,血中常有高滴度的抗核抗体,特别是可提取核抗原抗体中的抗核糖核蛋白抗体。儿童混合结缔组织病起病最小年龄为 2 岁,最大 15 岁,平均起病年龄为 9.2～10 岁。本病病因不明,为一种免疫功能紊乱疾病,B 细胞过度活化产生的自身抗体、Th1/Th2 细胞的平衡偏离导致的细胞因子网络的改变在混合结缔组织病的发病机制中可能起一定作用。

【诊断要点】

1. 临床表现　儿童患者以学龄期儿童多见,女多于男。临床起病症状不一,表现多样,可有硬皮病、系统性红斑狼疮、皮肌炎、幼年特发性关节炎等症状。

(1)一般症状:可有发热、乏力、贫血、消瘦等,而成年人一般无发热和乏力。

(2)皮肤症状:有雷诺现象和硬皮病样的皮肤表现约占 86％,常为本病的先驱症状,患儿对冷反应明显,重症患儿可发生指(趾)端缺血性溃疡或坏疽,手指肿胀,皮肤紧绷,外观似腊肠样。其他的皮肤表现可有颜面毛细血管扩张、眼睑出现水肿性紫红色斑、指关节伸侧萎缩性红斑、甲周毛细血管扩张等。

(3)肌肉关节症状:有炎性肌肉病变的儿童患者,肌酶较成年人显著增高,常伴四肢近心端肌肉疼痛、压痛或无力。多数患儿有多个关节痛,约 3/4 病例有明显关节炎,以小结节炎为主。

(4)其他脏器损害:多数患儿有食管功能减退、吞咽困难、心包炎、限制性肺疾病、肾小球肾炎,以及神经系统疾病。

2. 实验室检查

(1)血液学检查:可有贫血、血细胞减少、血小板减少、血沉增快,高球蛋白血症,血清补体可降低,血清激酶升高等。

(2)自身抗体检查:约 50％患儿类风湿因子阳性,高滴度荧光抗核抗体呈斑点型。nRNP 抗体阳性具有特异性。

3. 鉴别诊断

(1)系统性红斑狼疮:常累及肾。有发热、狼疮发、典型蝶形红斑及对光过敏,无雷诺现象及手部肿胀和硬化,无肌酸尿。抗核抗体呈现周边型阳性。

(2)硬皮病:皮肤硬化不仅局限于手足、面部、手臂和腿,颈和躯干部亦可累及,抗核糖核蛋白抗体阳性率低。

(3)皮肌炎或多发性肌炎:有肌肉疼痛、压痛和肌无力,但无红斑狼疮和硬皮病的特征性皮损,抗核抗体阳性率低。

(4)重叠结缔组织病:须同时符合两种结缔组织病以上的诊断标准,且无高滴度抗核糖核蛋白抗体。

【治 疗】

1. 局部治疗 对于雷诺现象者,可选用硝酸甘油软膏外涂;指端溃疡者,可局部清创,红霉素软膏或莫匹罗星软膏外涂。

2. 全身治疗 糖皮质类激素治疗效果较好,可选用泼尼松或地塞米松。秋水仙碱或静脉滴注右旋糖酐-40 加丹参注射液,可使皮肤软化。非甾体类抗炎药及血管扩张药可使关节症状和雷诺症状缓解。

第十八章 皮肤附属器疾病

第一节 多汗症

多汗症是指出汗量异常增多,可局限于一个或几个部位,也可为全身性。从发病原因上大致可分为三类:一是由于全身性疾病造成的,内分泌失调和激素紊乱多见。二是精神性出汗,由于高度紧张和情绪激动造成,是因为交感神经失调所致。三是味觉性出汗,属于另一种生理现象,如吃某些刺激性的食物(辣椒、大蒜、生姜、可可、咖啡)后引起的多汗。其发病机制可能是由于交感神经损伤或异常的反应,乙酸胆碱分泌增多,导致小汗腺分泌过多的汗液;由于支配汗腺神经的敏感性增高,使其对正常强度的神经性和非神经刺激的出汗反应增强。

【诊断要点】

1. 临床表现

(1)局限性多汗症:常常初发于青少年,可有家族史。最常见的部位是掌跖和摩擦面,如腋下、腹股沟、会阴部,其次为前额、鼻尖和胸部。掌跖多汗可出现手足发冷甚或发绀现象,足趾多汗可出现浸渍、足臭;出汗可以持续性或间歇性,多汗者情绪因素不重要,局限性多汗症可由精神活动所诱发。

(2)全身性多汗症:无明确好发年龄,可由湿热环境或发热性疾病与剧烈运动诱发。甲状腺功能亢进、肢端肥大症、嗜铬细胞瘤、滥用药物等也可引起,其他像中枢神经系统包括皮质及基底神经节、脊髓或周围神经的损害可以造成全身多汗。

2. 鉴别诊断

(1)生理性出汗:是人体的正常生理现象,在天气炎热、穿衣过厚、高温环境、情绪激动及紧张时、劳动、奔走等情况下,出汗量明显增加,不伴有颜色改变和气味改变。

(2)臭汗症:是指带有臭味的汗,好发于腋窝、足部、外阴等大汗腺部位。臭汗气味轻重不同,大多与多汗有关,夏季加重,以青春发育期臭味最浓,随年龄增长而减轻。

【治　疗】

1. 西医治疗

(1)一般治疗:应注意皮肤清洁,勤洗澡,勤换衣袜,穿透气的鞋,保持皮肤干燥;避免精神紧张,情绪激动;生活规律,饮食清淡。

(2)局部治疗

①乌洛托品溶液有助于控制大量出汗。患者先擦干有汗的部位,然后涂上溶液,用塑料薄膜覆盖。第二日早晨去掉薄膜并洗净涂药部位。有些人需要每日涂药 2 次,通常病情可在 1 周内缓解。如果溶液刺激皮肤,应除去塑料薄膜。

②外用 0.5％醋酸铅溶液、10％白矾溶液或 5％鞣酸溶液浸泡或涂搽患部。亦可外搽 3％～5％福尔马林溶液或 20％～25％氯化铝溶液。

③肉毒杆菌毒素 A,可阻止胆碱能神经末梢释放乙酰胆碱,局部皮内注射,用于掌跖或腋窝多汗症。

(3)全身治疗:精神紧张者,宜用溴剂、谷维素或地西泮。出汗重者可酌情用阿托品、溴丙胺太林、东莨菪碱等。

(4)物理疗法:局部严重多汗者,可用浅层 X 线治疗,水电离子透入法,是用一种弱电流作用在出汗部位的治疗,也有一定疗效。

(5)手术治疗:如果这些治疗对严重出汗无效,可手术切除腋下的汗腺。经胸廓内镜行交感神经切除术,用于掌跖多汗症。

2. 中医治疗

(1)辨证施治

①湿热破蒸证

主症:头额汗出过多,汗出肤热,汗渍色黄,口臭,纳呆,渴不欲饮,粪便臭秽,舌红,苔黄腻,脉滑数。

治则:清热泻脾。

方药:泻黄散加减。藿香叶 12g,栀子仁 3g,石膏 15g,甘草 9g,防风 12g。

用法:每日 1 剂,水煎分 2 次服,7 剂为 1 个疗程。

②营卫不调证

主症:以自汗为主,半身汗出,微寒恶风,神疲乏力,或有纳呆,舌淡红,苔薄白,脉缓。

治则:调和营卫。

方药:黄芪桂枝五物汤加减。黄芪 9g,白芍 9g,桂枝 9g,生姜 12g,大枣 10g。

用法:每日 1 剂,水煎分 2 次服,7 剂为 1 个疗程。

③肺卫不固证

主症:以自汗为主,颈部、胸背明显,面色少华,神疲乏力,平素易感冒,舌淡,边有齿痕,苔薄白,脉细弱。

治则:益气固表。

方药:玉屏风散合牡蛎散加减。玉屏风散(防风 15g,炙黄芪 30g,白术 30g);牡蛎散加减(煅牡蛎 30g,黄芪 30g,麻黄 9g,浮小麦 15g)。

用法:每日 1 剂,水煎分 2 次服,7 剂为 1 个疗程。

(2)外治

①五倍子粉醋调,每晚睡前敷脐。

②煅龙骨、煅牡蛎粉,外扑患处。

第二节 臭汗症

汗腺分泌液具有特殊臭味或咸汗被分解后释放的臭味称为臭汗症。小汗腺分泌大量汗液,并被皮面附生细菌分解释放产生特异臭气,常与多汗症伴发。由于受内分泌影响,青春期大汗腺分泌旺盛,因此在青春期开始发生,到老年时可以减轻或消失。特殊臭味是由大汗腺分泌中包含的有机物被细菌分解产生的不饱和脂肪酸而致的臭味。该病常有家族遗传史。预后良好。

【诊断要点】

1. 临床表现 臭汗症伴发多汗,汗液不易蒸发;局部性臭汗症多发于大汗腺所在部位,如腋窝、腹股沟、足部、肛周、外阴、脐部及外耳道等处,以足部、腋部臭汗症最为多见。足臭往往与足部多汗症伴发,有刺鼻的臭味,尤以夏季不勤洗脚时更甚。本病夏重冬轻。

2. 鉴别诊断

(1)鱼腥味综合征:患者对于气味非常敏感,自觉的臭味,发病与三甲胺代谢紊乱相关。

(2)汗臭恐惧症:由于惧怕臭汗,总用种种证据证明自己已患臭汗症,并时常自觉汗臭,并有敏感、紧张、自卑等精神方面的异常。

【治 疗】

1. 一般治疗 轻者可不必治疗,经常清洗局部,洗后用扑粉,保持干燥。

2. 局部治疗 以减少汗液、抑制细菌为目的。

(1)抗生素制剂,如0.5~1%新霉素溶液或乳剂等可外搽局部。

(2)足部可用1∶8 000的高锰酸钾液浸泡,每次30分钟,多次治疗后有效。

3. 手术治疗 腋臭严重患者可选用手术或激光治疗。

第三节 汗疱疹

汗疱疹又称出汗不良,是皮肤湿疹的一种,对称性的发生于手掌足趾部的水疱性皮肤病。过去认为,汗疱疹系汗管闭塞引起汗液潴留和汗腺导管破裂所致。后来研究发现,汗疱疹无明显小汗腺受累和汗液潴留现象。目前认为,本病系一种皮肤湿疹样反应,可能与镍、铬的系统性过敏或精神因素有关,可自然痊愈,易反复发作。

【诊断要点】

1. 临床表现

(1)可发生在任何年龄,但多见于儿童和青少年。好发于夏秋季节,夏季加重,秋冬季自愈。

(2)对称发生于手掌、足底和指(趾)侧缘,深在小水疱,疱壁紧张,粟粒至米粒大小,呈半球形略高出皮面,无炎症反应,呈分散或群集分布。水疱内含清澈液或变混浊,一般不自行破裂,干涸后脱屑。

(3)自觉瘙痒和灼痛。

(4)常每年定期反复发作。

2. 鉴别诊断

(1)水疱型手癣:常有足癣史,多为一侧发病,可累及指甲而致甲癣,侵犯手背,引起边缘成弧形的皮损,真菌检查阳性。

(2)汗疱型癣菌疹:浅表水疱,疱壁薄,环形鳞屑性斑片,常有活动的皮肤癣菌病灶,癣菌实验阳性。

(3)剥脱性角质松懈症:病因不明,浅表性表皮剥脱,无明显的深在性小水疱,往往合并局部多汗。

【治 疗】

1. 一般治疗 祛除诱因,避免精神紧张和情绪激动。

2. 局部治疗 早期以干燥止痒为主,选用2%～5%水杨酸酊剂,或0.5%～2%醋酸铝溶液,每日2次。对于干燥脱屑者,用糖皮质激素类霜或软膏(如糠酸莫米松),每日 1 次;若反复脱皮、干燥疼痛者,可外用 10％尿素霜。

3. 全身治疗

(1)一般患者口服抗组胺药物;严重患者短程口服泼尼松可迅速收效,泼尼松每日 1～2mg/kg,分 2 次口服。

(2)局部应用 8-甲氧沙林光化学疗法治疗汗疱疹有效,但要注意不良反应。

【预 防】

(1)搔抓往往是病情恶化及发生并发症的主因,所以尽可能减少搔抓是相当重要的。

(2)在季节交替时,手部尽可能少碰水和清洁剂,多擦乳霜。脚部要保持通风凉爽。

(3)保持良好的精神状态和情绪对汗疱疹患者的治疗极为有效。

第四节 咬甲癣

咬甲癣是儿童和青少年期或成年人经常性不能自控地用牙齿咬指甲的不良习惯,常导致手指损伤、指甲畸形和牙列不整等。有时也是心理或情绪失控的症状。这是一种强迫性、甚至是无意识的行为习惯,患者有时无法或难以意识到自己的行为。有资料报道,该症常与精神紧张有关,在生活节奏改变(如入托、入学时)易出现,部分小儿由于教育不当或模仿他人而形成。

【诊断要点】

1. 临床表现

(1)被咬指甲游离缘呈锯齿状,甲板缩短,表面无光泽,有横沟或嵴,亦可有甲下出血、匙形甲、甲软化、甲畸形。咬甲严重时,再加上患者经常剥除碎指甲,可使整个甲消失。

(2)常见并发症为甲周疣和甲沟炎。

2. 鉴别诊断　咬甲癖需与剔甲癖相鉴别。后者患者有一种不可抗拒的摩擦和撕扯指甲的欲望,致使指甲破坏和残缺,许多甲可受累,多有寄生虫恐惧症。

【治　疗】　该病无有效的药物治疗。支持性心理疗法和行为矫治是主要治疗手段。也可在甲及甲周皮肤上涂黄连等苦味药品,使其畏苦而逐渐停止咬甲。但对咬甲癖儿童不应体罚、责骂和恐吓,此法不但无益有时甚至还会使症状加重,只有尊重儿童,让他们树立克服不良行为的信心,才能最终消除咬甲癖这一不良行为。

第五节　脂溢性皮炎

脂溢性皮炎是一种发生于皮脂溢出部位的慢性炎症性皮肤病。病因尚不明确,可能与遗传因素、雄激素增多所致的皮脂分泌亢进、感染因素、神经、免疫功能缺陷和环境等有关。目前认为,本病是卵圆形糠秕孢子菌大量生长繁殖侵犯皮肤而引起的原发感染和继发过敏所致。易患脂溢性皮炎的个体,常于冬季因疲劳、情绪紧张或感染所激发,但大多数人没有明显诱因。

【诊断要点】

1. 临床表现

(1)本病各年龄段皆可发生,常见于青年和婴儿。好发于皮脂腺旺盛的部位,如头皮、额部、眼周、鼻唇沟、面部、耳后、腋窝等,常自头皮开始发病。

(2)头皮开始为轻度潮红斑片,上覆灰白色糠状鳞屑,伴轻度瘙痒,皮疹扩展,可见油腻性鳞屑性地图状斑片;严重者整个头皮覆盖以难闻的油腻性污痂。头发可脱落、稀疏。

(3)面部损害多见于鼻翼、鼻唇沟和眉弓,有淡红色斑,覆以油腻性黄色鳞屑,常满面油光。眼睑可有黄白色细屑和淡红斑。眼睑边缘受累可有红斑和睑缘炎,严重者可呈糜烂性溃疡,愈后遗留瘢痕。耳后可有糜烂、潮红和皲裂,可为单侧或双侧,多见于女性及青年女性。胸部、肩胛部,初为小的红褐色毛囊丘疹伴油腻性鳞屑,以后融合成圆形、椭圆形或不规则黄红色或淡红色油腻性斑片,边缘有暗红色丘疹及较大的油腻性的环状损害。

(4)婴儿脂溢性皮炎常见于出生后 2～10 周婴儿,好发于头皮、前额、耳、眉、鼻颊沟及皱褶等处。表现为溢出性红色斑片,上有鳞屑,红斑可扩展融合并有粘着油腻性黄痂,可累及前额。严重者可伴有糜烂、渗出,一般患儿可在 3 周至 2 个月痊愈。若持续不愈,应考虑婴儿异位性皮炎可能性,也可继发细菌感染或念珠菌感染。可呈全身性,特别是婴儿,可进展为脱屑性红皮病。

(5)有不同程度瘙痒。

2. 组织病理　表皮示规则的棘层肥厚,乳头上方变薄,不同程度的海绵形成及淋巴细胞外渗。毛囊口角化不全,可见角栓、毛囊口顶端有含中性粒细胞的鳞屑痂(彩图 18-1)。

3. 鉴别诊断

(1)头面部银屑病:损害边界清楚的红斑,覆以厚层鳞屑,触之高低不平,皮损处毛发、头发聚集成束状,重者损害可连成大片,刮去鳞屑有薄膜现象及出血现象,是银屑病损害的重要特征。

(2)玫瑰糠疹:好发于躯干及四肢近端,呈椭圆形斑疹,中央略带黄色,边缘微高隆起,呈淡红色,常先有母斑后出现子斑,上附白色糠秕样鳞屑,一般不累及头面部。

(3)体癣:损害数目少,不对称,境界清楚,有中央痊愈向周围扩展的环状损害。瘙痒明显,患者往往有手足甲癣的病史,真菌镜检及培养阳性。

【治　疗】

1. 西医治疗

(1)局部治疗:以去脂、消炎、杀菌、止痒为原则。

①二硫化硒洗剂,可用于治疗头皮部位的脂溢性皮炎,每周2次,可连用2~4周。

②可外用5%~10%的硫黄软膏,每日2次,有去脂、除屑的作用。

③有糜烂、少量渗出者,可用氧化锌油或0.2%呋喃西林软膏。

④中效糖皮质激素类制剂,可用于治疗炎症较明显部位的皮损,每日2次。

⑤若伴有真菌或细菌感染,可使用抗生素软膏。

(2)全身治疗

①可酌情口服B族维生素类制剂,如维生素 B_6、维生素 B_1、维生素 B_2。

②瘙痒剧烈者,可给予抗组胺药物,还可给予维生素C静脉注射。

③皮损广泛、症状较重甚至有红皮病倾向时,可短期小剂量口服泼尼松。

2. 中医治疗

(1)辨证施治

①风热血燥证

主症:好发于头面部,斑片干燥、脱屑,基底微红,伴瘙痒,遇风加重,伴咽干口渴,大便干结,舌红,苔薄白,脉细数。

治则:凉血祛风。

方药:当归饮子加减。当归12g,生地黄15g,何首乌15g,川芎6g,赤芍10g,白芍10个,牡丹皮10g,天花粉10g,威灵仙15g,刺蒺藜15g。

用法:每日1剂,水煎分2次服,7剂为1个疗程。

②胃肠湿热证

主症:皮损潮红、油腻,或有渗出、糜烂,伴胃脘胀满,纳呆,或恶心呕吐,便秘或腹泻,大便臭秽,舌红,苔黄腻,脉滑数,指纹紫红。

治则:通腑泻热,解表止痒。

方药:凉血消风散。荆芥10g,蝉蜕3g,防风10g,牛蒡子10g,当归12g,生地黄10g,苦参10g,生石膏15g,知母10g,苍术10g,木通3g,胡麻仁10g,甘草10g。

用法:每日1剂,水煎分2次服,7剂为1个疗程。

(2)外治

①局部用药。可用青黛膏外涂;渗出明显者,可用马齿苋、黄柏各30g煎汤,外洗患处。

②止溢洗剂

组方:苦参、白鲜皮、蛇床子、白花蛇舌草各30g,石榴皮、王不留行各25g,黄连、黄柏、大黄各15g,白矾10g。

功效主治:清热燥湿,祛风止痒。脂溢性皮炎。

制法用法:将上述中药放入砂锅内,用2 000ml凉水浸泡2小时,大火煎沸后改用小火煎煮30分钟,过滤后复煎1次,2次煎液混合倒入盆内。先熏头部,待药液转温后,将头浸入,每次10~20分钟,然后以毛巾浸透药液包裹头部,外罩浴帽,待毛巾凉后取下。重复2~3次,然后用清水冲洗;每日1次,1剂药连用2日。

【预　防】

(1)脂溢性皮炎禁饮酒、禁食辛辣刺激性的食物,限制多脂、多糖饮食,宜多吃蔬菜。

(2)保持消化道通畅,少用热水和肥皂洗头。

(3)避免搔抓。

第六节　皮脂溢出症

皮脂溢出症是皮脂腺分泌功能亢进的一种表现,以头发、皮肤多脂光亮、头皮油腻及鳞屑较多为特征。病因及发病机制尚不明确,大多数病例有遗传倾向,与年龄、性别有关,雄激素水平增高可能是导致皮脂分泌增多的主要原因。此外,神经系统和某些内分泌失调也可能引起皮脂腺增多的现象。

【诊断要点】

1. 临床表现　常见于青年和婴儿。好发于皮脂腺旺盛的部位,如头皮、面部、上胸和背部。

(1)油性皮脂溢出症:除新生婴儿外,大多自青春期发病,20～40 岁最重。患处皮脂分泌特多,使毛发油光,拭去后又复溢出。严重和持久的皮脂溢出虽可单独发生,但常并发脂溢性皮炎、脂溢性脱发和痤疮等,临床表现为皮肤油腻、毛孔扩大、头发油亮。

(2)干性皮脂溢出症:又称头部单纯糠疹。部分患者头部皮屑可检测到卵圆形糠皮孢子菌,临床表现为头皮有带油腻的糠秕状鳞屑,呈白色或灰白色,可满布全头,也可局限于一处或数处,梳头时可见大量脱屑,无明显炎症,有瘙痒感,日久患部头发稀疏脱落。

2. 鉴别诊断

(1)头面部银屑病:损害为边界清楚的红斑,覆易后层鳞屑,皮损处头发呈束发状,其他部位同时有银屑病皮损,刮去鳞屑有薄膜现象及出血现象,头部皮损常超出发际。

(2)脂溢性皮炎:好发于皮脂腺旺盛的部位,特别是毛发部位,如头皮、腋窝及阴毛覆盖部位,炎症较皮脂溢出症明显。

【治　疗】

1. 一般治疗　对油性皮脂溢出宜着重清除皮脂,避免在毛囊内淤积成粉刺;应该使用中性或酸性洗发剂;保持头发的适当干燥和疏松;减少洗发次数。

2. 药物治疗　症状较轻者,可补充 B 族维生素,如口服维生素 B_2、维生素 B_6 等;必要时可短暂服用雄激素拮抗药物,如螺内酯每日 20～60mg;亦可短期服用异维 A 酸,每日 10～20mg。性激素的治疗易引起内分泌紊乱,故应慎用,不应作为常规疗法。外用2.5％二硫化硒香波、2.5％酮康唑香波,每周1～2次。

【预　防】　应适当少吃甜、辣、油腻食品,多吃新鲜蔬菜、水果及富含 B 族维生素的食物,可有助于减轻本病;浓茶、咖啡、酒等也应适当减少;注意休息、按时睡眠、减少情绪波动。此外,应保持大便通畅,注意清洁,少用肥皂洗头洗面,尽量避免各种机械性刺激(如搔抓)。

第七节　脱屑性红皮病

脱屑性红皮病又称莱内病,以全身弥漫性潮红、脱屑,伴腹泻为特征,是发生于婴儿的严重皮肤病。病因不明,既往认为系脂溢性皮炎的全身型。目前倾向于其为一独立疾病,认为是感染、营养吸收障碍、补体缺陷、先天因素及自体过敏等所致,可合并细菌、真菌感染。发病后 2～4 周,皮损可逐渐消退;但若继发感染,处理不当,可引起肺炎,肾炎等,甚至导致婴儿死亡。

【诊断要点】

1. 临床表现

(1)好发于冬春季节,男性多于女性,发病年龄于出生后 2 个月内,死亡率为 15％。

(2)一般皮疹始于臀部和会阴等皱襞处,其次是头面部。皮疹初起为红斑鳞屑,迅速增多,数日或数周内扩展至全身。表现为全身皮肤弥漫性潮红浸润,大量黄白色云片状脱屑,面部糠秕样脱屑,皱褶部位可有渗液和糜烂,头皮和眉部常有结油脂性厚痂,部分患儿伴掌跖角化过度,指(趾)甲营养不良。

(3)多数患儿伴腹泻、贫血、软弱,精神委靡,全身情况差。

2. 组织病理　以非特异性急性或亚急性炎性改变为主。表皮角化过度,角化不全,棘细胞层肥厚,细胞间及细胞内水肿,真皮浅层水肿,毛细血管扩张,周围有慢性炎性细胞浸润,少数嗜酸细胞浸润。可出现非特异性改变。不同原因引起的红皮病在病理上可有其原发病的特殊改变。

3. 鉴别诊断

(1)先天性鱼鳞样红皮病:此病属先天性鱼鳞病的一个类型,出生即发病。临床表现为皮肤发硬及脱屑,尤以四肢屈面显著。全身皮肤发红、粗糙增厚、鱼鳞状细小脱屑。

(2)红皮病型寻常型银屑病:是由于处理不当或受到外用药刺激而发展形成,可发生在手掌、足跖部位,甚至全身部位,皮肤潮红,表面覆盖银白色鳞屑。

(3)遗传过敏性皮炎:多在出生2个月以后发生,除红斑外,还可有丘疹、水疱、剧痒。慢性病程,反复发作,时轻时重。

4. 辅助检查

(1)血常规见白细胞计数增多,嗜酸性粒细胞增多;血浆白蛋白降低;血 IgE 升高;电解质紊乱。

(2)大便常规示脂肪球增加。

【治　疗】

1. 一般治疗　主要是支持疗法。加强护理,保温防寒,调节饮食,治疗胃肠功能障碍。

2. 局部治疗　局部可用橄榄油,每日搽3～4次;亦可外用炉甘石洗剂、安抚性润肤剂。

3. 全身治疗　补充B族维生素、维生素C等;必要时可输新鲜血或血浆及人血丙种球蛋白;防止继发感染,必要时给予相应抗生素;病情严重者可用糖皮质激素,但不作为常规治疗。

【预　防】　加强营养,加强护理防止感染,防止疲劳,防寒保温。积极治疗原发病,严密观察全身情况,及时对症处理。

第八节　福克斯-福代斯病

福克斯-福代斯病又称大汗腺痒疹,也有人称之汗腺毛囊角化病,只发生在大汗腺分布部位的皮肤。病因不甚明确,可能是一种特殊类型的顶泌汗腺潴积。由于表皮内大汗腺管的破裂,汗液外渗,导致表皮的增生和炎症性改变。可能与内分泌平衡失调有关。本病至更年期后可自然消退。

【诊断要点】

1. 临床表现

(1)女性多发,发病年龄在13～15岁,好发于有顶泌汗腺分布的部位,特别是腋部、乳晕、耻骨部和会阴部,常对称分布。

(2)皮损为针头至绿豆大小的坚实丘疹,位于毛囊口或其附近,表面光滑,肤色或淡黄色,密集分布,但不融合,可从毛囊口挤出少量混浊液体。皮损区毛发稀疏或缺失。

(3)瘙痒剧烈,呈阵发性。月经期症状加重。

2. 组织病理　早期毛囊角栓,毛囊壁海绵状水疱(大汗腺潴留性水疱),棘层增厚和细胞间水肿;晚期发生囊性扩张,大汗腺分泌小管变性,毛囊上1/3处和真皮上部血管周围可有淋巴细胞浸润。

3. 鉴别诊断　福克斯-福代斯病需与酒渣鼻相鉴别。后者好发于颜面中部,多见于中年妇女,患者多并发皮脂溢出,颜面犹如涂脂。以鼻尖、鼻翼为主,皮损表现为红斑、毛细血管扩张和有炎症毛囊丘疹及脓疱等,病程缓慢,可分为三期,但无明显界限。

【治　疗】

1. 局部治疗　10％～20％苯佐卡因乳膏、达克罗宁乳膏局部麻醉止痒。也可选用维A酸、糖皮质激素与尿素囊的复合制剂。有报道,克林霉素、丙二醇和异丙醇溶液外用有较好的疗效。

2. 全身治疗　可试口服己烯雌酚,每次1mg,每日1次;或维

A 酸每日 10mg,分 2 次口服。虽有一定疗效,但作用慢而不显著,停药后常复发。

3. 其他疗法 对严重瘙痒且局部和全身治疗效果不佳者,可选用浅层 X 线照射或手术治疗。

第九节 痤 疮

痤疮是一种发生于毛囊皮脂腺的慢性炎症性皮肤病,多发于头面部,颈部、前胸后背等皮脂腺丰富的部位。痤疮的发病原因比较复杂,其发病机制目前尚未完全清楚,多与雄激素、皮脂分泌、痤疮丙酸杆菌增殖、毛囊皮脂腺导管的异常角化、心理及遗传等因素有关。青春期,体内性激素增加或雌、雄激素水平失衡,雄激素可使皮脂腺腺体合成、排泄皮脂增加,使毛囊漏斗部角化增殖,造成毛囊口堵塞形成粉刺。同时,痤疮棒状杆菌分解脂质中的三酰甘油,产生的游离脂肪酸可刺激毛囊及毛囊周围而发生炎症反应,出现丘疹、脓疱、结节、囊肿等。有很多因素可以使痤疮加重或诱发本病的发生,如长期接触油脂、沥青等;接触某些化学物质,如氯、溴等;使用某些药物,如雄激素、皮脂激素;所有能增加皮肤炎症的因素,如酒精、辣椒等。

【诊断要点】

1. 临床表现 本病好发于青春期的男性和女性,男多于女,大多数在青春期后缓解减轻或痊愈,有的可以迁延数年。

(1)寻常痤疮:皮损好发于面颊、额部、下颌,其次是胸背及肩部。初起为细小的白色或黑头粉刺,亦有开始是与毛囊一致的圆锥形丘疹,可以挤出豆腐渣样的皮脂;稍重时可形成炎性丘疹,顶端可出现小脓疱,炎症继续发展可形成大小不等的暗红色结节或囊肿,挤压时有波动感,破溃后常形成窦道和瘢痕。一般无自觉症状,炎性明显时可有疼痛。病程慢性、时轻时重,部分患者可留有色素沉着、肥厚性或萎缩性瘢痕。

(2)特殊类型痤疮:除寻常型痤疮外,尚有许多特殊类型。暴发性痤疮好发于少年和青年男性,多为毛囊性炎症丘疹、脓疱,局部疼痛明显,易形成糜烂、溃疡,常伴发热、关节痛、贫血等全身症状;新生儿痤疮主要发生在出生后3个月内,病因不明,可能与遗传因素有关,主要发生在面颊及前额,皮损主要表现为黑头粉刺、丘疹、脓疱、偶有结节和囊肿;此外,还有聚合性痤疮、药物性痤疮等。

2. 组织病理　　毛囊周围有显著的淋巴细胞浸润,部分囊壁破裂,可见中性粒细胞、单核细胞、浆细胞和巨噬细胞;黑头粉刺由角质和皮脂组成;长期炎症反应可使毛囊和皮脂腺遭到破坏发生纤维化。

3. 鉴别诊断

(1)酒渣鼻:好发于颜面中部,多见于中年妇女,以鼻尖、鼻翼为主,皮损表现为红斑、毛细血管扩张和有炎症毛囊丘疹及脓疱等,但无黑头、白头粉刺,病程缓慢,晚期可形成鼻赘。

(2)颜面播散性粟粒狼疮:皮损多分布于眼下和鼻周,损害多为暗红色或带棕黄色的丘疹及小结节,粟粒至豌豆大小,呈半透明状,质地柔软,中央有坏死,典型的皮损玻片压诊可见苹果酱色改变,损害与毛囊并不一致。

(3)溴、碘所引起的痤疮样药疹:有服药史,面部可有痤疮样皮损,没有典型的黑头粉刺,皮疹为全身性,与年龄无关。

【治　疗】

1. 西医治疗

(1)一般治疗:用清水洗脸,去除皮肤表面的油脂、皮屑和细菌的混合物,但不能过分清洗。此外,忌用油脂类、粉类护肤美容化妆品及含有糖皮质激素成分的软膏及霜剂。

(2)局部治疗

①维A酸类药物

● 0.025%～0.1%维A酸(全反式维A酸)霜或凝胶。此药可以调节表皮角质形成细胞的分化,使粉刺溶解和排出。开始用药5~12日时皮肤有轻度刺激反应,但可逐渐消失。故应从低浓度开始使用,每晚应用1次。避免光照后增加药物刺激性,症状改善后每周外用1次。

● 13-顺维A酸凝胶。调节表皮角质形成细胞的分化,减少皮脂分泌,每日1~2次。

● 第二代维A酸类药。0.1%阿达帕林凝胶,每晚1次,治疗轻、中度痤疮有较好疗效;0.1%他扎罗汀乳膏或凝胶,隔日晚使用1次,以减少局部刺激。

②外用抗微生物药物

● 过氧苯甲酰。此药为过氧化物,外用后可缓慢释放出新生态氧和苯甲酸,具有杀灭痤疮丙酸杆菌、溶解粉刺及收敛作用。可配制成2.5%、5%和10%不同浓度的洗剂、乳剂或凝胶,应从低浓度开始使用。含有5%过氧苯甲酰及3%红霉素的凝胶可提高疗效,可用于轻、中度痤疮。

● 抗生素。1%~2%红霉素、氯霉素或克林霉素的酒精溶液疗效较好。1%克林霉素磷酸酯溶液系不含油脂和酒精的水溶性乳液,适用于皮肤干燥和敏感的痤疮患者。1%克林霉素溶液也同样有效。

● 壬二酸。对不同类型的痤疮均有效。可配成15%~20%霜剂外用,其不良反应为局部红斑与刺痛。

● 二硫化硒。2.5%二硫化硒洗剂具有抑制真菌、寄生虫及细菌的作用,可降低皮肤游离脂肪酸含量。皮肤洁净后,将药液略加稀释,均匀地涂布于脂溢明显的部位,约20分钟后再用清水清洗。

(3)全身治疗

①抗生素。抗生素治疗痤疮主要是抑制痤疮丙酸杆菌繁殖,而不是非特异性抗炎作用。应防止或减缓痤疮丙酸杆菌产生耐药。米诺环素和多西环素的剂量每日100~200mg,分1~2次口

服;四环素每日 1g,分 2 次空腹口服;红霉素每日 1g,分 2 次口服,疗程 6～12 周。四环素类药物禁用于 8 岁以下儿童。

②异维 A 酸。口服异维 A 酸是治疗严重痤疮的标准方法,也是目前治疗痤疮最有效的方法,但考虑其不良反应,故尽量不作为轻型痤疮的首选治疗。常用剂量为每日 0.25～0.5mg/kg,为了减少不良反应,每日剂量不应超过 0.5mg/kg;患有严重粉刺的青少年,可以采用连续低剂量的异维 A 酸进行治疗。在最初阶段这些患者粉刺溶解的效果很差,但异维 A 酸每日 10～20mg,使用 4～6 个月疗程能够较快清除皮损,然后外用维 A 酸以维持疗效。不提倡大剂量维 A 酸疗法,因为疗效提高并不明显,反而可能出现潜在的严重毒性反应。

③糖皮质激素。口服仅用于炎症较严重的患者,而且是小量、短期使用。推荐剂量:暴发性痤疮,泼尼松每日 20～30mg,持续 4～6 周,之后 2 周内逐渐减量,加用维 A 酸口服。

(4)物理疗法

①光动力疗法。目前临床上主要使用单纯蓝光(415nm)、蓝光与红光(630 nm)联合疗法及红光＋5-氨基酮戊酸疗法治疗各种寻常痤疮。每周 1～2 次,蓝光能量为 48 J/cm², 红光为 126 J/cm², 治疗 4～8 次为 1 个疗程。治疗过程中有轻微的瘙痒,治疗后部分患者出现轻微脱屑,未发现有明显的不良反应。

②激光疗法。1 450nm 激光、强脉冲光、脉冲染料激光和点阵激光是目前治疗痤疮及痤疮瘢痕的有效方法之一。也可与药物联合治疗。

③粉刺挑除。这是目前粉刺治疗的有效方法之一,但必须同时使用药物治疗,从根本上抑制粉刺的产生和发展。

2. 中医治疗

(1)辨证施治

①肺经风热证

主症:丘疹色红,或有脓疱,可伴有痛痒,口渴喜饮,便秘,舌红,苔薄黄,脉浮数。

治则:疏风清肺。

方药:枇杷清肺饮加减。枇杷叶12g,桑白皮15g,黄芩、夏枯草、连翘各9g,金银花15g,海浮石30g,甘草3g。

用法:每日1剂,水煎分2次服,7剂为1个疗程。

②肠胃湿热证

主症:面部、胸背皮肤油腻,皮疹红肿热痛,伴有脓疱,口臭,便秘,溲黄,舌红,苔黄腻,脉滑数。

方药:清肺愈痤丸。黄芩15g,枇杷叶15g,丹参20g,白花蛇舌草20g,夏枯草15g,赤芍15g,当归尾10g,生甘草10g。

用法:每日1剂,水煎分2次服,7剂为1个疗程。

③痰瘀互结证

主症:皮疹暗红,以结节、囊肿、瘢痕为主,日久难愈,或有腹满纳呆,舌黯红,苔黄腻,脉弦滑。

治则:化痰除湿,活血化瘀。

方药:二陈汤合桃红四物汤。二陈汤(半夏6g,橘红15g,白茯苓9g,炙甘草3g,生姜7片,乌梅1个);桃红四物汤(桃仁15g,红花6g,生地黄20g,赤芍15g,女贞子20g,墨旱莲15g,蒲公英15g,丹参15g,浙贝母10g,皂角刺15g,生甘草3g)。

用法:每日1剂,水煎分2次服,7剂为1个疗程。

(2)外治

①皮疹较多者,可用茶调颠倒散(大黄9g,滑石9g,皂角刺9g)外涂。

②结节、脓肿较多者,可外敷金黄膏。

【预　防】

(1)注意面部清洁,常用温水洗脸,因为冷水不易去除油脂,热水促进皮脂分泌。不用刺激性肥皂,硫黄香皂对痤疮有一定好处。不要用雪花膏和其他油脂类的化妆品,根据自己的皮肤类型和医生建议,选择合适的面部清洁剂和化妆品。

(2)多吃蔬菜和水果,少吃脂肪、糖类和辛辣等刺激性食物,保持大便通畅。

(3)不要用手去挤压粉刺,以免引起化脓发炎,脓疱破溃吸收后形成瘢痕和色素沉着,影响美观。

第十节　斑　秃

斑秃是一种骤然发生的局限性斑片状的脱发性毛发病。病因未明。研究显示,斑秃是一种具有遗传因素和环境激发因素的自身免疫性疾病,神经精神因素亦被认为有相关性。不少病例发病前有神经精神创伤(如长期焦急、忧虑、悲伤、精神紧张和情绪不安)等现象。有时患者在病程中,这些精神因素可使病情迅速加重。若整个头皮毛发全部脱落,称全秃;若全身所有毛发均脱落者,称普秃。本病病程经过缓慢,有自愈倾向,可复发。

【诊断要点】

1. 临床表现

(1)可发生在任何年龄段,但以 5~40 岁为多,性别差异不明显。

(2)头皮突然发生数目不等的圆形或椭圆形脱发区,边界清楚,局部无炎症反应,活动区脱发区边缘毛发易拔出(轻拉试验阳性),可以看到该毛发上粗下细像惊叹号(!),且下部的毛发色素也脱失。如损害继续扩大,数目增多,可互相融合形成不规则形,脱发也可停止,此时脱发区范围不再扩大,边缘毛发也较牢固,经过若干月份,可有新毛发长出。也有的患者先长出白色茸毛,以后逐渐变粗变黑,最后完全恢复正常。

(3)儿童发生于头皮边际处、枕头发际、颞部、前额的秃发称为匍行性脱发。

(4)可伴有甲病变(甲板混浊、起嵴和小凹陷)、白内障和白癜风、白发。

2. 组织病理 早期可见毛球、毛乳头、血管周围有淋巴细胞为主的浸润。晚期见毛囊的体积大大缩小,嗜酸性粒细胞和肥大细胞弥漫性浸润,真皮乳头底下的结缔组织呈血管周围变性(彩图 18-2)。

3. 鉴别诊断

(1)白癣型头癣:好发于儿童,真菌感染,皮损呈圆形或不规则形之灰白色鳞屑性斑片,病发多数折断,残留毛根不易被拔出,若无继发感染,不留瘢痕和秃发。

(2)梅毒性秃发:好发于枕后部,脱发区头皮无瘢痕形成,虽也呈斑状秃发,但脱发区不完全,如虫蛀状。梅毒血清学检查阳性。

(3)假性斑秃:患处头皮萎缩,光滑如薄纸,有光泽,看不见毛囊开口,脱发区边缘拔发试验阴性。

【治疗】

1. 西医治疗

(1)一般治疗:祛除可能的诱发因素,注意劳逸结合,向患者解释此病有自愈倾向,解除其精神负担,坚定治愈的信心。

(2)局部疗法

①外用 2%～5%的米诺地尔溶液,每日 2 次,治疗 2 个月。

②激素制剂较常用,可以选择如曲安奈德、倍他米松、丙酸氯倍他索等强效药物,制备成适当浓度的溶液、霜剂和软膏外用。

③皮损内注射激素,适用于脱发斑数目＜5 个、直径＜3cm、病程 1 个月以内的患者。皮损内注射 2～5mg/ml 曲安奈德注射液,注射点之间间隔 1cm,每个注射点用 0.1ml,4～6 周 1 次,一般在注射后 4 周左右可观察到新生的毛发;或曲安西龙混悬液和利

多卡因 1∶2∼5,每周 1∼2 次。

(3)全身疗法:口服或注射维生素 B_1,糖皮质激素适用于一般治疗无效、病变范围广、全秃及普秃的患者,可经外用、皮下注射、口服等多种途径给药,通常有一定疗效,可暂使毛发再生,但停药后又会脱落;又由于不良反应较大,不作为常规治疗。

(4)局部理疗:按摩、紫外线照射、共鸣火花、音频电疗等。

(5)组织疗法:组织埋藏、羊肠线局部埋藏或胎盘组织液肌内注射等。

2. 中医治疗

(1)辨证施治

①肝郁血瘀证

主症:头发斑片状脱落,呈圆形或椭圆形,甚至全部脱光,常伴烦躁易怒,或胸闷不畅,肋痛腹胀,喜叹息,失眠,舌质暗紫或有瘀斑,脉弦。

治则:疏肝解郁,活血化瘀。

方药:逍遥散加减。柴胡 12g,玫瑰花 6g,合欢米 6g,丹参 15g,赤芍 15g,川芎 6g,炒青皮 9g,鸡血藤 15g,酸枣仁 9g,炙甘草 6g。

用法:每日 1 剂,水煎分 2 次服,7 剂为 1 个疗程。

②肝肾不足证

主症:头发全部脱落或兼眉毛、阴毛等脱落,或有脱发家族史,常伴腰膝酸软,耳鸣目眩,遗精滑泄,舌淡苔薄,脉细。

治则:滋补肝肾,填精生发。

方药:七宝美髯丹加减。制何首乌 15g,制黄精 15g,女贞子 15g,菟丝子 15g,山茱萸 9g,枸杞子 15g,槲寄生 15g,山药 15g,白茯苓 15g,炙甘草 6g。

用法:每日 1 剂,水煎分 2 次服,7 剂为 1 个疗程。

③气血两虚证

主症:病后或久病脱发,伴神疲乏力,面色㿠白,头晕眼花,心悸气短,懒言失眠,舌淡苔少,脉细无力。

治则:健脾益气,养血生发。

方药:人参养荣汤加减。人参 9g,黄芪 15g,炒白术 15g,白茯苓 10g,制何首乌 15g,制黄精 15g,地黄 15g,当归 15g,酸枣仁 6g,炒白芍 9g,五味子 6g,炙甘草 6g。

用法:每日 1 剂,水煎分 2 次服,7 剂为 1 个疗程。

(2)外治:可用皮肤针轻叩患处;烤热鲜毛姜或生姜,用切面涂擦患处;5%斑蝥酊或 10%补骨脂酊外搽。

第十一节　皮脂缺乏症

皮脂缺乏症系皮脂腺分泌的减少或缺乏所致的皮肤干燥,又称干皮肤,常为单纯鱼鳞病样表现。造成皮脂分泌减少或缺乏的原因很多,全身疾病,如糖尿病、尿毒症等;某些皮肤病,如鱼鳞病、维生素缺乏性皮肤病、着色性干皮病等;其次,空气的湿度、温度、年龄及碱性物质(肥皂、洗衣粉)等亦能导致皮脂分泌减少而使皮肤干燥。水是保持皮肤湿润的主要成分之一,表皮的水合作用主要取决于从真皮到达表皮的速率、表皮水分丧失的速率和表皮结合水分的能力三个因素。水溶性物质(又称自然潮湿因子)包被双层脂质后,才能避免水分丢失的屏障作用。当皮脂减少或缺乏时,不能在表面形成皮面脂质膜,使防止水分丧失的屏障遭到破坏,造成水分丢失,引起皮肤干燥。

【诊断要点】

1. 临床表现

(1)发病始于儿童,随年龄增长而症状加重,夏季可改善。

(2)好发于小腿和前臂伸侧,手臂和皱褶部位很少受累。病情较轻者仅表现为皮肤干燥、粗糙。严重者呈广泛性皮肤干燥,附着菲薄糠秕样鳞屑,不规则或网状样表皮红色裂隙,常有瘙痒,有时有痛感,冬季更甚,无潮红及炎症现象。由于搔抓摩擦,可引起皮肤局部肥厚、苔藓样变,鳞屑增多如同寻常型鱼鳞病。冬季空气干燥,用热水洗浴,使用碱性洗剂等,均可加重病情。

(3)患者常有阳性家族史,有遗传过敏性素质者尤为明显。

2. 鉴别诊断 皮脂缺乏症需与湿疹相鉴别。后者可发生于任何年龄任何部位,任何季节,以皮疹多样性、对称分布、剧烈瘙痒、反复发作、易演变成慢性为特征。

【治 疗】

1. 一般治疗 治疗目的是恢复表皮水分的屏障,积极治疗有关的全身性疾病及皮肤病,加强职业性疾病的防护等。避免使用碱性物质。皮肤应少暴露于寒冷或干热气流中。

2. 局部疗法 局部使用凡士林、甘油。皲裂明显时,可外搽1%尿囊素乳膏、2%维生素 E 乳膏和 10%~15%尿素软膏等。

3. 全身疗法 内服鱼肝油、维生素 A、维生素 E 等。

4. 对症治疗 对于瘙痒严重,有继发性苔藓化、肥厚皮损的患者,可用抗组胺制剂,局部可暂用糖皮质激素制剂。

【预 防】 避免用过热的水洗浴,勿用碱性洗浴剂,可选用中性或弱酸性沐浴露,洗浴后宜使用具有保湿作用的润肤液。

第十二节 毛周角化病

毛周角化病又称毛发苔藓或毛发角化病,是在漏斗毛囊内有微小的角质栓或与毛孔一致的角化性丘疹为特征的慢性毛囊角化性皮肤病。病因尚不明确,常有家族史,多与遗传有关,为常染色体显性遗传病。在青春期皮损较明显,内分泌代谢障碍类疾病(如甲状腺功能减退、库欣综合征等)可使本病的发病率增高或病情加重,也提示与之相关。营养缺乏可诱发此病。预后良好(彩图 18-3)。

【诊断要点】

1. 临床表现

(1)多见于儿童和青少年,冬重夏轻。

(2)最常见于上臂、大腿伸侧和臀部,对称分布。面部也可出现丘疹,特别是儿童。基本损害为针头大小正常皮色或暗红色毛囊性丘疹,丘疹顶端有灰褐色或灰白色的圆锥状角栓,是由浓缩的皮脂分泌物与毛囊上皮细胞聚集在毛孔周围而构成,有时毳毛在中心穿出或蜷曲在内。剥掉角栓,可见微小杯状凹窝,不久角栓又可长出。炎症程度不一,出现红斑者易导致色素沉着。皮疹数目较多,发生于每个毛囊口处,互不融合,类似"鸡皮"外观。无自觉症状,有时微痒。

2. 组织病理 表皮角化过度,毛囊口扩张,嵌有角质栓,其中含有一根或数根扭曲或螺旋状毛发,真皮有轻度炎细胞浸润。

3. 鉴别诊断

(1)维生素 A 缺乏症:四肢伸侧角化性丘疹,稍大,似蟾皮或鸡皮样皮疹,同时伴有夜盲、眼干、角膜软化等,有维生素 A 缺乏史。

(2)小棘苔藓:皮损好发于颈和臀部外侧,毛囊性丘疹顶端有一丝状小棘,拔除小棘可见一凹陷性小窝,丘疹互不融合,群聚成片,界限较清楚。

(3)毛发红糠疹:常见于头皮及掌趾部,表现为毛囊性坚硬的尖形小丘疹,可密集成斑片,表面覆有糠秕样鳞屑,丘疹往往有炎症,同时有头面部脂溢性皮炎和掌趾角化过度表现。

【治 疗】

1. 局部疗法 症状轻者,平时可搽含果酸或去角质成分的保湿乳液;较重者,使用外用药物涂抹患处,如 10%～20%尿素霜、0.1%维 A 酸霜、10%～20%鱼肝油软膏,均能减轻皮肤干燥症状。

2. 全身疗法 皮疹泛发严重者,可口服鱼肝油、维生素 E 及维生素 A。

3. 其他疗法　激光、磨皮等治疗方法,对该病也有一定的疗效。

【预　防】

(1)在冬季洗澡不宜次数过多,不用碱性洗浴剂。

(2)在饮食上可摄取一些富含维生素 A 的食物,如胡萝卜、绿色蔬菜水果、动物肝脏、蛋类等。另外,口服维生素 C 也可减少此病的复发。

第十三节　黑棘皮病

黑棘皮病是一种以皮肤过度角化、呈对称性天鹅绒样增厚、色素过度沉着、疣状增殖为特征的皮肤病,主要累及腋窝、颈后、皮肤的屈肌面、腹股沟及脐周等,少见累及黏膜表面。引起黑棘皮病的原因很多,如恶性肿瘤、内分泌疾病、肥胖、药物及某些基因相关性疾病等。近年来有资料表明,肥胖是青少年人群引起黑棘皮病最常见的原因。发病机制尚不清楚,推测可能与皮肤对不同刺激物的反应所致。有多种类型,预后各不相同。

【诊断要点】

1. 临床表现　本病有多种类型,在青少年中常见遗传性黑棘皮病、良性黑棘皮病两型,也可见假性黑棘皮病。各型黑棘皮病的外观是一致的,但其严重程度有差别。

(1)发病年龄:本病可见于任何年龄。

(2)皮损:皮疹常见于颈、腋窝、腹股沟、乳房、外生殖器等皮肤皱褶、柔软部位。皮肤损害系疣状、乳头样增生,角化过度和色素加深,最初的变化表现为灰棕色或黑色色素沉着,干燥,皮肤变粗、增厚,渐成天鹅绒状小乳头状皮损,进而皮纹加深,最终可形成疣状赘生物。手掌、足底往往发生过度角化。口腔黏膜部也可累及。

甲板亦可发生变化。

（3）分型

①遗传性黑棘皮病。是一种常染色体显性遗传病。皮损常发生于出生时、儿童期或青春期。可为良性黑棘皮病的早期表现。病情经一段时间后可保持稳定或自然消退,在某方面类似疣状色素痣。

②良性黑棘皮病。为常染色体显性遗传。常在青春期或青春期后发病,皮损多发于单侧,四肢远端不受累。可伴内分泌疾病,最常见的是库欣综合征、脑垂体肿瘤等。也常伴抗胰岛素糖尿病。

③假性黑棘皮病。是最常见的一种,无遗传因素,而常伴肥胖症,并易发生在肤色较深者。多见于腋窝、腹股沟处。体重减轻后,皮损可完全减退,但色素沉着持续存在。

2. 组织病理　表皮呈中等程度角化过度及乳头瘤样增生,乳头尖凹陷处有轻度或中度棘层肥厚。通常无色素增多。血管周围有少量淋巴细胞浸润(彩图18-4)。

3. 鉴别诊断

（1）融合性网状乳头瘤病:本病多见于青春发育期的男女青年。好发于胸部、腹部或后背肩胛间区皮损为扁平疣状色素性角化丘疹,部分融合成网状。可有轻度瘙痒。病程长,无自愈倾向。

（2）毛囊角化病:一般在8～16岁发病,5岁以前少见,皮损好发于皮脂溢出部位,特征性皮损为针尖至豌豆大的毛囊性坚硬丘疹,顶端覆以油腻性痂皮或糠状鳞屑,组织病理可鉴别。

【治疗】　祛除病因;积极治疗伴随症状,如内分泌疾病;局部外用中等浓度角质溶解剂,如10%硫黄煤焦油软膏,可改善疣状增生。

第十四节　黑色丘疹皮病

黑色丘疹性皮病是一种好发于面部的色素沉着性丘疹性的良

性皮肤病,有色人种常见。病因不明,可能是表皮痣的一种类型,目前被认为是由皮脂腺毛囊痣样发育缺陷引起,发病机制尚无定论,可能与遗传有关,也有人推测日照可能参与了发病机制。皮损不会自愈。

【诊断要点】

1. 临床表现

(1)常在 7～8 岁或青春期发病,女性较多。

(2)皮损为多发性米粒至绿豆大棕色或深褐色扁平丘疹,呈类圆形或三角形,直径 1～5 mm,对称散在分布于患者额部、颧部及颊部上方,表面一般光滑,触之柔软。无鳞屑、结痂及溃疡。数目可从数个至数百个。多数患者无自觉症状,偶有轻度瘙痒。

2. 组织病理 基本与脂溢性角化病相同,可见表皮角过度和角化不全,棘层增生肥厚,基底细胞色素增深,乳头瘤样增生,有些标本可见表皮突向下延伸互相连接呈网状和假性角囊肿,真皮浅层可有慢性炎性细胞浸润。

3. 鉴别诊断

(1)脂溢性角化病:主要见于老年人的面部、手背,皮损大小由数毫米至数厘米不等,表面渐干燥、粗糙,常附有油腻性鳞屑,组织病理为角化过度和乳头状瘤样增生,瘤细胞由基底样细胞构成。

(2)扁平疣:多发于颜面、手背等处,损害为正常皮色或浅褐色的隆起性扁平丘疹,表面光滑,境界明显,可见同形反应,组织病理检查可助鉴别。

(3)日光性角化病:又称老年角化病,多见于中年以上男性。好发于面部、手背等曝光部位,常单发,病程慢性,有恶化可能。病理改变为有交替的角化过度伴有柱状角化不全。

【治 疗】 本病是一种良性病变,一般不需治疗。对于皮疹数量较少,或影响美观、要求治疗的患者,可选择液氮冷冻、高频电刀、电干燥法、透热疗法等方法。尽可能避免电灼等过度治疗,否则可能会导致色素异常、瘢痕形成。采用细针电刮除术安全可靠，且未发现瘢痕形成等并发症。对于皮损广泛者，刮除时有人建议外用麻醉软膏，不仅更方便且无并发症。

第十五节　毛发红糠疹

毛发红糠疹又称毛发糠疹、尖锐红苔藓，是一种慢性鳞屑性角化性炎症性皮肤病（彩图 18-5）。其特征表现为小的毛囊性尖形丘疹和播散性黄红色鳞屑性斑片，往往同时伴有掌跖角化。本病病因不明，儿童时期发病者可能与常染色体显性遗传有关（遗传性型）。本病根据发病年龄和临床表现可分为 6 型，Ⅲ型、Ⅳ型、Ⅴ型常在幼年发病，Ⅲ型大多数患者在 1 年内皮损消退，Ⅳ型预后一般良好，Ⅴ型很少自愈。

【诊断要点】

1. 临床表现

（1）初起时头皮上往往先有鳞屑及红斑，很快累及面部和颈部，出现红斑和细薄的糠状鳞屑性损害，继而可扩至全身。特征性的丘疹为粟粒大小，呈尖锐状、棕红色或正常肤色，丘疹的中央常贯穿一根失去光泽、萎缩的毳毛或头发，易折断，成为很小的黑点，角质栓伸入毛囊较深，故不易剥出。损害好发于颈部、躯干、四肢的伸侧和臀部等，特别是毛囊性角化的小丘疹发生于手指的第一和第二指关节的背面，成为本病的特有的症状之一。以后当新的皮疹发生时，逐渐发展，相邻的角化丘疹互相融合形成边界清楚、糠秕状鳞屑性棕红色的斑块，看起来很像"鸡皮疙瘩"外观，摸起来有刺手的感觉。全身任何部位均可累及。

（2）绝大部分患者有掌跖角化过度，常有边界明显的鳞屑性红斑，角质层明显增厚，很容易发生皲裂，特别是在足趾部，角化过度向足的两侧扩展，如着凉鞋时更明显。指（趾）甲也可受累，甲呈暗灰色,粗糙,增厚脆而横纹,易脆裂和裂开,极少甲凹陷。病情严重时全身可出现剥脱而毛囊性损害不明显,呈现广泛干燥的鳞屑性红皮病,其中有岛状正常皮肤。皮肤呈暗红或橘黄色,光滑而萎缩。对轻微的温度改变很敏感,骨隆突处皮肤易发生溃疡。

(3)本病除稍有痒感及皮肤干燥及绷紧感外,一般没有全身症状,可有 Koebner 现象(同形反应)。

(4)Ⅲ型为典型幼年型,5～10岁发病,表现同上述。有的患者有急性感染史,通常在1～2年自愈。

(5)Ⅳ型为幼年局限型,出生后发病。好发于肘、膝部,由红斑性毛囊角化性丘疹组成,境界清楚。躯干部或头皮部可有散在的鳞屑性红斑,有些伴有掌跖角化。预后一般较好。

(6)Ⅴ型为非典型幼年型,患儿常在出生后不久或生后数年内发病,表现为红斑、角化过度及毛囊性角栓,可发展成红皮病,常有家族史,很少能自愈。

2. 组织病理 表皮可见角化过度,毛囊扩张,毛囊角栓形成,在角质层垂直方向和水平方向上交替出现角化过度和角化不全,在毛囊口周围两侧灶性角化不全形成“肩”样结构。棘层不规则轻度肥厚,颗粒层增厚,基底细胞轻度液化变性,真皮浅层血管及毛囊周围有稀疏至中等密度淋巴细胞浸润。

3. 鉴别诊断

(1)银屑病:鳞屑为发亮、银白色,云母样鳞屑。刮去鳞屑可见薄膜及点状出血现象。累及头皮时,头发呈束状。掌跖无角化过度。本病与毛发红糠疹在组织病理学上是截然不同的。

(2)扁平苔藓:损害为多角形或多边形紫红色或暗红色发亮扁平丘疹,表面可见白点或白色纹,很少累及面部、头皮及掌跖。组织病理有特异性。

(3)脂溢性皮炎:本病早期不易与毛发红糠疹区别。但后期毛发红糠疹可出现典型毛囊角化性丘疹及掌跖角化,而前者则具有油腻性鳞屑的黄红色斑片。

【治　疗】

1. 局部疗法　局部治疗应以润肤,角质松解为原则。可选用 0.1%维 A 酸软膏、2%～5%水杨酸软膏、10%尿素软膏外用。但需要注意大面积应用水杨酸软膏时,可发生水杨酸毒性反应。卡泊三醇软膏(50μg/g)外用,每日 2 次,2 个月后皮损可消失,但应注意久用会导致高钙血症;高浓度维生素 A(每日 25 万～50 万 U/30ml)局部封包外用,有较好疗效。

2. 全身疗法　异维 A 酸每日 0.5mg/kg,以后加至每日 1mg/kg,一般不超过每日 75mg,分 2～3 次口服。治疗期间,应监测其可能发生的不良反应。维生素 E、B 族维生素皆有不同疗效;免疫抑制药(甲氨蝶呤、硫唑嘌呤)不良反应较大,对病情较严重,特别是全身红皮病的患者可酌情选用;糖皮质激素仅适用于急性进行期或继发红皮病的病人,可暂时缓解症状,因此一般不宜采用。

3. 物理疗法　糠浴,淀粉浴及矿泉浴等都可应用。光化学疗法和光疗,如 PUVA 及窄谱 UVB,单独或联合维 A 酸治疗,对有些患者有显著疗效。

第十六节　粟丘疹

粟丘疹称白色痤疮或粟丘疹白色苔藓,为表皮或附属器上皮的白色角化性囊肿(彩图 18-6)。可分为原发性和继发性两型,前者通常发生于新生儿,无明确发病因素,部分患者有遗传倾向;后者往往由于擦伤、搔抓外伤或面部炎症后发生,亦常见于发疱性皮肤病,如大疱性表皮松解症、天疱疮等。

【诊断要点】

1. 临床表现

(1)任何年龄、性别均可发生,女性多见。

（2）原发性好发于面部，尤其是眼睑、颊及额部。婴儿通常限于眼睑及颞部。继发性在外伤皮损处及耳郭、手背、前臂等部位多见。

（3）损害呈乳白色或黄色，针头至米粒大的坚实丘疹，顶尖圆，表面光滑，埋于极薄表皮下，不融合，不破溃，数目较多，无自觉症状，像表皮瘤一样，固定持续性存在。继发性损害可能来源于小汗腺导管或毛囊，倾向于在原有皮损周围发生上皮再生。本病可持续数年，自行消失。

2. 组织病理　真皮内见表皮样囊肿，囊壁由数层扁平上皮细胞组成，囊腔周围有致密的结缔组织包绕，囊内由排列成同心圆的角质细胞所填充，原发性粟丘疹连续切片可见上皮蒂和毳毛与其相连，继发性粟丘疹可在任何上皮结构发生，与毛囊、汗腺导管、皮脂腺导管或表皮相连接。

3. 鉴别诊断

（1）汗管瘤：本病多见于女性，青春期发病或加重。皮损好发于眼睑（尤其是下眼睑）及额部皮肤。皮损为粟粒大、多发性、肤色淡褐色丘疹，稍稍高出皮肤表面，表面有蜡样光泽。组织病理学表现为真皮浅层有双层上皮细胞构成的囊腔样结构，腔内含无定形物质。

（2）毛发上皮瘤：青年女性好发，面部最常见，多对称分布，皮损通常为正常皮色、硬固的丘疹，呈半球形或圆锥形，质地坚实，有时有透明感。组织病理可鉴别。

【治　疗】　局部用维 A 酸治疗板块形粟丘疹和面部多发粟丘疹有效；以 75％酒精消毒，用针挑破丘疹表面的皮肤，再挑出白色颗粒即可；或采用激光、高频电针烧灼。

第十七节　剥脱性角质松解症

剥脱性角质松解症属于角化性皮肤病，又称层板状出汗不良，是一种发生于掌跖部、浅表的剥脱性皮肤病。没有确切的病因,大多认为本病是一种先天性疾病,多汗可能是一种诱因。可以自愈,但常复发。

【诊断要点】

1. 临床表现

(1)本病好发于双侧掌跖,偶尔也可见手足背侧,对称分布。以非炎症性表浅蜕皮为特点。

(2)皮损开始为粟米大小的散在的白色点状损害,由表皮角层松解形成,数目多少不定,并渐向四周扩大,然后中央破裂产生环状附着性领圈样的浅表脱屑,剥脱的表皮下皮肤几乎完全正常。多数皮损扩展,可融合成整片。病程缓慢,无自觉症状,经2~3周鳞屑自然脱落而痊愈。常因环境因素而加重。

2. 组织病理 组织病理显示表皮增殖迅速,伴角化异常。

3. 鉴别诊断

(1)汗疱疹:常发于春夏之交,对称发生于掌跖及指(趾)侧,皮疹为米粒大、深在性小水疱,红色或与肤色一致,疱内有黏液性液体,破溃后干燥脱皮,撕剥后可露出嫩薄的皮肤,自觉瘙痒或灼热感。

(2)癣菌疹:对称分布于双手指间、掌心部位,水疱浅且疱壁较薄常呈群集,皮肤癣菌病治愈后癣菌疹自然消失。发疹部位真菌阴性,但毛癣菌素试验阳性。

【治 疗】 目前尚无满意疗法。外用5%煤焦油凝胶常有效。在破裂脱皮的皮肤局部涂抹尿素软膏,可以软化角质层;或维生素E软膏、凡士林软膏等油脂性软膏,可以起到滋润和保护的作用;或用0.05%~0.1%维A酸乳膏。

第十八节 鼻红粒病

鼻红粒病是一种少见的发生于儿童鼻部的外分泌汗腺疾病。

病因不明,常有家族史,但遗传机制不清。有人认为,是因血管舒缩神经功能发生障碍及局部多汗的结果。至青春期可自行消退,也有少数皮损持续不退。

【诊断要点】

1. 临床表现

(1)常起病于儿童,好发鼻部、面颊,偶发生在额部。

(2)开始表现为鼻部多汗,数年后鼻尖部出现弥漫性红斑,表面出现密集的针头大、圆形、尖顶的丘疹和串珠状水滴,丘疹为淡红色至暗红色,互不融合,玻片压之可消失,皮损处无鳞屑,偶见有小疱及小脓疱。皮损区多汗,一般无自觉症状。有些患者可伴有肢端发绀及掌跖多汗。

2. 组织病理　真皮血管扩张,汗管周围有单核细胞、浆细胞等炎性细胞浸润,汗腺管扩张呈囊状。

3. 鉴别诊断　鼻红粒病需与酒渣鼻相鉴别。多见于中年人,颜面中央红斑,毛细血管扩张明显,伴有丘疹和脓疱等损害,无面中部的多汗症。

【治　疗】　本病一般无特殊处理。局部可外用具有收敛作用的粉剂或洗剂,如炉甘石洗剂外涂患部,每日2～3次;非甾体抗炎药(吲哚美辛)洗剂或霜剂,有一定效果;亦可试用液氮冷冻疗法。

第十九节　甲　病

【病　因】

1. 厚甲　厚甲是指甲板过度肥厚性增大、变硬。可分为先天性厚甲症和后天性厚甲症两大类。前者是由于外胚叶缺陷所致;后者是由其他疾病引起,如大疱性表皮松解症、儿童银屑病、鱼鳞病、毛发红糠疹、黑棘皮病、毛囊角化症等,由于甲母质转化周期的延长致使经常营养不良的厚甲,也可是外伤导致的结果。先天性厚甲症按症状在临床分为Ⅰ、Ⅱ、Ⅲ、Ⅳ型,是一种罕见的常染色体显性遗传病。大量研究表明,先天性厚甲症的发病与角蛋白结构的异常密切相关,Ⅰ型主要由角蛋白 K16 和 K6a 基因突变引起,Ⅱ型主要由角蛋白 K17 和 K6b 基因突变所致。

2. 甲萎缩 甲萎缩是指全部或部分指(趾)甲发育不良所致的甲板变薄、短且小。本病可分为先天性甲萎缩和后天性甲萎缩。前者是一种常染色体显性遗传病,见于先天性外胚叶发育不良症、大疱表皮松解症、色素失禁症;后者多由外伤,感染(麻风、梅毒),皮肤病(多形红斑、严重雷诺病、大疱性药疹、扁平苔藓、毛囊角化),内科疾病(血管疾病、甲状腺功能亢进、心脏病、风湿热)等引起,也是阿维 A 酸或异维 A 酸的不良反应之一。

3. 脆甲 脆甲是指甲变脆,易断裂、破损。病因不明。先天性和家族性者罕见。全身性疾病、局部因素都可以引起本病。前者与缺铁性贫血、外周循环障碍、甲状腺功能低下、维生素 A 或 B 族维生素缺陷、甲板肿瘤及慢性皮肤病如湿疹、银屑病、扁平苔藓、鱼鳞病等有关,后者多为接触过度的热水及碱性肥皂刺激等外界因素所致引起本病。

4. 反甲 反甲是一种指(趾)甲板畸形,为甲板变薄,中央凹陷而周边翘起,呈匙状,也称匙状甲。确切发病原因不明,通常认为反甲主要见于缺铁性贫血及营养不良的患者,也可见于遗传性、先天性,前者表现为常染色体显性遗传。此外,理化因素(常浸手、长期接触强碱性肥皂、石油产品等)和某些皮肤病(斑秃、梅毒、湿疹、扁平苔藓、冻疮),心血管,免疫及内分泌疾病(冠心病、风湿病、雷诺病、甲状腺功能亢进)等,也可导致该病的发生。

5. 甲沟炎 甲沟炎是甲沟及其周围组织的化脓性感染,是一种常见病、多发病。急性甲沟炎致病菌多为金黄色葡萄球菌,也可继发真菌感染。大多数患者为外伤所致,如拔倒刺、修剪不正确、运动外伤、鞋过紧挤压伤、嵌甲等而致细菌从受伤处入侵继发感染。慢性甲沟炎的儿童多由于 1 型糖尿病和不良行为习惯，如吮吸手指、拔甲癖、咬甲癖等均可引起。

【诊断要点】

1. 临床表现

(1)厚甲

①出生后 1 周岁内即开始出现指(趾)甲呈不同程度的变黄、均匀性增厚，最常见于小趾甲，可呈圆形、爪状，继之甲肥厚加重，颜色加深，甲质变硬；由于角质堆积于甲板下，使甲远端翘起；甲表面时有纵嵴损害；可伴有掌跖角化过度或广泛的毛周角化，有的病例伴有双足起疱、多汗；部分患者口腔黏膜、舌、喉黏膜可发生黏膜白斑；声音嘶哑；有的则伴有类似毛发营养不良表现；其他异常，出生时即可有牙齿萌出，偶有角膜角化不良、小眼及白内障或杵状指等发生。

②先天性厚甲分为四型。Ⅰ型又称杰达斯索恩-列文道斯基综合征，此型最多见，常发生炎症和指(趾)甲脱落、厚甲、口腔黏膜白斑、掌跖角化、掌跖厚壁水疱等特征性表现；Ⅱ型，又称杰克逊-劳勒综合征，无口腔黏膜白斑，除Ⅰ型症状外，主要伴随有胎生牙、皮脂腺囊肿和毛发异常，如斑秃、毛发扭曲等；Ⅲ型，极罕见，厚甲及掌跖角化较轻，有角膜白斑、白内障等；Ⅳ型，除Ⅲ型症状外，尚有喉损害、声嘶、智力发育迟缓、毛发异常、秃发、斑状色素沉着等。

(2)甲萎缩：初发为单个、部分或所有指(趾)甲停止生长。甲板变薄、较小、变短，有时可有部分软甲症、甲碎裂，严重时可发生无甲症。

(3)脆甲：临床上表现为甲板菲薄，松脆、发生纵裂和游离缘层状分离，可引起反甲。

(4)反甲：一般部分指(趾)甲受累，甲质地薄，表面平坦，无凹陷，严重者甲板中凹、边沿翘起，在甲板上放一两滴水也不会流下，故名匙状。甲质地弱，质脆易裂，表面粗糙、有条纹，无光泽，游离

266

缘易撕裂。常伴掌跖角化、多发性脂囊瘤。

(5)甲沟炎

①急性甲沟炎。初起时指(趾)甲一侧或双侧甲沟发生红肿热痛,因感染较表浅,一般多无全身感染症状。病变发展,部分患者短时间内可有化脓感染,继而扩散至甲周,当蔓延至甲床时可形成甲下脓肿,可见到整个指(趾)甲浮起、甲下方黄白色脓液,伴有疼痛加剧和发热等全身症状。

②慢性甲沟炎。常见于右手食指、中指和左手中指,炎症较急性甲沟炎轻,甲沟表现为轻度发红、压痛、隆起,化脓后,脓液流出可见肉芽组织。严重者甲床和甲板从甲近端分离、甲表面可发生变化,甚至甲脱落。

2. 辅助检查

(1)血常规:甲下脓肿时,白细胞计数和中性粒细胞明显增高。

(2)真菌培养检查:95%的慢性甲沟炎患者可以培养出念珠菌。

【治　疗】

1. 厚甲　本病的治疗至今仍存在较多的困难。

(1)局部治疗:角化过度的皮肤损害可外用角质剥离剂及糖皮质激素软膏封包治疗;甲损害常采用的方法病甲拔甲后将甲母质和甲床完全刮除,以阻止病甲再生长。

(2)全身治疗:如有口腔损害,口服大剂量维生素对一些患者有效。此外,维A酸治疗也是一种有效的方法。

2. 甲萎缩　祛除病因,先天性甲萎缩治疗困难,暂无特殊疗法。

3. 脆甲　积极治疗全身性疾病和局部诱因,勿长期浸水,指、趾甲剪短。夜间涂以护肤霜,试服维生素A及多吃含明胶的食物。

4. 反甲　针对病因,治疗原发病,并辅以口服维生素A及胱氨酸。

5. 甲沟炎

(1)一般治疗:尽量避免外伤,同时保持患处清洁干燥,对于呃吸手指的不良行为习惯,通过行为疗法、在手指涂以苦味药等方法纠正。

(2)局部治疗:早期可应用2%碘酊或5%碘伏消毒,每日4～6次,一般可控制感染;未成脓肿时,再配合鱼石脂软膏或金黄散敷贴,促进肿痛及炎症消退。有真菌感染时可外用特比萘芬软膏、联苯苄唑软膏或咪康唑软膏。

(3)全身治疗:急性期可内服抗生素,如红霉素或阿莫西林;如继发真菌感染,必要时可口服抗真菌药(如氟康唑)。

(4)手术治疗:脓肿形成时,可在甲沟处做纵向切开引流。如甲床下已蓄脓,应将指甲拔去,或将脓腔上的指甲剪去。拔甲时,应注意避免损伤甲床。有文献报道,慢性甲沟炎肉芽期的患者采用部分甲皱襞和甲床切除术为主的手术方法,疗效满意于保守治疗。

(5)物理治疗:短波紫外线、超短波、红外线等理疗促进血液循环,消炎止痛。

【预　防】

(1)平时爱护指甲周围的皮肤,不使其受到任何损伤。修剪趾甲时切勿剪得过短过深,防止损伤甲床及甲周软组织而引发感染,甲沟旁的"倒刺"不要逆拔,可用剪刀小心剪除而不能用手拔。

(2)应尽量避免踩踏伤及踢伤、扭伤等,以及日常生活中最易刺伤甲沟的异物如木刺、鱼骨刺等。

第二十节　皮样囊肿

皮样囊肿是多见于面部的无痛性囊性肿物。本病起源于外胚叶,主要是沿胚胎闭合线由分离的表皮细胞形成的囊肿,其囊壁为复层鳞状上皮构成,囊壁中含有表皮附属器。

【诊断要点】

1. 临床表现　本病罕见,皮疹多位于头、颈部,多发生于眼眶、眉弓外侧、鼻梁及其周围和口腔底部,也可见于腹部和背部中线处,40%见于出生时,60%在5岁内发生。囊肿初起为小而坚实的单发性皮内或皮下结节,后逐渐增大呈半球形隆起,质地软,与周围组织不粘连。若位于头皮处,常与骨膜粘连,穿刺可抽出奶油样有臭味的液体。囊肿无自觉症状,有时可有疼痛,外伤后可有感染。发生癌变者罕见。

2. 组织病理　囊肿位于真皮或皮下组织内。囊壁由复层鳞状上皮组成,有颗粒层,含有成熟的毛囊和皮脂腺,囊外真皮内可见皮脂腺及汗腺,囊内可见角质细胞,排列成网状或板层状,可有脂质和毛发等。

【鉴别诊断】

1. 真性畸胎瘤　有时可累及皮肤,其组织系多胚叶成分,而皮样囊肿仅有外胚叶的成分。

2. 表皮囊肿　囊壁内一般无皮肤附属器。

【治　疗】　鼻部皮样囊肿切除后的复发率比较高,该部位皮损有时深达鼻骨,应将其下的窦道一并切除。

第十九章　遗传性皮肤病

第一节　寻常型鱼鳞病

鱼鳞病是一组遗传性皮肤角化障碍性疾病,以皮肤干燥、伴有特征性鱼鳞样鳞屑为特征。寻常型鱼鳞病是其中最常见的一种,属常染色体显性遗传,发病机制还不很清楚,可能与皮肤中丝聚合蛋白原减少或缺乏有关。目前认为,这是与 mRNA 的不稳定性有关,转录后调控异常所致。病程不一致,一些患者到成年后,可倾向于改善(彩图 19-1)。

【诊断要点】

1. 临床表现

(1)出生时无症状,常在幼年发病,在 2 岁左右病变范围和程度达到高峰。

(2)四肢伸侧受累最明显,腋下和臀裂处甚少波及,皮肤干燥、粗糙,伴有菱形或多角形鳞屑,中央附着,边缘翘起,外观如鱼鳞状,呈淡褐色至深褐色菱形,对称分布。下肢尤甚,严重时可波及躯干、四肢屈侧等部位。头皮可有轻度糠状鳞屑。手背常见毛囊性角化丘疹,掌跖常见线状皲裂和掌纹加深。损害轻重不等,一般无自觉症状。

(3)病情与季节关系密切,夏季轻,冬季重。部分患者可并发异位性皮炎、湿疹哮喘等。

2. 组织病理　表皮中度角化过度伴颗粒层减少或缺乏,毛囊孔和汗腺可以有角质栓塞,皮脂腺和汗腺缩小并减少;电镜示透明角质颗粒呈海绵状或碎片状,皮损处丝聚合蛋白减少(彩图 19-2)。

3. 鉴别诊断

(1)性连锁鱼鳞病:为 X 连锁隐性遗传方式,仅男性受累,好发于面、颈、头皮处,皮损较寻常性鱼鳞严重,鳞屑呈棕黑色,厚且大。

(2)板层状鱼鳞病:患者出生时或不久之后全身被一层火棉胶样膜包裹,膜脱落后皮肤遗留广泛弥漫性潮红,表面有大片鳞屑。

(3)先天性鱼鳞病样红皮病:出生时即有,呈广泛多形态改变,如皮肤发红、角质样增厚、鳞屑等,鳞屑脱落后,留下湿润面,可有薄壁松弛性大疱。

【治 疗】

1. 西医治疗 外用 10％尿素软膏,每日 1～2 次,可减轻皮损;或洗浴后外用 10％～20％尿素霜,可增加皮肤水合程度;40％～60％丙二醇水溶液睡前涂患处,用塑料薄膜封包过夜,次日祛除薄膜,连用 2～7 日鳞屑可脱净,可重复使用;盐水浴可通过盐水和角质层作用有利于本病减轻症状。

2. 中医治疗

(1)外用药物

①可选用三油合剂。由蛋黄油、大枫子油、甘草油等量混匀而成,捣烂如泥,涂抹患处,每日 2 次。

②大黄汤。大黄 15g,桂枝、桃仁各 30g,共研细末,用纱布包裹,加水 1 000ml,煎至 500ml,温洗患处。

③杏仁油膏。杏仁 30g,猪油 60g,捣烂如泥,涂抹患处,每日 2 次。

(2)单方成药:根据辨证施治的原则,可选用人参健脾丸、润肤丸、人参归脾丸、八珍丸等。

第二节 大疱性表皮松解症

大疱性表皮松解症是一组轻微机械损伤即可出现水疱的遗传

性皮肤病,分型较多,共同的临床表现为皮肤、黏膜脆性增加,但各型表现差异很大。根据水疱发生的位置,分为单纯型大疱性表皮松解症、交界型大疱性表皮松解症和营养不良型表皮松解症。单纯型大疱性表皮松解症属常染色体显性遗传,是基底细胞角质蛋白基因 KRT5 和 KRT14 突变的结果;交界型大疱性表皮松解症属常染色体隐性遗传,为组成锚丝的主要成分——板层素 5 发生突变;营养不良型表皮松解症包括常染色体显性营养不良型表皮松解症和隐性营养不良型表皮松解症遗传,致病基因为Ⅶ型胶原基因(COL7A1),定位于 3P21.3,编码Ⅶ型胶原,是表皮-真皮基底膜带附着结构锚纤维的主要成分。由于编码皮肤角蛋白的基因出现了突变,导致这些蛋白质结构的异常,使表皮容易发生松解。

【诊断要点】

1. 临床表现

(1)单纯型大疱性表皮松解症:是最常见、病情最轻的一型,常在出生后或儿童期发病,以表皮内水疱为特征,好发于手、足、膝、肘等暴露部位,摩擦后可出现水疱、大疱和粟丘疹,皮损相对表浅,尼氏征阴性。也可见掌跖过度角化和脱屑。多不累及甲、齿和口腔黏膜。愈后一般不留瘢痕。水疱冬轻夏重。

(2)交界型大疱性表皮松解症:水疱发生于透明板内,表现为出生时即见严重的全身皮肤黏膜泛发水疱和表皮剥脱,手部的损害相对较少,皮损愈后皮肤萎缩性瘢痕,口周和鼻周皮损可糜烂多年而形成增生性肉芽肿;牙齿发育不良多见,喉黏膜及支气管黏膜病变可导致呼吸困难甚至死亡,还可累及消化道、胆囊及角膜。少数存活患儿发育较同龄迟缓,伴有中至重度顽固性贫血。预后差,大多数患者在 2 岁内死亡。

(3)营养不良型表皮松解症:水疱位于致密板下方,婴儿早期或儿童期发病,病情多较重,显性营养不良型表皮松解症水疱多见四肢伸侧,关节上损害最显著,愈后留明显瘢痕,肢端反复发生的水疱和瘢痕可致指骨萎缩形成爪形手。在无明显外伤的情况下，肤色、瘢痕样丘疹自发出现于躯干，称为白色丘疹样损害。常见甲营养不良或无甲。黏膜表面和牙齿轻度累及；隐性营养不良型表皮松解症临床表现更为严重，常发生血疱和糜烂，粟丘疹、萎缩、瘢痕、贫血、生长迟缓等同时存在，尼氏征阳性，四肢末端破坏性损害可导致挛缩和严重变形，可累及甲、齿和头皮。多数黏膜表面持续累及，伴复发性水疱和糜烂，导致溃疡、瘢痕形成及食管狭窄，预后不佳。隐性营养不良型表皮松解症的皮肤癌发生率增高。

2. 组织病理　单纯型大疱性表皮松解症见基底细胞下部水肿、液化，水疱底部可见残损的基底细胞，疱腔内及真皮内炎症细胞减少，血管扩张；电镜示表皮基底细胞下部水疱和裂隙形成。交界型大疱性表皮松解症电镜下水疱位于基底膜透明板处且有裂隙形成；半桥粒内、外板发育不全。电镜观察显性营养不良型表皮松解症可见致密板下方水疱，基底细胞层正常，锚纤维数量减少，而隐性营养不良型表皮松解症锚纤维明显减少或消失（彩图 19-3）。

3. 鉴别诊断

（1）新生儿脓疱疮：易传染，可呈流行性。常泛发全身，水疱松弛易破裂，可迅速变为脓性，可查见葡萄球菌或链球菌，炎症显著，易于治愈。

（2）儿童线状 IgA 大疱性皮病：大疱发生于面部、口周，外阴周围，病程有自限性，无遗传史，愈后不留萎缩性瘢痕。直接免疫荧光检查可见 IgA 沿基底膜带呈线状沉积。

【治　疗】

1. 一般治疗　本病的治疗主要针对其继发感染，保护局部，避免外伤、摩擦等各种机械性刺激；避免环境过分湿热；予以高蛋白、高纤维饮食，对贫血严重者给予铁剂治疗。

2. 局部疗法　对足底的水疱可用无菌针刺破进行减压，糜烂面可外用无菌纱布湿敷或抗菌药物软膏。

3. 全身疗法 对继发感染者,可适当口服抗生素,如四环素 500mg,每日 3～4 次,适用于 12 岁以上患者;常染色体隐性营养不良型表皮松解症患儿(包括致死型),大剂量糖皮质激素可挽救生命,预防畸形。另外,常染色体隐性营养不良型表皮松解症还可选用维生素 E 100mg,每日 3 次;或苯妥英钠每日 300mg,分 3 次口服,可试用;重症患儿应加强支持疗法。

第三节　着色性干皮病

着色性干皮病是一种发生在暴露部位以色素改变、萎缩、角化及癌变为特征的遗传性疾病,日晒后病情加重。本病属于常染色体隐性遗传,患者皮肤细胞内的 DNA 受日光紫外线照射损伤后,因细胞内先天性缺乏核酸内切酶而不能进行修复,当细胞 DNA 不能正常修复时,可能导致肿瘤原癌基因的激活或抑癌基因的失活,从而提高肿瘤的发生率,故部分病人可发生皮肤癌变,有时会诱发多种皮肤癌。

【诊断要点】

1. 临床表现

(1)多数在幼年发病,少数成年后突出,大部分患者在 20 岁以下进入肿瘤期,常有家族史。

(2)本病好发于颜面、手背、四肢等暴露部位,初期表现为日晒部位出现水疱、较持久的红斑,反复暴晒后皮肤干燥,发生针头至直径 1mm 以上淡暗棕色斑和日晒后雀斑,可相互融合成不规则的色素沉着斑,毛细血管扩张和小血管瘤,并很快出现小而圆的或不规则的白色萎缩点,类似皮肤异色病样表现,瘢痕形成等。轻症患者发生角化棘皮瘤,可自行消退,疣状角化易发生恶变。可出现眼部损害、神经系统症状,少部分患者甚至可能并发内脏肿瘤,如白血病、肺部及中枢神经系统的肿瘤。

(3)可在 3～4 年出现恶变的肿瘤,多为基底细胞癌、鳞癌或黑色素瘤,且为多发性,可因广泛转移导致死亡。

(4)毛发及指甲常正常,牙齿可有缺陷;眼损害是本病的重要特征之一,如畏光、流泪、眼外翻,下眼睑损毁则可致球结膜完全暴露,眼睑部位的基底细胞癌和鳞状细胞癌亦常见。

2. 组织病理 早期病理为非特异性,可有角化过度、棘层变薄伴某些皮突萎缩和伸长相互交叉,基底层黑素不规则积聚。中晚期表皮部分区域表现萎缩,间以棘层肥厚。表皮细胞核排列紊乱,有些区内表皮呈不典型性生长,而使其组织如日光性角化病,真皮浅层有慢性细胞浸润,各种肿瘤的组织学改变。

3. 鉴别诊断

(1)雀斑:多发于颜面,为多数帽针头大的灰黄或灰褐色斑点,无毛细血管扩张,无皮肤角化增殖,亦无瘢痕及癌变。

(2)先天性血管萎缩性皮肤异色症(Rothmund-Thomson 综合征):属于常染色体隐性遗传,出生后 1 年内发病,在面、耳前、耳后、臀、四肢伸侧发生红色水肿性斑片,继而毛细血管扩张、棕红色色素沉着或色素减退,间或有皮肤萎缩,以暴露部位为主。3～6 岁发生白内障,多对称分布。

【治 疗】

1. 一般治疗 目前尚没有有效的根治手段。严格避光非常重要,保护皮肤和眼睛避免日晒,外用遮光剂(如 25％二氧化钛霜),外出时佩戴遮光眼镜,借助防护衣等手段防晒,避免接触可引起 DNA 损伤的药物(如氯丙嗪、安曲霉素)等;定期检查皮肤,进行皮肤恶性肿瘤的密切监视。

2. 全身疗法 近年研究认为,芳香维 A 酸(每日 0.2～0.5mg/kg)长期服用可减少皮肤癌发生。有报道,酶学疗法和基因治疗可取得良好效果,T4 内切酶核酸酶 V 能够特异性识别环丁烷嘧啶二聚体,可用于着色性干皮病的酶替代治疗。

3. 皮肤肿瘤的治疗　发现皮肤肿瘤,应采用激光或早期手术切除。

【预　防】

(1)避免近亲结婚。避免将皮肤暴露于阳光下。

(2)对杂合子应进行婚配指导和产前诊断,避免患儿出生。

第四节　家族性良性天疱疮

家族性良性天疱疮,以持续性、反复发生大疱与水疱性皮炎为特征,属于少见的常染色体显性遗传性皮肤病。本病病因尚不明确,可能是由于定位于 3q21-q22 的致病基因的钙依赖性 ATP 酶基因缺陷引起。皮肤创伤、摩擦,阳光照射,真菌、细菌、病毒感染等,均可诱发本病。病程较长,预后良好。

【诊断要点】

1. 临床表现

(1)常在青春期发生。

(2)好发于颈、腕、腹股沟、外阴、会阴、肛周、股内侧、腋窝等容易摩擦的部位,病变可局限或泛发。基本损害是在外观正常的皮肤或红斑基础上发生成群水疱或大疱,疱液早期清亮很快混浊,破裂后留下糜烂或结成厚痂。有时中央干涸结痂,边缘有活动性炎症并向周围进展,形成椭圆形或环形损害,但周缘往往有松弛性水疱,尼氏征阳性;皮损有裂隙时,自觉疼痛。不典型的损害有斑丘疹,角化性丘疹,乳头瘤样增殖病变,掌部点状角化性丘疹也偶可见到,少数有黏膜损害,患者可有局部刺激或瘙痒症状。

(3)病情夏季加重,冬季缓解,在原部位易复发。

2. 组织病理　表皮有明显的棘刺松解,基底层上形成裂隙、大疱,成熟的水疱基底部衬以单层基底细胞向上突入水疱腔内,细胞间桥延长或彼此分离形成所谓塌墙样的外观。电子显微镜发现张力微丝和桥粒分离(彩图 19-4)。

3. 鉴别诊断

(1)毛囊角化病:好发于头皮、面、前胸后背等皮脂分泌较多的部位,特征性皮损为针尖至豌豆大的毛囊性坚硬丘疹,顶端覆以油腻性痂皮或糠状鳞屑。从病理上不易鉴别。

(2)复发性线形棘层松解症:本病与家族性良性天疱疮的临床病理有某些相似,均为复发性水疱性损害及棘刺松解现象,但本病为皮损限于躯体一侧,呈线状排列,为红斑、水疱,早年发病,掌跖受累。

【治 疗】

1. 一般治疗 目前尚没有有效的根治手段。避免继发因素(如热、晒)或细菌感染,尽量减少摩擦等各种外界诱因,以免疾病复发或加剧。

2. 局部治疗 糖皮质激素、抗真菌制剂及抗生素复方软膏可选用。局部长期用糖皮质激素治疗,应防止白色念珠菌的二重感染。

3. 全身疗法

(1)抗生素治疗:红霉素每日 $30\sim50mg/kg$,分 3~4 次口服,愈后需要维持治疗一段时间;或者用青霉素、四环素(8 岁以下儿童禁用)治疗。

(2)氨苯砜对部分患者有效,每日 $1mg/kg$,分 2 次口服,服 6 日停 1 日,连用 3 个月。

(3)对重症病例,中等剂量的泼尼松被证明有一定疗效,可控制病情。

4. 手术治疗 皮损局限者可手术切除,必要时植皮。

5. 物理疗法 X 线有一定治疗价值,二氧化碳激光气化治疗和皮肤磨削法有效。

第五节　掌跖角皮病

掌跖角皮病是由于手掌、足跖角化过度所致,以掌跖对称性、弥漫性增厚为特点的一组慢性皮肤病。本病的病因不明,绝大多数与遗传有关,常有家族史,可为显性遗传,也可为隐性遗传。病变终身存在,不会自行消退。

【诊断要点】　本病有不同的临床类型,常见的有弥漫性掌跖角皮病和点状掌跖角皮病。

1. 临床表现

(1)弥漫性掌跖角皮病:多从婴儿期开始发病,轻者仅有掌跖皮肤粗糙;严重时为淡黄色质硬的角化过度性损害,呈弥漫性斑块状,边界清楚,表面光滑或粗糙,干燥,或呈疣状增厚,有皲裂形成和引起疼痛,造成手足活动困难,也可波及掌跖侧缘及手足背部,一般呈对称分布。本病常无症状,有时伴有瘙痒、触痛,在冬季尤重。常伴甲板增厚、混浊,但因常伴有多汗症而引起浸渍的外观。

(2)点状掌跖角皮病:本病并不十分少见,通常始于 10~45岁,青春期多见,皮损分布于双手掌和双足跖部,为皮色或黄色、圆形或椭圆形角质丘疹,质地坚硬,一般直径 2~10mm 或更大,数目多而分散,丘疹脱落后,皮损中心呈喷火口形凹陷,在足跟及其他压力部位损害最集中。本病不伴发多汗症,而可并发甲营养不良,表现为纵裂、弯甲或缺甲。

2. 组织病理　弥漫性掌跖角皮病表现为表皮显著角化过度,颗粒层增厚,棘层肥厚,真皮上部轻度炎性细胞浸润;点状掌跖角皮病表现为角质层明显增厚、致密,角化过度区下方生发层则呈杯状凹陷,粒层增厚、棘层轻度增厚、表皮突延长,真皮乳头水肿而无炎症细胞浸润。

3. 鉴别诊断

（1）角化型手足癣：与弥漫性掌跖角皮病相鉴别，好发于掌跖部，多由水疱鳞屑型发展而成，有多年病史，皮损处多干燥、掌面弥漫性发红增厚，皮纹加深，皮肤粗糙，干而有脱屑，指（趾）甲常被累及，真菌镜检阳性。

（2）播散性掌跖汗孔角化症：与点状掌跖角皮病相鉴别，多见于男性，一般在幼年时发病，无遗传病史，皮损为群集于手掌、手指掌面与跖部的粟粒大小半透明丘疹，中心有粉刺样黑点，缓慢增大，脱落后遗留点状凹陷，最终可以消失。

【治　疗】

1. 一般治疗　尽量避免创伤，少用肥皂，润滑皮肤，防止皲裂；尽量减少皮损处压力和摩擦，宜穿松软的鞋子。

2. 局部疗法　根据角质增厚的程度选用不同剂量和浓度的外用药：可外用 $10\% \sim 20\%$ 水杨酸软膏，$10\% \sim 20\%$ 尿素软膏外用或用 30% 尿素溶液浸泡有时也有效；0.1% 维 A 酸霜或 0.25% 蒽林软膏，晚间封包治疗，可提高角质剥脱的效果；糖皮质激素软膏封包治疗亦有一定疗效。

3. 全身疗法

（1）维 A 酸类：口服阿维 A 酯每日 $0.6mg/kg$，并根据临床表现调整剂量以达到满意的临床疗效，或口服异维 A 酸每日 $0.5 \sim 1.0mg/kg$，分 $2 \sim 3$ 次口服，停药后易复发。

（2）β-胡萝卜素：可每日口服 $1 \sim 2.5mg/kg$，治疗 6 周后病情可明显改善，但停药后会有不同程度的复发。

第六节　儿童早衰症

儿童早衰症或称 Hutchinson-Giford 综合征，是一种特别少见的儿童基因突变引起的致命的基因病，是以加速的衰老、生长发育迟缓、脱发、全身皮肤肌肉萎缩、动脉硬化为特征的一组综合征,伴有骨骼、牙齿、指趾甲、毛发脂肪等发育不全。本病是一种常染色体显性遗传,部分为嵌合型,但遗传方式不能确定。最新的研究表明,本病与编码核纤层蛋白 A 的基因突变相关。往往死于 11～20 岁。

【诊断要点】

1. 临床表现

(1)多在 1～2 岁时出现明显临床表现,1 岁左右发病。

(2)发育迟缓,身材矮小,体重减轻,头大,脸与下巴偏小,与头大小极不相称,眼突,唇薄,耳垂小,皮肤逐渐变薄、干燥、萎缩,皮下静脉清晰可见,有色素沉着性斑点,皮肤褶皱而松弛,大部分患者缺乏皮下脂肪或萎缩,呈现过早衰老外貌,有"小老头"之称。下腹部、大腿和臀部的皮肤变硬,呈硬皮病样表现,并且出汗减少。智力正常。

(3)秃发是另一明显特征,出生后 18 个月出现头发脱落,或生后无头发,眉毛和睫毛缺如;指(趾)甲发育不良、脆弱、变薄;牙齿发育迟缓;生殖器发育不良;关节旁纤维化,包括关节僵硬、弯曲,骑马样姿势;骨骼发育不全、萎缩和退行性变。除此之外,患儿早年可发生动脉硬化、心绞痛、偏瘫,由于心血管和脑血管的病变,在 8 岁以前可发生致命的冠状动脉血栓,平均死亡年龄在 16 岁。

2. 组织病理　硬皮病样皮肤显示表皮萎缩,皮脂腺萎缩。真皮上部的结缔组织正常,而下部的结缔组织呈明显透明样变性,皮下脂肪丧失,甚至缺如,心血管系统显示动脉粥样硬化的表现。

3. 辅助检查

(1)血脂、尿玻尿酸值增加。

(2)X 线检查示骨发育不良。

4. 鉴别诊断　儿童早衰症需与科凯恩综合征相鉴别。后者除了早衰之外,还体现为不匀称的身材矮小,小头小颌,手足粗大,四肢相对较长,进行性耳聋,皮肤对光敏感,患儿精神发育迟滞,视神经萎缩等。

【治　疗】　至今尚无有效治疗方法,以对症治疗为主。内分泌功能低下者,应做相应的补充性治疗;抗氧化治疗,限制食物中脂肪的摄入量,控制动脉硬化可用维生素 E、降血脂药等。皮肤硬化患儿,可系统口服 B 族维生素、烟酰胺等治疗。发育畸形的患儿,必要时进行手术矫正。

第二十章 皮肤肿瘤

第一节 线性表皮痣

线状表皮痣又名疣状痣、疣状线状痣等,是一种是表皮细胞发育过度引起表皮局限性发育异常所致,呈疣状增生为特点的表皮肿瘤。常为常染色体显性遗传。

【诊断要点】

1. 临床表现

(1)大多于初生或婴儿期发病,男性多见,皮损可在儿童期逐渐增多、增大。青春期停止进展。

(2)皮损可单发或多发,面积大小不一,对称或不对称分布,个体差异大,主要位于躯干或四肢,为密集的疣状丘疹,质硬,呈淡黄色至棕黑色,常排列成线状,表面粗糙,可融合成境界清楚的乳头瘤样斑块。

(3)根据皮损表现,可分为局限型、系统性泛发型、炎症型。

①局限型。发生于头部、躯干或四肢,发生于四肢多呈纵行线状或螺旋形排列;位于躯干的皮损呈横行排列;损害单个或多发,常单侧分布,故称单侧痣。

②系统性泛发型。与局限型线状表皮痣的线状皮损相同,不同之处是皮损广泛分布于全身,可为双侧性,呈线状、片状、涡纹状,常伴发骨骼和神经系统疾患,如智力发育迟缓、癫痫等。皮损严重者且分布对称的称为豪猪状鱼鳞病。

③炎症型。女性多见,主要表现为淡红色角化性丘疹或斑丘

疹,触之粗糙坚硬有痒感,常发于一侧下肢,损害表面因搔抓附有痂皮和鳞屑,酷似湿疹。

2. 组织病理　局限型线状表皮痣和某些系统性线状表皮痣呈现中等度角化过度,乳头瘤样增生,棘层肥厚伴表皮突延长,基底层黑素细胞及色素颗粒增多。表皮松解性角化过度,即致密的角化过度,颗粒层细胞空泡化和颗粒层细胞内外出现大的透明角蛋白颗粒可见于系统型线状表皮痣,偶见于局限型线状表皮痣。炎症型表皮角化过度伴灶状角化不全交替存在,表皮可出现海绵水肿,真皮浅层血管扩张,周围有较多淋巴细胞浸润。

3. 鉴别诊断

(1)线状苔藓:为炎症性线状皮炎,发展迅速,具有自限性,大多在半年内消退,遗留暂时性色素脱失斑。而炎性线状疣状表皮痣多持续存在,不会自行缓解。组织病理无特异性。

(2)线状银屑病:皮损虽呈线状,但临床具有典型银屑病的特征,如薄膜现象及点状出血等。组织病理可以鉴别。

(3)线状扁平苔藓:由紫红色多角形扁平丘疹,簇集呈带状排列,自觉剧痒。具有特征性的组织病理,表现为颗粒层楔形增厚,基底细胞液化变性,真皮浅层可见致密的呈带状浸润的淋巴细胞。

【治　疗】　该病目前尚无理想治疗方法。

1. 局部疗法　外用药物效果较差,且停药后复发率高。仅少数病例显示,外用卡泊三醇、糖皮质激素、地蒽酚或煤焦油及糖皮质激素联合 0.1%他克莫司等,有近期疗效。

2. 全身疗法　有报道,口服阿维 A 并联合外用氟尿嘧啶、他扎罗汀和卤米松,不遗留瘢痕,对泛发皮损疗效确切,可试用。

3. 物理疗法　损害小而局限者,可采用冷冻、二氧化碳激光、刮除或植皮治疗。

4. 手术治疗　仅适用于病变范围小的患者。

第二节 汗管瘤

汗管瘤是一种来源于小汗腺的皮肤良性肿瘤。病因与发病机制不明,于青春期病情加重,与内分泌有一定关系。部分患者有家族史。病程慢性,很少自行消退。

【诊断要点】

1. 临床表现 依据皮损分布可将其分为眼睑型、发疹型及局限型,其中发疹型汗管瘤多见于男性青少年。

(1)本病可见于任何年龄,眼睑型最为常见,在发育期或其后出现;发疹型汗管瘤常见于躯干前面及上臂屈侧;局限型位于阴囊、阴茎或女阴,或手指伸面。

(2)本病典型皮损为小而质硬的丘疹,直径1~2mm,呈肤色或黄色,表面光滑或附有油腻物,呈蜡样光泽,边界清楚,其上无毛发,也可呈疣状或乳头状增生,数目可从数个至数百个,多密集而不融合,多对称分布,偶见单侧。通常无自觉症状,有时可有瘙痒感。

(3)少数伴发基底细胞瘤、乳头状汗管囊腺瘤等上皮瘤。

2. 组织病理 本病的组织病理学改变主要位于真皮浅层,可见许多囊状导管和真皮纤维基质中散在实性细胞条索,在多数条索的中央有一管腔。囊状导管壁常衬以两层细胞,大都扁平,内层细胞可空泡化。导管内含有PAS阳性的嗜酸性无定形物质。汗管瘤最有特征性的组织病理表现是许多逗号状的导管,有如"蝌蚪状"(彩图20-1)。

3. 鉴别诊断

(1)扁平疣:好发于手背及面部,皮损为芝麻至绿豆大小的扁平丘疹,肤色或淡褐色丘疹,疏散分布,可有同形反应,组织病理表现为表皮上部有较多空泡细胞。

(2)毛发上皮瘤:呈常染色体显性遗传,好发于鼻唇沟处,丘疹较大,往往呈半球形,质地坚实,有时有透明感,有时尚可见毛细血管扩张。组织病理可见有角质囊肿。

(3)疣状表皮发育不良:多在幼年发病,但亦见于任何年龄,好发于面颈躯干及四肢,单个皮损为米粒至黄豆大扁平疣状丘疹,圆形或多角形,质地坚硬,呈暗红色、紫红色或褐色,组织病理检查可见表皮增生和弥漫性凹空细胞。

【治　疗】　本病为良性肿瘤,可不予治疗。若因美容需要,并且数目少时,可试行电解、二氧化碳激光、手术治疗。

第三节　瘢痕疙瘩

瘢痕疙瘩是皮肤损伤愈合过程中结缔组织过度增生和透明变性所形成的结果。造成这种异常增生结果的原因有内因和外因。内因主要是某些人具有容易形成本病的瘢痕体质,这种体质多属家族遗传;外因主要是各类原因引起的皮肤损伤和感染。发生机制到目前为止尚不完全清楚。

【诊断要点】

1. 临床表现

(1)可发生于任何年龄,常继发于创伤(如外伤、手术感染)等。

(2)皮损好发于上胸部,特别是胸骨前区,其次为头皮、肩胛部、面颈部。初起红色丘疹伴痒,以后逐渐增大,坚硬、形成界限欠规则、表面光滑发亮,高出于皮面的瘢痕性斑块,结节甚至肿块,有时边缘呈蟹足状向外扩展,超出原皮损范围。皮损在增生期常呈红色,表面可有毛细血管扩张,以后颜色可转暗,静止期的皮损甚至可接近正常肤色。

(3)可伴有不同程度的瘙痒、疼痛。

2. 组织病理　表皮变薄,幼稚成纤维细胞增生,较厚的无结构透明样胶原和大量黏液样基质组成;其下方伴有错综排列的胶原纤维,弹性纤维稀少。

3. 鉴别诊断 瘢痕疙瘩需与肥大性瘢痕相鉴别。后者一般在受创伤后 3～4 周发生,此时瘢痕隆起增厚,形成边界清楚的斑块,淡红色或红色,有细小毛细血管扩张,以后持续或间断生长数月至数年,形成不规则外观,有时如蟹足状,局限于原先伤口边缘内,常生长数月后即停止发展,仍有自然退变的可能。早期两者无法鉴别,仅为程度的差异,则需要活检。

【治　疗】 该病目前尚无理想治疗方法。

1. 局部疗法 药物治疗中以糖皮质激素最为常用,瘢痕内注射糖皮质激素有效,但应避免皮肤萎缩、色素缺失。可采用曲安奈德注射液,单次注射剂量＜1mg/kg,浓度为 10mg/ml,其利多卡因的混合比例约为 2∶1 或 3∶2,曲安奈德注射液 1～1.5ml。若每周 1 次,连续 1～2 次;若每 2 周 1 次,连续 2～3 次。

2. 手术治疗 一般情况下应避免手术。若必须手术时,由于单纯手术切除瘢痕疙瘩后复发率极高,现一般采用手术切除后加表浅 X 线照射治疗和(或)配合皮损内注射糖皮质激素等药物,以降低复发率。

3. 物理疗法 音频电疗可部分或完全缓解自觉症状,使瘢痕不同程度的软化、变平。

第四节　皮肤血管瘤

皮肤血管瘤是由新生的血管畸形所构成的良性皮肤脉管肿瘤,一般分为鲜红斑痣、草莓状血管瘤、海绵状血管瘤。

【诊断要点】

1. 临床表现

(1)鲜红斑痣:鲜红斑痣又称毛细血管扩张痣或葡萄酒样痣,有以真皮上、中部毛细血管扩张为特征的最常见的先天性血管畸形。病因尚不清楚,可能与皮损区支配毛细血管的神经异常有关(彩图 20-2)。

①多在出生时或出生后不久即出现,随年龄增长而扩大的同时,皮损颜色也逐渐加深。

②损害可发生于体表各部,但以面、颈和头皮多见,多为单侧,偶为双侧。皮损大小不一,一般在开始时为淡红色斑片,不高出皮面,境界清楚,形状不规则,压之部分或完全褪色,随着年龄增长颜色逐渐加深,可呈鲜红色或紫红色,皮损渐增厚,亦可高出皮面,或其上发生结节状皮损。无自觉不适。部分可自行消退。

③可伴发其他血管畸形,如同侧脑血管瘤、同侧眼脉络膜血管瘤、青光眼,有时可提示患儿存在某些综合征的可能,如皮损位于三叉神经第一支分布区域时,可能有斯特奇-韦伯综合征。

(2)草莓状痣:草莓状痣又称毛细血管瘤,由扩张和增生的毛细血管网构成。病因与发病机制不明。预后取决于患儿的病变程度。

①通常在出生时可存在,但常在出生后 2~3 个月发生,生长速度快,有部分在 1 岁内长到最大限度,并开始消退,75%~95%患儿多在 5~7 年完全或部分消退。

②损害大多数是发生于患者的面部、颈部和头部等明显的部位,皮损大小不一,一般为数个鲜红色或紫红色斑块,突出皮肤,直径为 2~4cm,表面稍粗糙呈草莓状分叶,质软,境界清楚,因类似草莓而得名。无自觉症状。少数可并发海绵状血管瘤。

(3)海绵状血管瘤:本病是低血流量的血管畸形,由大小不等的扩张静脉构成,常发生在皮下和黏膜下,可深达肌层,又称为静脉畸形。位于眼睑、口唇、舌、鼻咽等部位的海绵状血管瘤还会导致相应的功能障碍。外伤或继发感染使海绵状血管瘤破溃时有引发严重出血的危险。少数海绵状血管瘤可发生恶性变。

①多在出生时或出生后不久发生,随着年龄的增长,原扩张的静脉进一步扩张,潜在的畸形静脉开始逐步扩张。

②损害大多数是发生于患者的面部、头部等,可累及口腔或黏膜组织。损害为淡紫红色或紫蓝色分叶状肿物,呈半球形、不规则形,指头大至鸡蛋大,隆起或稍隆起皮肤表面,无明显界限,触之柔软似海绵样,压之缩小,去压后恢复,增大时可破溃或继发感染。无自觉症状。

③若伴有血小板减少和紫癜者,称为卡萨巴奇-梅里特综合征。还有两种罕见的综合征可伴发多发性海绵状血管瘤。一种是Maffucci 综合征,另一种为蓝色橡皮乳头样痣。

2. 组织病理

(1)鲜红斑痣:真皮上、中部群集扩张的毛细血管,其内充满红细胞,疏松的胶原纤维排列在周围,无内皮细胞增生。

(2)草莓状痣:生长期真皮内许多毛细血管增生伴血管内皮细胞增生;在某些增生区域内,聚集成巢、成片,成熟期皮损表现为毛细血管明显扩张或血管腔增大;以后发生纤维化(彩图20-3)。

(3)海绵状血管瘤:真皮下部和皮下组织可见多数广泛扩张,大小不一的微小静脉构成的薄壁血腔,有时可见血栓形成、机化和钙化现象。血管内皮细胞无异常增殖,但外膜增厚。

3. 鉴别诊断 草莓状痣需与化脓性肉芽肿相鉴别。后者可发生于任何年龄,常发生于身体容易外伤的部位,如面部、头皮、手指、足、躯干上部等,大多单发,损害多呈短棒状,表面光滑,随着病程延长损害无明显继续增大,形成有蒂或无蒂结节,组织病理见相当数量新生毛细血管形成的球状肿块嵌于表皮下基质内。

【治 疗】

1. 鲜红斑痣

(1)硬化剂:适用于小血管瘤,常用 5% 鱼肝油酸钠溶液或 1%~10% 水杨酸盐溶液,将其注射于血管瘤底部,1~2 周 1 次,每次 0.1~0.5ml,需数次后见效。

(2)手术切除:适用于较大的血管瘤或内脏血管瘤。

(3)液氮冷冻疗法:根据血管瘤的大小选择适当的治疗方法。

(4)激光疗法:铜蒸气激光及氩离子激光对鲜红斑痣效果较好;585nm脉冲染料激光在治疗鲜红斑痣的同时对周围组织损伤轻微,不会造成永久性瘢痕及色素改变。

(5)放射治疗:如 X 线照射,可试用于治疗鲜红斑痣或毛细血管瘤。

(6)糖皮质激素治疗:小儿血管瘤如生长较快者可用糖皮质激素治疗。

2. 草莓状痣　可先观察,静待其自行消退。

(1)冷冻疗法:易致瘢痕形成。

(2)激光疗法:生长较快或皮损广泛者,可应用放射性核素磷-32 或锶-90,还可选用 585nm 脉冲染料激光疗法。

(3)放射治疗:如 X 线照射 ,每次 1～2Gy,每周 1～2 次,一般在 6～8Gy 后可控制皮损发展,以后应停止治疗进行观察。

(4)糖皮质激素治疗:小儿血管瘤如生长较快者,可用糖皮质激素治疗。

3. 海绵状血管瘤

(1)硬化剂局部注射:常用硬化剂为 5％鱼肝油酸钠溶液或 1％～10％水杨酸盐溶液,将其注射于血管瘤底部,1～2 周 1 次,每次 0.1～0.5ml,共 3～5 次。用于中、小型海绵状血管瘤的治疗,硬化治疗需要耐心观察和长期坚持,难以在短期内达到理想而持久的效果;对于十分表浅的病灶尤应注意,如注射量过大,可能导致局部皮肤坏死及瘢痕形成。

(2)放射治疗:如 X 线照射,每次 1～2Gy,每周 1～2 次,一般在 6～8Gy 后可控制皮损发展,以后应停止治疗进行观察。

(3)手术治疗:对于局限性的血管瘤可以安全切除,效果也理想。

第五节　血管球瘤

血管球瘤是发生于动静脉吻合处的血管良性肿瘤,由动静脉末端吻合小体神经纤维过度增生所致。病因不明,发病机制还不清楚,可呈常染色体显性遗传,部分病例中外伤可能是其诱因。

【诊断要点】　血管球瘤可分单发性血管球瘤和多发性血管球瘤2种,多发者罕见。

1. 临床表现

(1)单发性血管球瘤:常见于儿童,男性居多,发生于甲下者以青年女性为多。好发于上肢,特别是手指,25%在甲下,皮肤损害为一直径<1cm大小、血细胞状、暗红或紫蓝色结节,透过指甲可见高起或发蓝,质地坚硬或柔软。常有显著触痛和自发性疼痛,严重者触痛呈剧烈放射性疼痛。疼痛多为阵发性,每次数分钟,也有长达3日者。但亦有无疼痛者。遇冷热及按压刺激后疼痛明显。

(2)多发性血管球瘤:多见于青年人,也可见于儿童,可分为局限型和泛发型。局限型可在身体的某一部位发生数个结节,尤其是四肢,一般不累及面部和躯干,可呈节段性,皮损与单发者类似;泛发型通常广泛分布于躯干、四肢,可多达数百个,为真皮深层的蓝红色结节,群集或散在分布,无自觉症状,还可波及口腔和内脏。

2. 组织病理　单发性血管球瘤周围有境界清楚的密集纤维组织包绕,内有正常内皮细胞的小管腔,腔内周边由大小、形态均匀一致的圆形球细胞组成。细胞胞质呈弱嗜酸性,包膜清楚,核仁位于中央,血管球细胞可与内皮细胞相连;多发性血管球瘤的组织病理改变与单发性血管球瘤不同,其周围没有结缔组织包膜。血管壁的血管球细胞层数较单发性血管球瘤少,无髓鞘神经纤维极少或缺如。

3. 辅助检查　X线检查可见示指骨末端弧形凹陷,边界光滑。

4. 鉴别诊断

(1)蓝痣:女性多见,常自幼发生,好发于面部、四肢伸面的皮肤,特别是手足背面及腰和臀部等,损害常为单个,也可多发,为灰蓝色、蓝黑色丘疹、结节或斑片。直径为数毫米至数厘米。组织病理检查为真皮内充满黑素颗粒。

(2)蓝色橡皮大疱性痣综合征:常为先天性,属于常染色体显性遗传,皮损多发,常累及胃肠道,组织病理上缺少血管球细胞,可与血管球瘤相鉴别。

【治　疗】

1. 单发性血管球瘤,最好采取手术完全切除,如切除不彻底易复发。

2. 音频电疗有效,放射治疗不敏感,电凝固常可能复发。治疗后仍需观察随访,以防复发。

第六节　婴儿纤维性错构瘤

婴儿纤维性错构瘤是一种少见的婴幼儿表浅软组织肿瘤,属于胚胎发育不良或错构瘤的良性病变。预后好。

【诊断要点】

1. 临床表现

(1)好发于2岁以内婴幼儿,15%~20%在出生时已被发现。男性多于女性。

(2)腋窝是其常见的发病部位,其次为上臂、大腿、腹股沟、耻骨上方、肩背部及前臂,偶见于手腕、头皮等处。病变多位于真皮或皮下,偶尔与下方筋膜粘连,体积一般较小,几乎均为单发结节,边界不清,生长慢或较迅速,质地软或坚实,能移动,少数病例可见多个散在结节。

2. 组织病理　典型婴儿纤维性错构瘤镜下主要由三种不同

比例混合的组织成分,即灶状或片状成熟脂肪组织,有时可为病变的主要成分;梭形纤维成分排列成索状,纵横交错的胶原纤维束,胶原成分多少不等,细胞核狭长或波浪状,其间可见散在淋巴细胞、肥大细胞和嗜酸粒细胞,血管丰富;幼稚间叶细胞,由片状未分化星状或卵圆形细胞组成,多呈巢状或旋涡状排列,常围绕于小静脉周围,间质较疏松,含黏液样基质。

3. 鉴别诊断

(1)婴儿纤维瘤:可位于皮下,同样富含胶原。但常发生在肌肉筋膜内,由成束的成纤维细胞和肌纤维母细胞组成,发生部位比婴儿纤维性错构瘤深,但无器官样排列结构,具有局部侵袭性。不易完整切除,易复发。

(2)弥漫性肌纤维瘤:典型弥漫型肌纤维瘤为多个结节。镜下见明显的分区现象,淡染结节由血管外皮瘤样的血管分割可资区别。

(3)钙化性腱膜纤维瘤:患者年龄偏大,病变多位于手掌或腕部,镜下含有散在的软骨小岛和散在钙化灶,但钙化性腱膜纤维瘤的早期阶段与婴儿纤维性错构瘤的鉴别困难。

【治　疗】　本病系良性病变,选择局部广泛完整切除,一般不复发。多数文献报道,切除不完全者可复发,可经再次手术切除而治愈。

第七节　幼年性黑素瘤

良性幼年黑素瘤是由 Spitz 在 1948 年首次描述,又称为 Spitz痣、梭形细胞痣、上皮样细胞痣、梭形细胞和上皮样细胞痣,为混合痣的一种类型,指一种来源于黑素细胞的后天性良性肿瘤。

【诊断要点】

1. 临床表现

(1)通常见于 3～13 岁的儿童,约 15% 见于青少年和成年人,无性别差异。

（2）多发于儿童的面颊，尤其是颊部、耳部，表现为单个坚实结节，开始生长很快，但最大不超过 2cm，由于皮损有较多的血管和不同程度的色素沉着，故结节呈橘红色、紫红色、红褐色或黑褐色，表面光滑、顶圆、无毛，或呈疣状或乳头状，稍高出皮面。轻微外伤可引起出血和结痂，但很少破溃。多发性皮损较少见。损害可持续到成年，常发展成为皮内痣。

2. 组织病理 痣细胞主要分为梭形细胞型和上皮样型。梭形细胞型最为常见，细胞核大，偶见多核，胞质丰富，细胞积聚成巢状，偶尔排列成旋涡状，长轴与皮肤表面垂直，伸入到真皮；上皮样痣细胞大而呈多边形，边缘清晰，胞质丰富，质地均匀，核分裂象少见。痣细胞主要呈巢状分布，体积随位置加深而变小，具有黑素细胞痣的成熟现象。真表皮交界处可见由坏死的黑素细胞所形成的类似胶样小体的淡红色均质物质，呈 Kamino 小体。表皮多增生，真皮浅层水肿、毛细血管扩张，可见以淋巴细胞和组织细胞为主的轻度炎细胞浸润。

3. 鉴别诊断

（1）化脓性肉芽肿：损害通常发生在手指、唇、颈及口腔黏膜等皮肤黏膜处，皮损为有蒂或无蒂结节，质软、易脆，有的呈短棒状或呈小分叶状，轻微创伤可引起坏死、溃疡，组织病理可帮助鉴别。

（2）结节性恶性黑素瘤：两者鉴别困难，需结合临床与组织病理，可见瘤细胞明显异形，单核瘤细胞核染色质过多，不典型核分裂象，黑素细胞垂直向下增生侵入真皮，向上累及其上表皮而不向表皮侵犯。

【治　疗】 一般不需治疗，定期随访。如怀疑有恶变倾向，应及时彻底地切除。

第八节 神经纤维瘤

神经纤维瘤为一种遗传性全身性神经外胚叶异常性疾病,以皮肤色素斑和多发性神经纤维瘤为特征,多见于男性。

【诊断要点】

1. 临床表现

(1)多起病于儿童期,逐渐增大,数量增多,至成人期停止生长,有家族遗传倾向。

(2)损害特征为米粒、豌豆至鸡蛋大小或拳头大小柔软疝状结节,散发全身,可达数百。一般无自觉症状,指压可入皮内,去除压力后则恢复原状。

(3)常伴有雀斑、色素痣及咖啡斑,部分患者精神异常及发育迟缓。

2. 组织病理 组织病理学为神经纤维及结缔组织增殖。淡嗜酸性,疏松平行排列呈弯曲波浪状,边界不清。两端有明显的或长或短的丝状突起。

3. 鉴别诊断 神经纤维瘤需与皮肤纤维瘤相鉴别。后者可发生于任何年龄,但中青年多见,女性多于男性。部分患者发病前有局部外伤史,皮损好发于四肢伸侧及上臂,可单发或多发,黄褐色或淡红色的皮内丘疹或结节,质地坚硬,表面光滑,可推动,无自觉症状。

【治 疗】 单发肿瘤可手术切除,广泛的皮肤及皮下肿瘤如无不适可不必处理。对局部疼痛、瘤体迅速增大、出血、感染,以及严重影响面容或影响其他组织、器官功能时,可局部手术切除;对有恶性变者,应早期行根治手术。

第二十一章 性传播疾病

第一节 先天性梅毒

先天性梅毒又称胎传梅毒,是梅毒螺旋体经胎盘直接侵入胎儿血液循环所致的感染。传染源是现症梅毒及隐性梅毒孕妇患者,在孕期可经胎盘将本病传播给胎儿。至今对梅毒的致病机制仍不十分清楚。梅毒螺旋体自母体内通过胎盘进入胎儿体内后,在胎儿的肝、脾、肾上腺等内脏组织中大量繁殖,释放入血,可引起皮肤、黏膜、骨骼、血液、内脏等病变,严重者可致早产、死产。早期梅毒若及时治疗,疗效好,预后佳,多可治愈,且生长发育正常。而晚期先天性梅毒,梅毒螺旋体感染虽可治愈,但遗留的骨骼、神经系统和眼部等损害可持续终生。

【诊断要点】 根据症状出现的时间,可将先天性梅毒分为早期和晚期:早期先天性梅毒是指 2 岁内发病,通常于出生后 2～8 周出现症状,严重者生后即出现症状;晚期先天性梅毒症状则发生在 2 岁后。

1. 临床表现

(1)早期先天性梅毒:出生时表现正常或仅有低出生体重,在生后 3 周左右出现临床症状,表现为发育差、营养差、体重不增、消瘦、反应低下、皮肤皱褶、发热、贫血、病理性黄疸、血小板减少等。特征性的"老人貌",口周皲裂,脓性或血性鼻腔分泌物。皮疹与后天二期梅毒相似,常见斑疹、丘疹大疱、脓疱等,皮疹数目多,分布广。肛门与外阴部可见湿疣样损害。常有全身性淋巴结肿大和肝脾大。其他可有智能落后、在生后 3 个月内的骨软骨炎,特别在长骨和肋骨可引起假性肢体瘫痪。

(2)晚期先天性梅毒:皮肤损害表现为:口周及肛门处皲裂、树胶肿、腭部穿孔。永久性标记:为早期(包括在母亲子宫内)或晚期病变对身体发育造成的损害所遗留,已无活动性,但具有特征性,如"军刀状胫"和额骨及顶骨的隆起、特征性的郝秦生齿、桑葚齿、马鞍鼻及视网膜炎等。神经性梅毒常可无症状,但可发生神经性耳聋、智力障碍、瘫痪、抽搐。梅毒性角膜炎是最常见的眼部损害,并经常复发而导致角膜瘢痕。

2. 辅助检查

(1)梅毒螺旋体检查:取皮疹刮片或渗液、鼻部分泌物等通过暗视野显微镜检查螺旋体。

(2)性病研究实验室试验:以血拟脂做抗原检测患者血清中的抗体。此试验易于操作,出结果快,敏感性高,但为非特异性,有假阳性,可用于大规模筛查。

(3)快速血浆反应素环状玻片试验:敏感度高,但特异性低,易出现假阳性。可以作为疗效观察、复发、再感染的指标。

(4)梅毒螺旋体血清试验:以梅毒螺旋体作为抗原检测血清中的特异性抗体,可用于肯定诊断。

①荧光螺旋体抗体吸收试验。诊断早期梅毒的敏感性较高。

②梅毒螺旋体血凝试验。梅毒确诊试验,但不能用于判断再感染和复发的指标。

③梅毒螺旋体 IgM 型抗体。感染 2 周后血清中即可测得 IgM 抗梅毒螺旋体抗体,婴幼儿可自母体获得 IgG,性病研究实验室试验和梅毒螺旋体血凝试验均可呈假阳性,因此检测梅毒特异性 IgM 抗体,对诊断先天梅毒有较大价值,可作为疗效判断和再感染的诊断指标。

(5)酶联免疫吸附试验:检测特异性梅毒抗体 IgM,用于诊断早期梅毒。

(6)其他辅助检查

①X线检查。先天性梅毒患儿长骨干骺端常出现线状低密度影,称"梅毒线",有助于先天性梅毒的诊断,但仍有部分患儿在早期不出现"梅毒线"。

②血常规。可出现白细胞总数明显增高,贫血,血小板减少。

3. 鉴别诊断

(1)玫瑰糠疹:好发于躯干和四肢近端为特征,多量椭圆形或圆形玫瑰色斑疹,长轴与皮纹走向一致,可见母斑,表面覆有领圈状鳞屑。

(2)固定型药疹:有用药史,先有局部瘙痒,继而出现圆形或椭圆形红斑,颜色为鲜红或紫红色,具水肿性,发作愈频色素愈深,愈后可见遗留色素沉着,每次服同样药物后在同一部位反复发作是其特点。

(3)银屑病:好发于躯干、四肢、头皮部,典型皮损为厚层银白色鳞屑性红斑,刮除鳞屑,可见点状出血和薄膜现象,易于复发。

【治 疗】

1. 早期梅毒的治疗方案 脑脊液正常者,苄星青霉素每次5万 U/kg,1次注射(分两侧臀肌),疗程10~14日。如无条件检测脑脊液,按脑脊液异常治疗。脑脊液异常者,青霉素每日10万~15万 U/kg,出生后7日内的新生儿每次5万 U/kg,静脉滴注,12小时1次;出生7日后的婴儿,8小时1次,连续10~14日。

2. 晚期梅毒的治疗方案 可给予普鲁卡因青霉素每次5万 U/kg,肌内注射,10日为1个疗程。对较大儿童的青霉素用量不应超过600万 U。对青霉素过敏者,可用红霉素治疗,每日7.5~12.5mg/kg,分4次口服,疗程30日。8岁以下儿童禁用四环素。若超过1个月的婴儿,有神经系统累及,采用青霉素每次5万 U/kg,每4~6小时1次,静脉注射,疗程共10~14日。较大儿童用量不超过成年人同期患者用量。

3.疗效评价及随访 应在出生后 2、4、6、9、12 个月进行随访，复查快速血浆反应素环状玻片试验。如治疗有效，快速血浆反应素环状玻片试验滴度应于 6 个月内下降，但此时梅毒螺旋体血凝试验仍阳性；对快速血浆反应素环状玻片试验滴度不降或上升者应再予治疗。

【预　防】

(1)如果发现女性感染了梅毒，应暂缓怀孕，必须先进行系统治疗。同时，应对配偶进行全面地检查，并在医生指导下决定怀孕时间。

(2)有些梅毒孕妇常隐瞒病史或潜伏期梅毒，无自觉症状，导致漏诊，因此必须建立孕妇梅毒筛查制。

(3)孕妇在妊娠中后期被发现感染梅毒时，应及时治疗并定期随诊复查。

(4)目前，先天性梅毒防治中的主要问题是孕妇隐瞒梅毒病史，使孕期梅毒治疗不正规，甚至在新生儿出生后还在隐瞒病史，不愿接受正规治疗。因此，向患者提供有关梅毒防治知识的健康教育是非常重要的。

第二节　淋　病

淋病是由淋球菌引起的一种泌尿生殖系统的传染病，主要通过性交传染。临床以尿频、尿急、排尿疼痛和尿道口溢脓为其主要特征，也包括眼、咽、直肠淋球菌感染和播散性淋球菌感染。病原菌为奈瑟淋球菌，首先侵入前尿道或宫颈黏膜，借助于菌毛与上皮粘连。淋球菌被柱状上皮细胞吞饮，在细胞内大量繁殖，导致细胞受损破裂，然后转移至黏膜下层，淋球菌内毒素及淋球菌表面脂多糖与补体结合形成一种化学毒素，诱导中性粒细胞聚集和吞噬，导致局部充血、水肿、局部黏膜糜烂、脱落,最终形成典型的尿道脓性分泌物。

【诊断要点】

1. 临床表现

(1)潜伏期一般为2～10日,平均3～5日。部分患者无明显临床症状,儿童淋病主要包括新生儿、幼儿及较大儿童的淋球菌感染。

(2)新生儿淋病:新生儿淋球菌性结膜炎一般出生后4日内出现症状,表现为眼睑结膜水肿、充血、覆盖脓性分泌物,病情发展迅速,出现角膜无光泽,且混浊呈蒸气状,甚至发生溃疡及虹膜睫状体炎,严重者可失明。新生儿其他淋球菌感染包括菌血症、关节炎、头皮肿胀及肛门、生殖器、鼻咽等部位感染。肛门直肠炎症轻者可有轻度瘙痒、烧灼感,重者可有里急后重,可见黏液样或脓性分泌物排出。

(3)幼女淋病:表现为急性外阴炎和阴道炎,可出现阴道、尿道、会阴部水肿、糜烂和多发性浅溃疡,阴道有脓性分泌物,自觉有疼痛、排尿困难等症状。

(4)由于淋球菌分泌物的污染,也可引起淋球菌性皮炎,以外阴部最多见,表现为多发性浅溃疡,圆形或椭圆形,淡红色,周围红润,可见脓性分泌物。

2. 辅助检查 主要是直接检测淋球菌,包括直接涂片检查、培养和鉴定、免疫学直接免疫荧光染色、SPA协同凝集试验、酶免疫试验和淋球菌基因探针杂交法检查等。

3. 鉴别诊断

(1)非淋球菌性尿道炎:常由支原体、衣原体、滴虫等感染引起,临床表现较淋病轻,淋球菌检查阴性,直接涂片在1 000倍显微镜视野下多形核白细胞＞5个。临床上两者常并存。

(2)念珠菌性阴道炎:表现为女性外阴、阴道瘙痒,白带呈水样或奶酪样;镜检可见念珠菌孢子或菌丝。

【治　疗】

1. 西医治疗　抗淋治疗,青霉素为首选。对青霉素过敏者,可口服四环素、红霉素或多西环素。对耐青霉素淋病,须用头孢曲松 25～50mg/kg,1 次肌内注射,剂量不超过 125mg;或头孢噻肟 25mg/kg,每 12 小时 1 次,共 2 次;或大观霉素 40mg/kg。8 岁以上儿童改用四环素(或米诺环素)每日 2～4mg/kg。淋菌性咽炎口腔处理:复方硼砂溶液、0.1%依沙吖啶溶液、1∶5 000 呋喃西林溶液漱口。

2. 中医治疗

(1)辨证施治

①湿热蕴毒证

主症:多见于急性淋病,尿道口或宫颈充血、红肿,有脓性分泌物,尿急,尿频尿痛,淋漓不尽,可有发热等全身症状,舌红,苔黄腻,脉滑数。

治则:清热解毒利湿。

方药:龙胆泻肝汤加减。龙胆草 3g,黄芩 9g,栀子 9g,泽泻 12g,木通 9g,车前子 9g,当归 9g,生地黄 15g,柴胡 9g,生甘草 6g。

用法:每日 1 剂,水煎分 2 次服,7 剂为 1 个疗程。

②阴虚邪恋证

主症:尿道口或阴道少量异常分泌物,小便短涩,淋漓不尽,神疲乏力,或腰膝酸软,食少纳呆,舌红少苔,脉细。

治则:益气养阴祛浊。

方药:知柏地黄丸加减。熟地黄 12g,山茱萸 9g,山药 12g,泽泻 9g,牡丹皮 9g,茯苓 9g,知母 9g,黄柏 9g。

用法:每日 1 剂,水煎分 2 次服,7 剂为 1 个疗程。

(2)外治:可用土茯苓、白鲜皮、苦参、地肤子各 30g,煎汤局部外洗。

【预　防】　为减少儿童淋病的发病率,根本措施是加强控制成年人性病,切断传播途径。家长应关心儿童健康,当儿童出现尿频、尿急、尿痛并出现异常分泌物时,应及时就诊。为预防新生儿眼病,用0.5%硝酸银溶液滴眼。

第三节 非淋球菌性尿道炎

非淋球菌性尿道炎即检查不到淋病的尿道炎,是一种常见的性传播疾病,大多数由沙眼衣原体及解脲支原体、人型支原体引起。临床主要表现为尿道有少量分泌物,瘙痒或排尿时有轻微灼痛感。少数也可由阴道毛滴虫、白念珠菌和单纯疱疹病毒等引起。

【诊断要点】

1. 临床表现

(1)潜伏期通常为1～3周。男性表现为尿道炎,常有尿频、尿痛及尿道分泌物的表现。尿痛程度较淋病轻,有时仅表现为尿道的刺痛和痒。尿道分泌物通常为浆液性或黏液脓性,稀薄且量少。女性非淋球菌性尿道炎症状不如男性明显。

(2)35%～50%的新生儿在通过产道时可发生眼部感染,常在出生后1～2周出现,主要是眼部的黏液脓性分泌物,约2/3的患者为单侧。如不及时治疗,可转变成慢性,经常反复发作可导致瘢痕形成,严重者可丧失视力。眼结膜的刮屑可找到细胞质内的包涵体,如能分离出沙眼衣原体即可确诊。

2. 鉴别诊断

(1)淋病:淋病的潜伏期较短,仅1～2日。尿道炎症状明显,尿道溢脓,可查见白细胞内革兰阴性淋病双球菌。非淋菌性尿道炎则潜伏期长,尿道炎症状较轻或无,分泌物也较少,常为稀薄黏液。分泌物涂片常查不到淋球菌。

(2)非特异性尿道炎:由化脓性细菌、大肠埃希菌等引起的尿道炎,多为继发性感染,与性接触无关。

3. 辅助检查

(1)沙眼衣原体生物变种检查方法是将患者的标本用放线菌酮处理的 McCoy 细胞做组织培养,近年已使用酶联免疫或荧光技术直接检测病原体抗原。

(2)解脲支原体培养和血清学鉴定。

【治　疗】

1. 局部治疗　以杀菌、清洁局部为原则。用 1:10 000 高锰酸钾溶液外洗局部,局部红肿者可外涂红霉素软膏或四环素软膏等。

2. 全身治疗　阿奇霉素每日 50mg/kg,饭前 1 小时或饭后 2 小时顿服;或红霉素每日 50mg/kg,分 4 次口服,连服 7 日;或罗红霉素每日 10mg/kg,每日 2 次,口服,连服 7 日。

第四节　生殖器疱疹

生殖器疱疹是由单纯疱疹病毒感染引起的,发生于泌尿生殖器及肛门部位皮肤黏膜的一种慢性、易复发、难治愈的性传播疾病。主要以生殖器疱疹患者和携带者或隐性感染者为传染源,性接触、母婴传播为主要传播方式,少数可通过间接接触而感染(如日常生活用品密切接触)。儿童发病主要经家庭成员传染,一部分通过幼儿园或性虐待等传染。生殖器疱疹是主要以单纯疱疹病毒-2 型(HSV-Ⅱ)感染为主。但近年来发现,单纯疱疹病毒-1 型(HSV-I)病毒在生殖器疱疹感染也已有较高的比例,可高达 20%~40%。单纯疱疹病毒可经呼吸道、口腔、生殖器的黏膜和破损的皮肤处侵入人体,在入口处生长繁殖,后经血液或神经通路播散,引起原发性单纯疱疹的损害。当原发性单纯疱疹的病变消退以后,残留的病毒潜伏于人体骶神经节内,一旦机体抵抗力降低,在某些诱因(发热、受凉、日晒、情绪激动、消化不良、机械刺激或放射线照射)作用下,使潜伏状态的病毒激活而复发。

【诊断要点】

1. 临床表现

（1）原发性生殖器疱疹：患者既往无单纯疱疹的病史，血清中无单纯疱疹病毒抗体，为首次感染单纯疱疹病毒而出现症状者，是临床表现最为严重的一种类型。病程较长，可持续5～14日。潜伏期通常为3～5日。男性好发在龟头、冠状沟、包皮、阴茎；70%见于女性，主要表现为疱疹性外阴阴道炎。患部先自觉烧灼感，很快在红斑的基础上发生炎性成群的小水疱，数目多少不等，数日后形成糜烂和溃疡，局部还多有明显疼痛。可合并出现全身症状，如发热、头痛、全身不适和肌肉酸痛等。腹股沟淋巴结可肿大，有压痛。可有尿道炎、膀胱炎或宫颈炎等表现，部分患者亦可出现无菌性脑膜炎。

（2）非原发性生殖器疱疹：既往有过单纯疱疹病毒-2型或单纯疱疹病毒-1型感染（主要为口唇或颜面疱疹），再次发生生殖器单纯疱疹病毒感染且出现生殖器疱疹的初次发作。非原发性生殖器疱疹的临床表现与上述的原发性生殖器疱疹相比较轻，皮损较局限，病程亦短，皮损愈合较快，患者一般无全身症状，腹股沟淋巴结多不肿大。

（3）复发性生殖器疱疹：首次复发多出现在原发性疱疹消退后1～4个月，但病情较轻，病程较短，全身症状少见。个体复发频率的差异较大，平均每年3～4次，也有超过10次者。复发性生殖器疱疹可呈典型或不典型表现，典型表现多在发疹前数小时至5日有前驱症状，如灼热、感觉异常或刺痛、隐痛、麻木感和会阴坠胀感等。与原发性比较其损害局限，数量亦少，破溃后成点状糜烂或浅溃疡，分布不对称，好发于阴唇、包皮和肛周，病程常为6～10日，皮损多在4～5日内愈合。多无腹股沟淋巴结肿大。

（4）妊娠期生殖器疱疹：与非妊娠期生殖器疱疹的临床表现相似，但孕妇感染单纯疱疹病毒后对胎儿有影响。妊娠早期感染单纯疱疹病毒可造成胎儿发育迟缓、流产、早产或死胎。而在分娩时经过产道或羊膜早破的新生儿可因感染上单纯疱疹病毒,发生病毒血症局限性或播散性单纯疱疹病毒感染。

(5)新生儿疱疹:为妊娠期生殖器疱疹的不良后果,可分为局限型、中枢神经系统型和播散型,为本病严重类型,可危及患儿生命。多见于早产儿,常在出生后数日至 1 个月出现症状,侵犯皮肤黏膜、内脏和中枢神经系统。表现为吃奶时吮吸无力、昏睡、发热、癫痫发作或发生泛发性水疱,可累及眼睛出现结膜炎、角膜炎,严重者伴有肝脾大、出血、呼吸困难、循环衰竭,甚至死亡。

(6)人类免疫缺陷病毒合并单纯疱疹病毒感染:病情严重,局部皮损重,皮疹可泛发,病程长,复发更频繁。可表现为广泛性、慢性持续性溃疡,有坏死,疼痛剧烈;并发症多且严重,易发生疱疹性脑膜炎及播散性单纯疱疹病毒感染,引起多器官、脏器损害,常伴细菌或念珠菌感染。治疗困难,预后差。

2. 鉴别诊断

(1)梅毒硬下疳:为单发圆形浅表溃疡,边界清楚,局部硬结,无疼痛感,伴有无痛性腹股沟淋巴结肿大,实验室检查含有梅毒螺旋体和梅毒血清反应阳性。

(2)软下疳:生殖器部位出现多个溃疡,溃疡较深,边界清楚,表面有分泌物,基底软,局部有疼痛感,单侧腹股沟淋巴结肿大,实验室检查可检出杜克雷嗜血杆菌。

3. 辅助检查

(1)病毒培养:其敏感性与红斑、水疱、结痂等不同皮损形态有关,水疱的病毒培养成功率相对较高。自水疱底取标本做组织培养分离病毒,为目前较敏感、最特异的检查方法。单纯疱疹病毒细胞培养阳性是病原学检查的金标准,但此法所需技术条件高,培养的阳性率为 $60\%\sim85\%$,因此培养阴性不能排除生殖器疱疹。

(2)免疫学检测:单纯疱疹病毒抗原检测是最常用的快速诊断

方法,酶联免疫吸附试验或免疫荧光试验检测单纯疱疹病毒抗原阳性,但不能区分单纯疱疹病毒型别;单纯疱疹病毒抗体检测可见单纯疱疹病毒-2型特异性血清抗体检测阳性。

(3)细胞学检查:取材后涂片,做巴氏染色或瑞特-姬姆萨染色,可见在多核巨细胞的胞核内嗜酸性包涵体,有助于诊断。

(4)核酸检测:PCR可检测单纯疱疹病毒核酸阳性,此方法敏感性高,特异性强,可作为早期诊断。但不易操作,实验要求较高,不能普及应用。

【治　疗】

1. 一般治疗　患者应保持规律的生活习惯,适当的体育锻炼和良好的心理状态。避免疲劳、感冒、焦虑、紧张等生殖器疱疹复发常见的诱发因素。

2. 治疗原则　抑制病毒复制、缓解症状、减少复发和减轻患者的心理负担。无症状或亚临床型生殖器单纯疱疹病毒感染者通常无须药物治疗。有症状者治疗包括局部处理和全身治疗两方面。

(1)局部治疗:以保持患处局部清洁、干燥为主。有渗液时,可用生理盐水、3%硼酸溶液等清洗和湿敷创面;若有糜烂及溃疡,可外加氦氖激光照射,促进创面愈合;无明显渗液时,可外用3%阿昔洛韦霜或1%喷昔洛韦乳膏等。

(2)全身治疗

①原发性生殖器疱疹。阿昔洛韦每日10~15mg/kg,分5次口服,共7~10日;或伐昔洛韦每日10~12mg/kg,分2次口服,共7~10日;有疱疹性直肠炎、口炎或咽炎者,可适当增大剂量或延长疗程至10~14日。

②复发性生殖器疱疹。最好在出现前驱症状或皮损出现1日内开始用药:阿昔洛韦每日10~15mg/kg,口服,疗程5日;或伐昔洛韦每日10~12mg/kg,口服,共5日。

③青少年生殖器疱疹频繁复发(每年复发超过6次)。推荐应用长期抑制疗法,疗程视患者需求和疗效而定。阿昔洛韦每日800mg,分2次口服;或万乃洛韦每日300mg,口服,需长期持续给药,疗程一般为4~12个月。但目前尚无证据表明,长期抑制疗法可阻止停药后复发。

④新生儿疱疹。如新生儿发生单纯疱疹病毒感染,予阿昔洛韦5 mg/kg,静脉滴注,每8小时1次。若感染为散播性或累及中枢神经系统,则疗程为21日,若局限于皮肤黏膜,疗程为14日,症状控制后可考虑口服药物维持治疗。

【预　防】

(1)预防新生儿疱疹的关键包括,预防孕期胎儿感染和预防产时新生儿感染;劝告已知未患生殖器疱疹孕妇在晚孕期避免与生殖器疱疹患者、疑似单纯疱疹病毒感染及感染状态不明的性伴侣发生无保护性接触。

(2)对所有孕妇询问有无生殖器疱疹病史,临产时更需要询问产妇有无生殖器疱疹症状(包括前驱征兆),无疱疹病损和前驱征兆者可经阴道分娩。

(3)为防止新生儿感染疱疹,对妊娠晚期首次发生生殖器疱疹应选择剖宫产终止妊娠,对分娩时存在复发性生殖器疱疹病损者应选择剖宫产分娩。但剖宫产不能完全排除疱疹病毒传播给婴儿的风险。如感染发生于妊娠后期(特别是分娩前4周内),建议行剖宫产及给予阿昔洛韦预防性治疗。

第五节　尖锐湿疣

尖锐湿疣是由人乳头状瘤病毒选择性感染皮肤或黏膜上皮所致的性传播疾病之一,常发生在外生殖器及肛门处,主要通过性行为传染。感染病毒为人乳头状瘤病毒(HPV),人类为该病毒的唯一宿主。该病毒为一种 DNA 病毒。儿童传播途径可能有:受到成年人性虐待;经母亲产道时传染;与成年人感染者密切接触传染;自我接触感染。

【诊断要点】

1. 临床表现

(1)潜伏期一般为 1~8 个月,平均为 3 个月。

(2)儿童尖锐湿疣发病年龄从 0.5~12 岁,高发年龄在 2~5 岁。

(3)外生殖器及肛门周围皮肤黏膜湿润区为好发部位。男性多见于龟头、冠状沟、包皮系带、尿道口、阴茎部、会阴,女性多见于大小阴唇、阴道口、阴蒂、阴道、宫颈、会阴及肛周。

(4)儿童尖锐湿疣皮损与成年人相似,皮损初起为单个或多个散在淡红色小丘疹,质地柔软,顶端尖锐,后渐增多增大。呈乳头状、鸡冠状或菜花状,表面污褐色,触之易出血,局部潮湿、糜烂,分泌物恶臭。

(5)一般无自觉症状,糜烂及潮湿者有瘙痒或痛感。

2. 组织病理　典型表现为表皮乳头瘤状样增生伴角化不全,颗粒层和棘层上部细胞可有明显的空泡形成,胞质着色淡,核浓缩深染,核周围有透亮的晕(凹空细胞),为特征性病理改变,真皮浅层毛细血管扩张,周围常有较多炎性细胞浸润。

3. 辅助检查　醋酸白试验阳性。

4. 鉴别诊断

(1)扁平湿疣:系二期梅毒,皮损呈扁平状,分泌物中有大量梅毒螺旋体,梅毒血清反应强阳性。

(2)阴茎癌:多见于中年后,皮损质坚,呈浸润状生长,病理组织切片检查可确诊。

【治　疗】

1. 西医治疗

(1)局部治疗:氟尿嘧啶软膏、33%三氯醋酸、20%足叶草脂及

5％酞丁安等局部外涂使疣体脱落。去除疣体也可外用冷冻、激光、电灼等治疗。清洁部位可用 1∶10 000 高锰酸钾溶液外洗。对于耐药或反复发作的病例,可采取 5％咪喹莫特霜,睡前外用,每周 2～3 次。

(2)全身治疗:系统用药或皮损内使用免疫调节药(如干扰素、聚肌胞),青少年可口服异维 A 酸、伐昔洛韦等,合并感染时可配合抗生素使用。

(3)手术治疗:疣体较大或带蒂可采用外科手术切除。

2. 中医治疗

(1)辨证施治

①湿热下注证

主症:疣体色红或灰,易渗液、糜烂,口苦咽干,溺色赤黄,舌红,苔黄腻,脉滑数。

治则:清热泻火,化浊利湿。

方药:龙胆泻肝汤加减。龙胆草 3g,黄芩 9g,栀子 9g,泽泻 12g,车前子 9g,当归 9g,生地黄 15g,柴胡 9g,生甘草 6g。

用法:每日 1 剂,水煎分 2 次服,7 剂为 1 个疗程。

②脾虚湿蕴证

主症:病情反复,疣体色淡或灰,神疲乏力,纳呆,便溏,舌淡苔白腻,脉濡。

治则:益气健脾,化浊利湿。

方药:除湿胃苓汤加减。炒苍术 3g,厚朴 3g,陈皮 3g,猪苓 3g,泽泻 3g,赤茯苓 3g,白术 3g,滑石 3g,防风 3g,栀子 3g,肉桂 1g,甘草 1g,灯心草 3g。

用法:每日 1 剂,水煎分 2 次服,7 剂为 1 个疗程。

③气滞血瘀证

主症:疣体色暗,质地较硬,可伴有胸胁或会阴部刺痛,舌暗,苔薄白,脉弦涩。

治则:行气活血化瘀。

方药:桃红四物汤加减。红花 9g,白芍 9g,桃仁 6g,川芎 6g,当归 9g,熟地黄 9g。

用法:每日 1 剂,水煎分 2 次服,7 剂为 1 个疗程。

(2)外治

①疣体小且少者,可用鸦胆子捣碎,点涂疣体后包扎,3 日换药 1 次。

②薏苡仁 50g,板蓝根、山豆根、香附各 30g,侧柏叶 25g,白矾 12g 等,煎水熏洗。

【预　防】　避免受到成年人性虐待或与成年人感染者密切接触以防感染。保持患处干燥,男童包皮过长者应切除,对患者使用过的衣物应彻底消毒。

第六节　艾滋病

艾滋病(AIDS)全称是获得性免疫缺陷综合征,是由人类免疫缺陷病毒(human immunodeficiency virus,HIV)引起的一种慢性严重传染病。其临床表现是以 T 淋巴细胞遭受 HIV 的严重破坏,而出现机会感染症和卡波希肉瘤等并发症为特点。病死率极高,迄今为止未见治愈的病例报道。主要通过性交传播、血液感染及母婴传染,同性恋和吸毒者发病率最高。母婴传播是目前儿童感染 HIV 的主要传播途径,全球儿童感染者约有 90% 以上通过母婴传播感染。此外,也有不少儿童从污染的血液制品、异性接触、静脉吸毒等途径感染。母婴传播可通过宫内感染、分娩时经产道感染、产后感染等感染 HIV。HIV 进入人体后,可侵犯数种细胞,包括淋巴细胞、巨噬细胞、朗格汉斯细胞及中枢神经系统中的细胞。其主要靶细胞为 CD4 淋巴细胞。儿童感染 HIV 与成年人感染者相比,发展为 AIDS 的时间更短,预后更差。

【诊断要点】

1. 临床表现 小儿 AIDS 主要临床表现有生长停滞,持续全身淋巴结肿大,慢性咳嗽,发热,反复发生肺部感染及持续腹泻。其临床表现复杂,主要取决于所发生机会性感染的部位和种类。

(1)生长发育异常:65%～70%的儿童患者生长发育停滞,感染越早,临床表现越严重。主要表现为体重不增、营养不良、低蛋白水肿、贫血、皮炎等。

(2)消耗综合征:年长儿表现为体重明显下降,可达 20%～40%。

(3)发热:间歇或持续性低热或高热。

(4)淋巴结病综合征

①除去腹股沟以外,2 处或 2 处以上淋巴结肿大,直径>1cm,无触痛,可活动,持续数月至数年。

②肝脏大,但肝功能不一定异常。

③脾脏大,持续 2 个月以上。

④无痛性、对称性腮腺肿大,持续 1 个月以上;血清淀粉酶常有升高。

(5)肺部疾病:表现为急性细菌性肺炎,是儿童艾滋病发病和死亡的主要原因。

(6)反复细菌性感染:常为儿童 HIV 感染者首发症状,如慢性化脓性中耳炎、蜂窝织炎、细菌性脑膜炎、败血症等。

(7)慢性腹泻:可能是机会性感染,也可能是 HIV 对胃肠道黏膜的直接作用。

(8)神经系统损害:婴幼儿常合并 HIV 相关性脑病。

(9)不明原因的血小板减少:也可以是小儿艾滋病的首发症状。

(10)皮肤、黏膜的反复感染:常见念珠菌性口腔炎、单纯疱疹、水痘-带状疱疹、脓毒血症等。

(11)恶性肿瘤:多为淋巴瘤。

(12)其他:心肌病、肾病综合征等。

2. 辅助检查

(1)CD4 细胞计数：正常儿童的 CD4 细胞计数随年龄而变化，出生时较高，5～6 岁可降至成年人水平，CD4 细胞百分比则很少随年龄变化而变化。

(2)病毒学检测

①HIV DNA PCR。检测 HIV 前病毒 DNA，在出生后 2 日内敏感性＜40％，2～4 周时即＞90％。

②HIV RNA PCR。检测血浆中游离的 HIV RNA，敏感性与 HIV DNA PCR 相似。

③病毒分离培养。敏感性与 HIV DNA PCR 相似，但是操作复杂，价格昂贵，检测结果需要 2～4 周。

④P24 抗原。特异性极高，但是对于新生儿敏感性和特异性均较低。因此，不推荐作为婴儿 HIV 感染的诊断方法。

3. 诊断标准

(1)儿童 HIV 感染的标准

①2 份标本 HIV 病毒学检测均阳性(不管年龄)。

②≥18 月龄 HIV 抗体确诊试验阳性。

(2)排除 HIV 感染的标准

①可能排除。2 次病毒学检测阴性，1 次在出生后≥14 日，1 次在出生后≥1 个月；或者出生后≥2 个月 1 次病毒学检测阴性；或者出生后≥6 个月 1 次 HIV 抗体阴性。

②肯定排除。2 次病毒学检测阴性，1 次在出生后≥1 个月，1 次在出生后≥4 个月；或出生后≥6 个月 2 次抗体阴性。

【治　疗】

1. 西医治疗　目前，所采用的治疗方法对 HIV 感染有肯定的效果，但不能根治。其主要目的是减少病毒负荷量，调节机体免疫功能，防止机会性感染，以及支持疗法、心理治疗。

(1)局部治疗：体表的真菌感染，可用抗真菌外用制剂外涂，病毒性疱疹(单纯疱疹或带状疱疹),可用喷昔洛韦软膏外涂。有糜烂渗出者,可用高锰酸钾溶液或醋酸铅溶液湿敷,外涂莫匹罗星等抗生素软膏杀菌并保护创面。

(2)全身治疗

①抗 HIV 治疗。目前,尚无特效的病因治疗,多采用鸡尾酒式混合疗法,即高效抗反转录病毒疗法(HAART)——蛋白酶抑制药物和反转录酶抑制药联合疗法,如齐多夫定、拉米夫定、奈韦拉平、依非韦伦、英地那韦、沙奎那韦等联合口服。

②免疫调节药。胸腺素、干扰素、丙种球蛋白、白介素-2 等。

③治疗艾滋病相关的并发症。对于机会感染性的病原体,可选用相应有效的药物。肺囊虫肺炎用磺胺甲噁唑;隐孢子虫肠炎用螺旋霉素,隐球菌用两性霉素 B,白色念珠菌用制霉菌素,单纯疱疹用阿昔洛韦,肿瘤可用放疗及化疗。

2. 中医辨证治疗

(1)风热犯肺证

主症:见于感染早期。发热,微恶风寒,咽喉肿痛,轻微咳嗽,头身疼痛,乏力,舌淡红,苔薄白或薄黄,脉浮数,指纹浮紫。

治则:疏风清热,宣肺解毒。

方药:银翘散加减。连翘 9g,金银花 9g,桔梗 3g,薄荷(后下)3g,淡竹叶 12g,生甘草 6g,荆芥穗 12g,淡豆豉 6g,牛蒡子 9g。

用法:每日 1 剂,水煎分 2 次服,7 剂为 1 个疗程。

(2)脾胃虚损证

主症:以消化系统症状为主。久泻不愈,呈水样腹泻或粪便夹有黏液、脓血,肠鸣腹痛,发热,可见鹅口疮,纳呆,乏力,消瘦,舌淡胖,边有齿痕,苔白腻,脉濡细。

治则:补益脾胃,扶正祛邪。

方药:参苓白术散合补中益气汤加减。参苓白术散(白扁豆 9g,白术 15g,茯苓 15g,甘草 6g,桔梗 3g,莲子 6g,党参 15g,砂仁

3g,山药9g,薏苡仁9g);补中益气汤加减(黄芪5g,炙甘草6g,人参6g,当归3g,陈皮6g,升麻6g,柴胡6g,白术9g)。

用法:每日1剂,水煎分2次服,7剂为1个疗程。

(3)肺肾两虚证

主症:以呼吸道症状为主,如卡氏肺囊虫肺炎、肺孢子肺炎、肺结核等。发热,干咳或咳嗽少痰,或痰中带血,气短,动则喘甚,胸痛,形体消瘦,乏力,盗汗,舌红少苔,脉沉细数,指纹淡紫。

治则:滋补肺肾,养阴解毒。

方药:百合固金汤合葳蕤汤加减。百合固金汤(生地黄6g,熟地黄9g,麦冬6g,百合3g,炒白芍3g,当归3g,川贝母3g,玄参3g,桔梗3g);葳蕤汤加减(葳蕤6g,白薇6g,麻黄6g,独活6g,杏仁3g,川芎6g,甘草6g,青木香6g,石膏9g)。

用法:每日1剂,水煎分2次服,7剂为1个疗程。

(4)脾肾阳虚证

主症:见于艾滋病晚期,预后不良。持续低热,形体极其消瘦,神疲倦怠,腰膝酸软,四肢厥冷,头晕心悸,纳差,五更泻,毛发枯槁,面色无华,舌淡苔白,脉细软。

治则:回阳益气,温补脾肾。

方药:四神丸和金匮肾气丸加减。四神丸(补骨脂8g,吴茱萸3g,肉豆蔻3g,五味子3g);金匮肾气丸加减(熟地黄15g,山药9g,山茱萸9g,茯苓6g,牡丹皮6g,泽泻6g,桂枝3g,炙附子3g)。

用法:每日1剂,水煎分2次服,7剂为1个疗程。

(5)气虚血瘀证

主症:见于艾滋病晚期,恶性肿瘤(如B细胞淋巴瘤)等。气短乏力,声低懒言,食欲缺乏,面色无华,全身多发性肿瘤,瘤色紫暗,舌暗淡,苔薄白,脉沉细涩。

治则:益气活血化瘀。

方药:血府逐瘀汤合犀角地黄汤加减。血府逐瘀汤(当归9g,

生地黄 9g,桃仁 6g,红花 6g,枳壳 6g,赤芍 6g,柴胡 3g,甘草 6g,桔梗 3g,川芎 3g,牛膝 9g);犀角地黄汤加减[犀角(水牛角代)30g,生地黄 12g,白芍 12g,牡丹皮 9g]。

用法:每日 1 剂,水煎分 2 次服,7 剂为 1 个疗程。

(6)痰蒙清窍证

主症:以中枢神经系统症状为主。发热头痛,恶心呕吐,神志改变,或昏迷,或惊厥,或癫痫,或痴呆,或谵妄,舌绛,苔腻,脉细滑数。

治则:豁痰开窍。

方药:先以中成药安宫牛黄丸、紫雪丹、至宝丹或苏合香丸急治其标,再用生脉散(人参 9g,麦冬 9g,五味子 6g)益气养阴。

用法:中成药用温开水调服;生脉散每日 1 剂,水煎分 2 次服,7 剂为 1 个疗程。

一些补益药,如人参、党参、黄芪、甘草、当归、杜仲、女贞子、枸杞子、淫羊藿、仙茅、锁阳、灵芝、玄参、麦冬等;清热解毒药,如金银花、紫草、蒲公英、连翘、龙胆草、贯众、白头翁等;活血药,如桃仁、川芎、丹参、赤芍等,具有一定的提高机体免疫力、抗 HIV、促进单核细胞、巨噬细胞吞噬力的作用。

【预　防】　因儿童 AIDS 多经母婴垂直传播,所以阻断母婴传播成为预防 AIDS 的重点。其他尚需防止经输血、血液制品及医疗性传播。对于母婴传播,多主张对 HIV 感染的孕妇给予齐多夫定为主的治疗加剖宫产,以减少由垂直传播的 HIV 感染。多采用齐多夫定的三步疗法:妊娠 14～34 周期间,齐多夫定每次口服 200mg,每日 3 次;分娩时静脉滴注齐多夫定,第一小时按 2mg/kg,然后每日 1mg/kg 持续给药至分娩。新生儿出生后服用齐多夫定 6 周,每次 1mg/kg,6 小时 1 次,口服;也可静脉滴注,每小时 1.5mg/kg。剖宫产应在预产期前,羊膜破裂之前。又因母乳喂养可传播 HIV,所以应避免母乳喂养。

2016 年（丙申 猴年 2 月 8 日始）

1 月

一	二	三	四	五	六	日
			1 廿二	2 廿三	3 廿四	
4 廿五	5 廿六	6 廿七	7 廿八	8 廿九	9 三十	10 十二月
11 初二	12 初三	13 初四	14 初五	15 初六	16 初七	17 初八
18 初九	19 初十	20 大寒	21 十二	22 十三	23 十四	24 十五
25 十六	26 十七	27 十八	28 十九	29 二十	30 廿一	31 廿二

2 月

一	二	三	四	五	六	日
1 廿三	2 廿四	3 廿五	4 立春	5 廿七	6 廿八	7 廿九
8 正月	9 初二	10 初三	11 初四	12 初五	13 初六	14 初七
15 初八	16 初九	17 初十	18 十一	19 雨水	20 十三	21 十四
22 十五	23 十六	24 十七	25 十八	26 十九	27 二十	28 廿一
29 廿二						

3 月

一	二	三	四	五	六	日
	1 廿三	2 廿四	3 廿五	4 廿六	5 惊蛰	6 廿八
7 廿九	8 三十	9 二月	10 初二	11 初三	12 初四	13 初五
14 初六	15 初七	16 初八	17 初九	18 初十	19 十一	20 春分
21 十三	22 十四	23 十五	24 十六	25 十七	26 十八	27 十九
28 二十	29 廿一	30 廿二	31 廿三			

4 月

一	二	三	四	五	六	日
			1 廿四	2 廿五	3 廿六	
4 清明	5 廿八	6 廿九	7 三十	8 三月	9 初二	10 初三
11 初五	12 初六	13 初七	14 初八	15 初九	16 初十	17 十一
18 十二	19 谷雨	20 十四	21 十五	22 十六	23 十七	24 十八
25 十九	26 二十	27 廿一	28 廿二	29 廿三	30 廿四	

5 月

一	二	三	四	五	六	日
						1 廿五
2 廿六	3 廿七	4 廿八	5 立夏	6 三十	7 四月	8 初二
9 初三	10 初四	11 初五	12 初六	13 初七	14 初八	15 初九
16 初十	17 十一	18 十二	19 十三	20 小满	21 十五	22 十六
23 十七	24 十八	25 十九	26 二十	27 廿一	28 廿二	29 廿三
30 廿四	31 廿五					

6 月

一	二	三	四	五	六	日
		1 廿七	2 廿八	3 廿九	4 三十	5 五月
6 初二	7 初三	8 初四	9 端午	10 初六	11 初七	12 初八
13 初九	14 初十	15 十一	16 十二	17 十三	18 十四	19 十五
20 十六	21 夏至	22 十八	23 十九	24 二十	25 廿一	26 廿二
27 廿三	28 廿四	29 廿五	30 廿六			

7 月

一	二	三	四	五	六	日
				1 廿七	2 廿八	3 廿九
4 六月	5 初二	6 初三	7 小暑	8 初五	9 初六	10 初七
11 初八	12 初九	13 初十	14 十一	15 十二	16 十三	17 十四
18 十五	19 十六	20 十七	21 十八	22 大暑	23 二十	24 廿一
25 廿二	26 廿三	27 廿四	28 廿五	29 廿六	30 廿七	31 廿八

8 月

一	二	三	四	五	六	日
1 廿九	2 三十	3 七月	4 初二	5 初三	6 初四	7 立秋
8 初六	9 初七	10 初八	11 初九	12 初十	13 十一	14 十二
15 十三	16 十四	17 十五	18 十六	19 十七	20 十八	21 十九
22 二十	23 处暑	24 廿二	25 廿三	26 廿四	27 廿五	28 廿六
29 廿七	30 廿八	31 廿九				

9 月

一	二	三	四	五	六	日
			1 八月	2 初二	3 初三	4 初四
5 初五	6 初六	7 白露	8 初八	9 初九	10 初十	11 十一
12 十二	13 十三	14 十四	15 中秋	16 十六	17 十七	18 十八
19 十九	20 二十	21 廿一	22 秋分	23 廿三	24 廿四	25 廿五
26 廿六	27 廿七	28 廿八	29 廿九	30 三十		

10 月

一	二	三	四	五	六	日
					1 九月	2 初二
3 初三	4 初四	5 初五	6 初六	7 初七	8 寒露	9 初九
10 初十	11 十一	12 十二	13 十三	14 十四	15 十五	16 十六
17 十七	18 十八	19 十九	20 二十	21 廿一	22 廿二	23 霜降
24 廿四	25 廿五	26 廿六	27 廿七	28 廿八	29 廿九	30 三十
31 十月						

11 月

一	二	三	四	五	六	日
	1 初二	2 初三	3 初四	4 初五	5 初六	6 初七
7 立冬	8 初九	9 初十	10 十一	11 十二	12 十三	13 十四
14 十五	15 十六	16 十七	17 十八	18 十九	19 二十	20 廿一
21 廿二	22 小雪	23 廿四	24 廿五	25 廿六	26 廿七	27 廿八
28 廿九	29 三十	30 十一月				

12 月

一	二	三	四	五	六	日
			1 初二	2 初三	3 初四	4 初六
5 初七	6 初八	7 大雪	8 初十	9 十一	10 十二	11 十三
12 十四	13 十五	14 十六	15 十七	16 十八	17 十九	18 二十
19 廿一	20 廿二	21 冬至	22 廿四	23 廿五	24 廿六	25 廿七
26 廿八	27 廿九	28 三十	29 十二月	30 初二	31 初三	

2017 年（丁酉 鸡年 1 月 28 日始 闰六月）

1 月

一	二	三	四	五	六	日
						1 初四
2 初五	3 初六	4 小寒	5 初八	6 初九	7 初十	8 十一
9 十二	10 十三	11 十四	12 十五	13 十六	14 十七	15 十八
16 十九	17 二十	18 廿一	19 廿二	20 大寒	21 廿四	22 廿五
23 廿六	24 廿七	25 廿八	26 廿九	27 三十	28 正月	29 初二
30 初三	31 初四					

7 月

一	二	三	四	五	六	日
					1 初八	2 初九
3 初十	4 十一	5 十二	6 十三	7 小暑	8 十五	9 十六
10 十七	11 十八	12 十九	13 二十	14 廿一	15 廿二	16 大暑
17 廿四	18 廿五	19 廿六	20 廿七	21 廿八	22 廿九	23 六月
24 初二	25 初三	26 初四	27 初五	28 初六	29 初七	30 初八
31 初九						

2 月

一	二	三	四	五	六	日
		1 初五	2 初六	3 立春	4 初八	5 初九
6 初十	7 十一	8 十二	9 十三	10 十四	11 十五	12 十六
13 十七	14 十八	15 十九	16 二十	17 廿一	18 雨水	19 廿三
20 廿四	21 廿五	22 廿六	23 廿七	24 廿八	25 廿九	26 二月
27 初二	28 初三					

8 月

一	二	三	四	五	六	日
	1 初十	2 十一	3 十二	4 十三	5 十四	6 十五
7 立秋	8 十七	9 十八	10 十九	11 二十	12 廿一	13 廿二
14 廿三	15 廿四	16 廿五	17 处暑	18 廿七	19 廿八	20 廿九
21 三十	22 七月	23 初二	24 初三	25 初四	26 初五	27 初六
28 初七	29 初八	30 初九	31 初十			

3 月

一	二	三	四	五	六	日
		1 初四	2 初五	3 初六	4 初七	5 惊蛰
6 初九	7 初十	8 十一	9 十二	10 十三	11 十四	12 十五
13 十六	14 十七	15 十八	16 十九	17 二十	18 廿一	19 廿二
20 春分	21 廿四	22 廿五	23 廿六	24 廿七	25 廿八	26 廿九
27 三十	28 三月	29 初二	30 初三	31 初四		

9 月

一	二	三	四	五	六	日
				1 十一	2 十二	3 十三
4 十四	5 十五	6 十六	7 白露	8 十八	9 十九	10 二十
11 廿一	12 廿二	13 廿三	14 廿四	15 廿五	16 廿六	17 廿七
18 廿八	19 廿九	20 八月	21 初二	22 初三	23 秋分	24 初五
25 初六	26 初七	27 初八	28 初九	29 初十	30 十一	

4 月

一	二	三	四	五	六	日
					1 初五	2 初六
3 初七	4 清明	5 初九	6 初十	7 十一	8 十二	9 十三
10 十四	11 十五	12 十六	13 十七	14 十八	15 十九	16 二十
17 廿一	18 廿二	19 廿三	20 谷雨	21 廿五	22 廿六	23 廿七
24 廿八	25 廿九	26 四月	27 初二	28 初三	29 初四	30 初五

10 月

一	二	三	四	五	六	日
						1 十二
2 十三	3 十四	4 中秋	5 十六	6 十七	7 十八	8 寒露
9 二十	10 廿一	11 廿二	12 廿三	13 廿四	14 廿五	15 廿六
16 廿七	17 廿八	18 廿九	19 九月	20 初二	21 初三	22 初四
23 霜降	24 初六	25 初七	26 初八	27 初九	28 初十	29 十一
30 十二	31 十三					

5 月

一	二	三	四	五	六	日
1 初六	2 初七	3 初八	4 初九	5 立夏	6 十一	7 十二
8 十三	9 十四	10 十五	11 十六	12 十七	13 十八	14 十九
15 二十	16 廿一	17 廿二	18 廿三	19 廿四	20 廿五	21 小满
22 廿七	23 廿八	24 廿九	25 五月	26 初二	27 初三	28 初四
29 初四	30 端午	31 初六				

11 月

一	二	三	四	五	六	日
		1 十三	2 十四	3 十五	4 十六	5 十七
6 十八	7 立冬	8 二十	9 廿一	10 廿二	11 廿三	12 廿四
13 廿五	14 廿六	15 廿七	16 廿八	17 廿九	18 十月	19 初二
20 初三	21 初四	22 小雪	23 初六	24 初七	25 初八	26 初九
27 初十	28 十一	29 十二	30 十三			

6 月

一	二	三	四	五	六	日
			1 初七	2 初八	3 初九	4 初十
5 芒种	6 十二	7 十三	8 十四	9 十五	10 十六	11 十七
12 十八	13 十九	14 二十	15 廿一	16 廿二	17 廿三	18 廿四
19 廿五	20 廿六	21 夏至	22 廿八	23 廿九	24 六月	25 初二
26 初三	27 初四	28 初五	29 初六	30 初七		

12 月

一	二	三	四	五	六	日
				1 十四	2 十五	3 十六
4 十七	5 十八	6 十九	7 大雪	8 廿一	9 廿二	10 廿三
11 廿四	12 廿五	13 廿六	14 廿七	15 廿八	16 廿九	17 三十
18 冬月	19 初二	20 初三	21 初四	22 冬至	23 初六	24 初七
25 初八	26 初九	27 初十	28 十一	29 十二	30 十三	31 十四

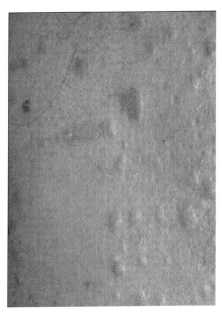

彩图 2-1　扁平疣

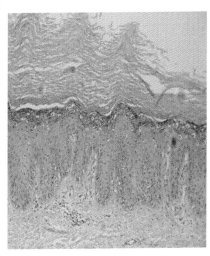

彩图 2-2　扁平疣（病理图片）

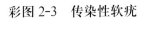

彩图 2-3　传染性软疣

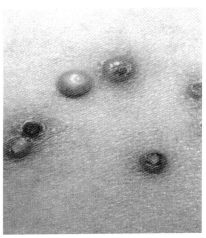

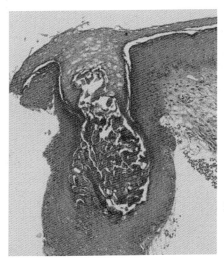

彩图 2-4　传染性软疣（病理图片）

彩图 2-5　传染性红斑

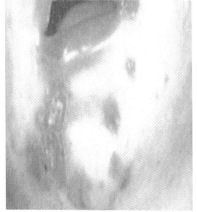

彩图 3-1　脓疱疮

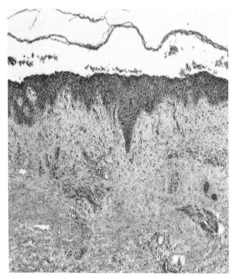

彩图 3-2　脓疱疮（病理图片）

彩图 3-3　金葡菌型烫伤样
皮肤综合征（病理图片）

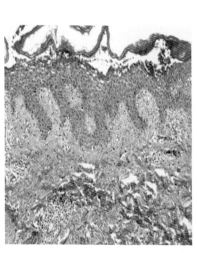

2

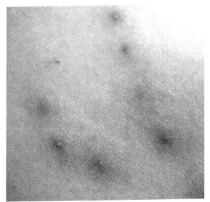

彩图 3-4　毛囊炎

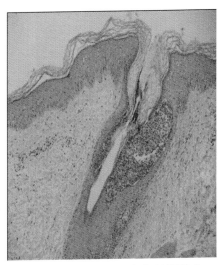

彩图 3-5　毛囊炎（病理图片）

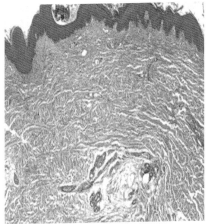

彩图 3-6　疖（病理图片）

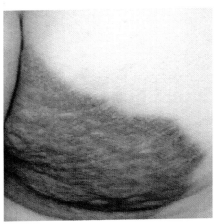

彩图 4-1　皮肤结核

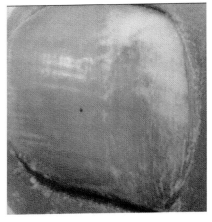

彩图 5-1　甲癣

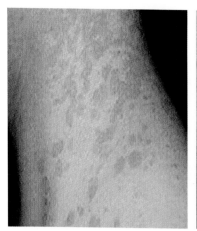

彩图 5-2　花斑癣

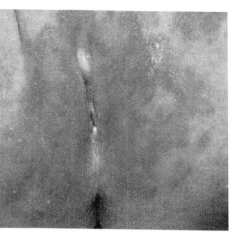

彩图 5-3　念珠菌病

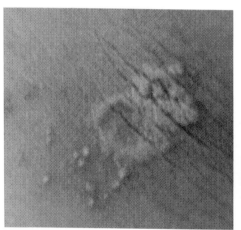

彩图 6-1　隐翅虫皮炎

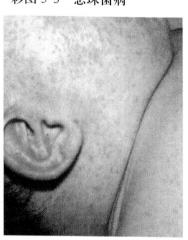

彩图 7-1　痱子

彩图 8-1　湿疹
（病理图片）

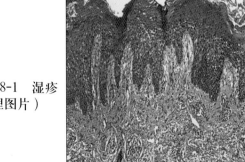

4

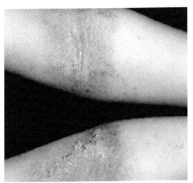

彩图 8-2　特应性皮炎

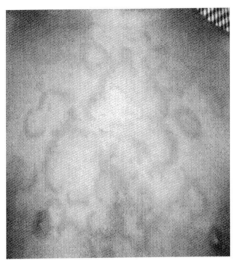

彩图 8-3　荨麻疹

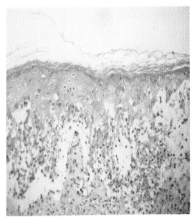

彩图 9-1　多形性红斑
（病理图片）

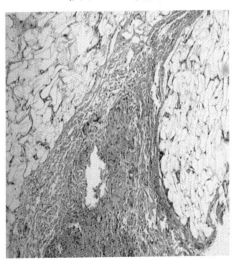

彩图 9-2　结节性红斑
（病理图片）

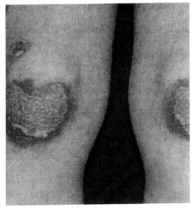

彩图 9-3　儿童银屑病

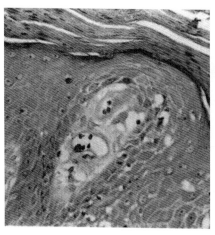

彩图 9-4　银屑病（病理图片）

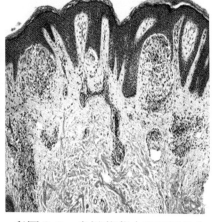

彩图 9-5　光泽苔藓（病理图片）

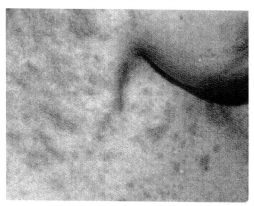

彩图 9-6　玫瑰糠疹

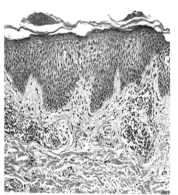

彩图 9-7　玫瑰糠疹
（病理图片）

彩图 9-8　线状苔癣
（病理图片）

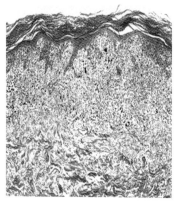

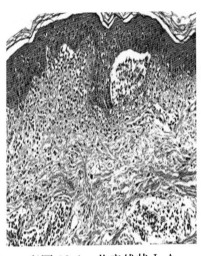

彩图 10-1 儿童线状 IgA
大疱性皮病（病理图片）

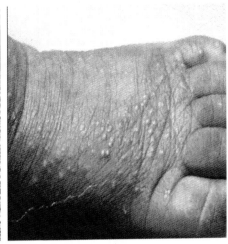

彩图 10-2 婴儿肢端脓疱病

彩图 13-1 过敏性紫癜

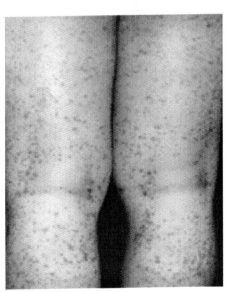

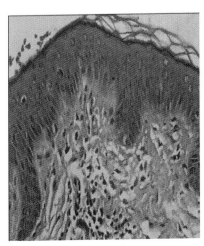

彩图 15-1 白癜风
（病理图片）

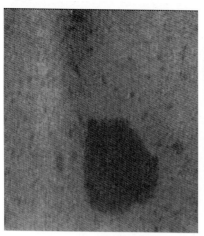

彩图 15-2　咖啡牛奶斑

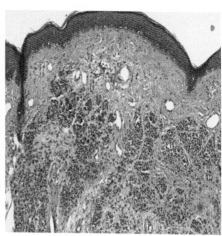

彩图 15-3　色素痣（病理图片）

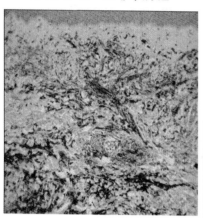

彩图 15-4　蓝痣（病理图片）

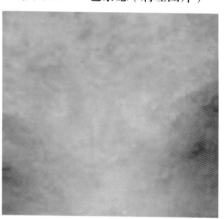

彩图 15-5　色素失禁症

彩图 15-6　色素失禁症
（病理图片）

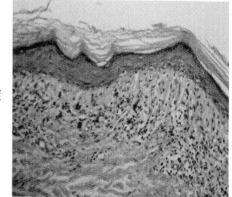

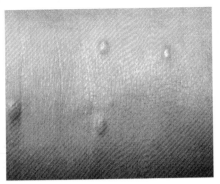

彩图 16-1　环状肉芽肿

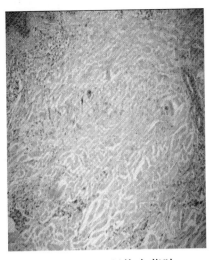

彩图 16-2　环状肉芽肿
（病理图片）

彩图 17-1　硬皮病（病理图片）

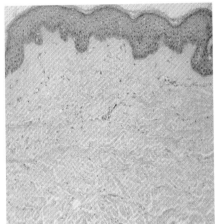

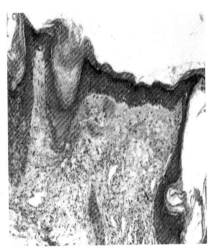

彩图 17-2　红斑狼疮（病理图片）

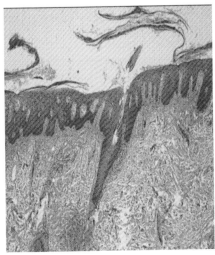

彩图 18-1　脂溢性皮炎
（病理图片）

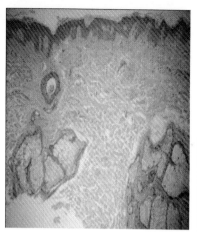

彩图 18-2　斑秃（病理图片）

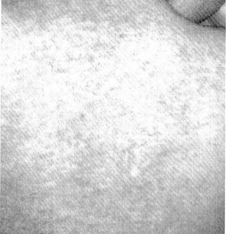

彩图 18-3　毛周角化病

彩图 18-4　黑棘皮病（病理图片）

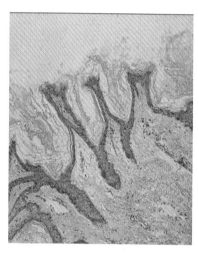

彩图 18-5　毛发红糠疹

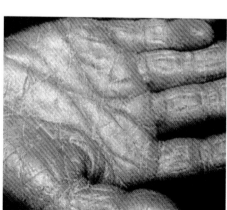

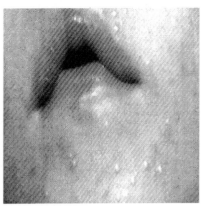

彩图 18-6 栗丘疹

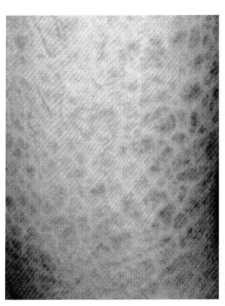

彩图 19-1 寻常型鱼鳞病

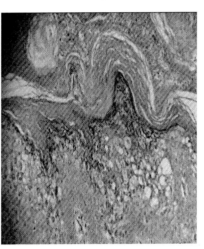

彩图 19-2 寻常型鱼鳞病
（病理图片）

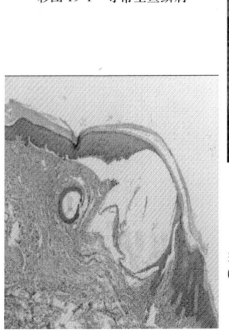

彩图 19-3 大疱性表皮松解症
（病理图片）

11

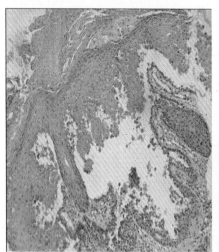

彩图 19-4　家族性良性
慢性天疱疮（病理图片）

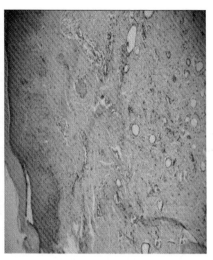

彩图 20-1　汗管瘤（病理图片）

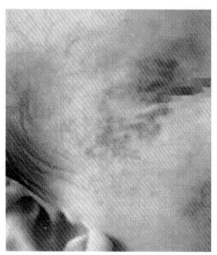

彩图 20-2　鲜红斑痣

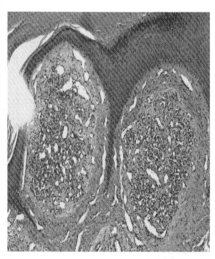

彩图 20-3　草莓状痣（病理图片）